Etude anthropologique de crises démographiques en *contexte* épidémique

Aspects paléo- et biodémographiques de la Peste en Provence

Michel Signoli

BAR International Series 1515
2006

Published in 2016 by
BAR Publishing, Oxford

BAR International Series 1515

Etude anthropologique de crises démographiques en contexte *épidémique*

ISBN 9781841719481 paperback
ISBN 9781407329697 e-format
DOI https://doi.org/10.30861/9781841719481
A catalogue record for this book is available from the British Library

BAR Publishing is the trading name of British Archaeological Reports (Oxford) Ltd. British Archaeological Reports was first incorporated in 1974 to publish the BAR Series, International and British. In 1992 Hadrian Books Ltd became part of the BAR group. This volume was originally published by Archaeopress in conjunction with British Archaeological Reports (Oxford) Ltd / Hadrian Books Ltd, the Series principal publisher, in 2006. This present volume is published by BAR Publishing, 2016.

BAR
PUBLISHING

BAR titles are available from:

BAR Publishing
122 Banbury Rd, Oxford, OX2 7BP, UK
EMAIL info@barpublishing.com
PHONE +44 (0)1865 310431
FAX +44 (0)1865 316916
www.barpublishing.com

A Laurence, Lucas, Marie, Mathias

SOMMAIRE

INDEX DES FIGURES

INTRODUCTION

Cet ouvrage présente les principaux résultats d'une recherche doctorale que j'ai réalisé entre 1995 et 1998 pour obtenir le titre de docteur de l'Université de la Méditerranée, option Anthropologie biologique. Je profite d'ailleurs des premières lignes de cette introduction pour remercier à nouveau Olivier Dutour qui dirigea ce travail et Gilles Boëtsch qui m'a accueillit dans son laboratoire. Je remercie également les pairs : Jean-Noël. Biraben (Historien Démographe, Directeur de Recherche, INED Paris), Gilles Boëtsch (Anthropologue, Directeur de Recherche au CNRS, Directeur de l'UMR 6578 CNRS-Université de la Méditerranée, Marseille), Olivier Dutour (Anthropologue, Professeur des Universités, Université de la Méditerranée, Chef du Service d'Anthropologie biologique de la Faculté de Médecine de Marseille, *Directeur de thèse*), Gérard Guérinel (Anatomiste, Professeur des Universités, Université de la Méditerranée, Doyen de la Faculté de Médecine de Marseille), Enzo Lucchetti (Anthropologue, Professeur des Universités, Université de Parme, *Rapporteur de la thèse*), Henri Hubert Mollaret (Epidémiologiste, Professeur Honoraire de l'Institut Pasteur de Paris, *Président du jury*), Bernard Vandermeersch (Anthropologue, Professeur des Universités, Université de Bordeaux, *Rapporteur de la thèse*) qui, le 26 février 1998, ont bien voulu juger ce travail, lui accordant une mention très honorable assortie des félicitations de l'ensemble des membres du jury.

Pour autant le mémoire universitaire initial n'a pas été retranscrit ici tel qu'il fut écrit en 1998, il a été modifié, amendé, réécrit selon les chapitres. Bien entendu, des actualisations conceptuelles et bibliographiques ont été envisagées.

Cette étude sur les crises démographiques en contexte épidémique s'inscrit dans une problématique anthropologique : elle repose sur l'analyse de deux sources de données communément utilisées en anthropologie biologique : les archives historiques et les archives biologiques telle quelles ont été définies par J. P. Bocquet-Appel au début des années 1980.

L'une est partagée avec les historiens et les démographes ; elle regroupe les données fournies par les divers documents d'archives et relatives à la démographie des populations historiques. L'autre concerne les données ostéologiques fournies par les fouilles archéologiques, exploitées dans une approche de reconstruction des structures des populations du passé, qui définit la paléodémographie, spécialité propre à l'anthropologie.

Nous avons voulu, par une démarche comparative, démontrer le caractère complémentaire en anthropologie de ces deux approches, biodémographique et paléodémographique, qui, même si elles ont en apparence un objet d'étude commun, la population ancienne, n'ont en réalité que peu d'échanges efficaces pour une compréhension commune de la démographie des populations du passé.

La question complexe de la constitution et de la représentativité de l'échantillon, les biais propres à chacune des archives analysées, qu'elles soient biologiques ou historiques, ont suscité des réponses méthodologiques spécifiques à chacune de ces deux approches et contribué au caractère parallèle de leur évolution.

Nous avons choisi de tester la pertinence d'une démarche biodémographique et paléodémographique convergente, sur un modèle très précis, celui d'une crise démographique. Le registre de ces crises est lié à de nombreuses causes : crises frumentaires, conflits militaires, massacres de populations civiles, épidémies majeures, catastrophes naturelles... Parmi les causes épidémiques, la peste se distingue par plusieurs caractères : sa reconnaissance historique précoce, sa grande fréquence dans les Mondes antique, médiéval et moderne marquée par l'existence de grandes pandémies, l'absence de sélection des victimes et le caractère hautement dévastateur en dehors de toute thérapeutique avec lequel fort peu d'autres agents pathogènes peuvent rivaliser. Ces paramètres paraissent en effet conférer à l'infection humaine par *Yersinia pestis* un profil bien défini, tant sur le plan quantitatif que qualitatif.

Notre travail n'est ni celui d'un historien, ni celui d'un démographe. Il a été, en réalité, initié sur le terrain en 1994, lors de la fouille des anciens Jardins du Couvent de l'Observance, qui ont servi de lieu d'inhumation aux victimes de la "Grande Peste" de Marseille. Cette opération de sauvetage a constitué la première fouille structurée d'un charnier de peste. De nombreuses questions se sont alors posées, tant sur le terrain qu'en laboratoire, concernant l'interprétation des nouvelles données archéoanthropologiques issues de cette fouille.

En l'absence de cadre de référence, il était difficile de répondre à certaines interrogations, en apparence spécifiques à ce contexte épidémique, qu'a pu susciter cette fouille, portant notamment sur la chronologie et la gestion des inhumations, sur les modalités de traitement des corps et sur la structure paléodémographique particulière de l'échantillon. Pour aller plus loin dans nos interprétations, nous avons pris conscience de la nécessité de comparer ces résultats à d'autres sources de données.
D'une part, il fallait élargir l'étude à d'autres contextes archéologiques analogues, ce qui a pu être fait sur deux autres sites de la région (les tranchées du Délos à Martigues et le cimetière des Fédons à Lambesc).

D'autre part, il fallait mieux connaître les impacts de l'épidémie de peste sur les populations de la région à cette époque, c'est-à-dire pratiquer une relecture des sources historiques dans l'optique de valider "un modèle" d'action de la peste sur les populations anciennes, utile à la compréhension de nos résultats paléodémographiques. Le développement de cette étude démographique nous a finalement amené à la constitution d'une base de données informatisée constituée par plus de 10 000 fiches individuelles obtenues à partir des dénombrements, registres paroissiaux, listes de malades et de victimes de trois communautés de la région (Aubagne, Martigues, Marseille) touchées par l'épidémie du début du XVIIIème siècle. Cette étude des sources historiques nous a ainsi permis d'élargir notre problématique par le développement d'un volet biodémographique complémentaire, porteur de nouveaux résultats, dans le cadre d'une approche anthropologique globale de la fin de la Deuxième Pandémie de peste, en Provence.

PREMIÈRE PARTIE

APPROCHE ANTHROPOLOGIQUE DES ÉPIDÉMIES: L'EXEMPLE DE LA PESTE

Dans cette partie, nous envisagerons l'étude des épidémies dans une perspective anthropologique et l'application de cette démarche à la compréhension de l'infection humaine à *Yersinia pestis.*

1. APPROCHE ANTHROPOLOGIQUE DES ÉPIDÉMIES

Les épidémies ont marqué et continuent à marquer les populations humaines. Selon de nombreux auteurs (notamment Sournia et Ruffié, 1984 ; Théodorides, 1991 ; Dobson, 1994 ; Grmek, 1994) les maladies infectieuses ont eu une influence profonde sur l'évolution de l'homme et de sa culture. Dans cette optique, il n'est donc sans doute pas excessif de parler "d'environnement microbien" en considérant les micro-organismes pathogènes comme un des éléments constitutifs de l'environnement humain *sensu lato*, au même titre que d'autres composants environnementaux tels que les facteurs géo-climatiques. Le rôle des pathologies transmissibles dans notre histoire biologique et culturelle peut donc être légitimement considéré.

L'étude des facteurs impliqués dans l'évolution de l'homme et dans son adaptation aux différentes conditions d'environnement, l'analyse des structures des populations humaines et des facteurs biologiques et culturels qui les déterminent, font ouvertement partie du domaine de recherche couvert par l'anthropologie biologique. Dans cette perspective, l'histoire et l'évolution (sinon la co-évolution) des infections humaines, qu'elles soient épidémiques, endémiques ou pandémiques, les impacts bioculturels des phénomènes épidémiques sur les structures des populations et sur les sociétés, les réponses adaptatives engendrées par ces phénomènes infectieux, nous apparaissent en prise directe avec les problématiques actuelles de l'anthropologie biologique, dans ses deux dimensions principales, qui concernent l'évolution et la variabilité humaine. Par ailleurs, la nécessaire prise en compte dans la compréhension du phénomène épidémique de tous les paramètres (biologiques, historiques, culturels...) le constituant, s'inscrit dans une démarche holistique spécifique de l'anthropologie en tant que discipline scientifique.

1.1. Notion d'épidémie

On peut définir une épidémie comme l'apparition d'un grand nombre de cas d'une maladie infectieuse transmissible, ou comme l'accroissement considérable du nombre de cas dans une région donnée ou au sein d'une collectivité. Cette définition s'inscrit habituellement dans un intervalle de temps limité. Si la maladie frappe la quasi-totalité de la population à l'échelle d'un continent ou du globe, on peut parler de pandémie. Le caractère inhabituel différencie l'épidémie de l'endémie qui se définit comme la présence habituelle d'une maladie dans une région déterminée.

En épidémiologie, on caractérise surtout une épidémie par sa létalité, qui correspond à la proportion de cas mortels sur le nombre de cas relevés, et par sa mortalité, qui est la fraction des décès due à l'épidémie. Le taux de mortalité (nombre de décès/population totale) va donc témoigner de l'impact de l'épidémie dans la population, le taux de létalité (nombre de décès/nombre de cas) reflète la sévérité de la maladie.

1.2. Maladies infectieuses et évolution humaine

D'un point de vue général, les infections ont accompagné les différentes étapes de l'évolution humaine, au départ limitées au statut biologique de grand primate de régions tropicales de notre famille d'origine (parasitoses de type paludisme ou bilharzioses, trypanosomiases, tréponématoses). Il est en effet hautement vraisemblable que des Australopithèques aux *Homo erectus*, la plus grande partie de l'évolution humaine se soit déroulée dans un cadre infectieux initialement de type maladie tropicale, à forte dominante parasitaire, les phénomènes épidémiques aigus étant limités par la petite taille des groupes humains. Il est vraisemblable également que les zones géographiques nord tropicales de l'Ancien Monde, climatiquement plus froides, colonisées après un million d'années par *Homo erectus* aient été relativement dépourvues de ce type de parasitoses. Certains auteurs (notamment Dobson, 1994) supposent même que l'expansion des *Homo erectus* en Europe a été facilitée par la levée des pressions démographiques engendrées par les parasitoses tropicales (paludisme, trypanosomiase...) communes en Afrique. Il est à noter, dans ce contexte, que l'invention et l'utilisation du feu pour la cuisson des aliments ont également contribué à réduire significativement la fréquence des parasitoses et des infections digestives.

Par la suite, les infections ont été largement facilitées par les profondes modifications du mode de vie de notre espèce imposées par ce qu'il est convenu d'appeler la "Révolution néolithique". La domestication de nombreuses espèces animales, le développement des cités et des échanges commerciaux amorcés par les premières sociétés néolithiques, ont réuni de façon irréversible dans notre histoire, les conditions optimales nécessaires à l'apparition et à l'entretien de phénomènes épidémiques de grande ampleur. Ces conditions ont de toute évidence présidé à l'avènement des grandes épidémies virales et bactériennes. C'est ainsi que la rougeole et la tuberculose, par exemple, sont la conséquence directe des importantes transformations bio-culturelles qui ont induit la conversion de petits groupes de chasseurs-cueilleurs paléolithiques en grandes sociétés néolithiques agricoles. La plupart des pathogènes humains actuels sont en effet d'origine animale, provenant de la contamination accidentelle de l'homme par des micro-organismes infectant habituellement certaines espèces sauvages (canidés ou bovidés dans ces deux exemples), au cours des processus initiaux de domestication de ces espèces. La transmission interhumaine de ces pathogènes au sein de communautés d'effectif important (villages, villes) a assuré le maintien de ces épidémies. Celles-ci ont été responsables de crises démographiques, parfois dramatiques, telles les épidémies de variole qui décimèrent la Chine dans les années 40 de notre ère, l'Ethiopie puis l'Empire Romain en 168 et qui provoquèrent un ébranlement de ces empires, telles les épidémies de grippe ou de variole qui ont décimé au XVIème siècle les populations amérindiennes non immunisées contre ces germes d'origine européenne. Deux siècles plus tôt, les populations européennes ont connu une succession de graves crises démographiques liées aux épidémies de peste dite "noire", qui ont emporté entre 20 % à 40 % de la population (Dobson, 1994 ; Biraben, 1975) déstabilisant fortement la société de l'Europe médiévale (*Figure 1.1*). Les populations atteintes par ces épidémies ont développées une adaptation par phénomène de sélection. La co-évolution homme-pathogènes s'est donc faite dans un cadre darwinien et selon le modèle de la Reine Rouge décrit par Van Valen (1973), c'est-à-dire de compétitions permanentes entre espèces concurrentes

Sur cette base "naturelle", faite de petites ou de grandes crises démographiques d'origine épidémique, les progrès sanitaires ont radicalement modifié de façon récente le profil de nombreuses épidémies.

Ces victoires médicales, amorcées depuis un peu plus de deux siècles seulement, ont été menées en trois grandes étapes: la vaccination (Jenner, 1798), l'antisepsie (Lister, 1865; Pasteur, 1865), l'antibiothérapie (Ehrlich, 1909, Domagk, 1935; Flemming et Florey, 1940). Certaines de ces armes semblent avoir porté un coup fatal à des épidémies autrefois redoutables, telle la variole déclarée éradiquée au niveau mondial par l'Organisation Mondiale de la Santé en 1979 (*Figure 1.2*). Malgré ces victoires, la fin du XXème siècle et ce début du XXIème siècle semblent marqués par un retour des maladies infectieuses sous la forme de phénomènes préoccupants tels l'apparition de nouvelles maladies (légionelloses, rétroviroses, maladies à prions) et la réémergence d'anciennes infections en partie liées à de nouvelles souches multirésistantes (par exemple tuberculose) aux traitements jusqu'ici sélectifs.

Ces phénomènes permettent de restituer les infections humaines dans un cadre darwinien malheureusement trop souvent oublié: les espèces vivantes luttent pour leur survie et s'adaptent aux modifications de leur environnement. Dans cette logique darwinienne, toute espèce bactérienne qui n'est pas totalement éliminée par une antibiothérapie va développer des phénomènes adaptatifs de résistance: tôt ou tard, tout germe deviendra résistant à son antibiotique électif.

2. L'EXEMPLE DE LA PESTE

Tirant son étymologie du latin *pestis*: le fléau, la peste fut plus redoutée des hommes que toute autre épidémie. L'Apocalypse avait reconnu à la peste, fléau divin par excellence, *"le pouvoir d'exterminer sur le quart de la terre"*.

La peste est donc un sujet d'étude particulier pour l'anthropologue, dans la mesure où il s'agit d'une des rares épidémies qui a eu, dans le passé des conséquences majeures sur la démographie et sur les sociétés humaines, et ce, de façon récurrente. Son caractère hautement transmissible, la brutalité de son action, sa haute pathogénicité marquée par une forte létalité et une grande célérité, l'absence totale de thérapeutique avant le XXème siècle, lui ont conféré pendant toute son histoire antérieure une sinistre particularité. Génératrice d'une succession de crises démographiques sévères et assez bien connues dans le monde occidental, elle a nécessairement influé sur l'évolution des sociétés, tant sur le plan biologique que culturel. Nous ferons dans cette partie un rappel des aspects historiques, microbiologiques, épidémiologiques et cliniques de cette épidémie.

2.1.– Aspects historiques

Notre connaissance des épidémies de peste du passé est évidemment liée à l'existence de sources écrites. Pour les périodes anciennes, antérieures à notre ère, nous ne pouvons que soupçonner l'existence d'épidémies à travers des textes métaphoriques, le plus souvent à portée théologique, qui rendent impossible la reconnaissance de symptômes cliniques. Nous évoquerons ici l'exemple de La Bible où à trois reprises au moins l'existence d'une épidémie de peste peut être envisagée: l'Arche des Philistins, le Châtiment de David, la déroute de Sénnachérib (Bouilliat, 1994 ; Mollaret, 1969 ; Chevé et *al.,* 2001 ; Chevé, 2003). Pour de nombreuses épidémies très anciennes le diagnostic de peste reste incertain ou tout simplement remis en cause (Chastel 1991 ; Mariel et Alexandre, 1997).

Sur la base des sources historiques, l'histoire de la peste se divise en trois pandémies.

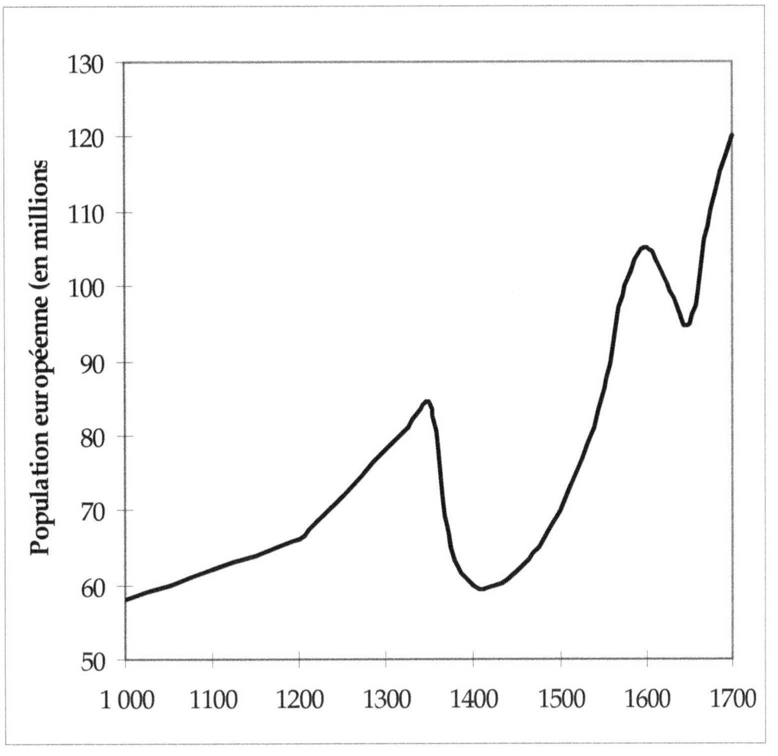

Figure 1.1: Évolution de la population totale du continent européen entre l'an 1000 et 1700 (selon Dobson, 1992). Au XIVème siècle, la Peste "Noire" aurait emporté le quart de la population de l'Europe.

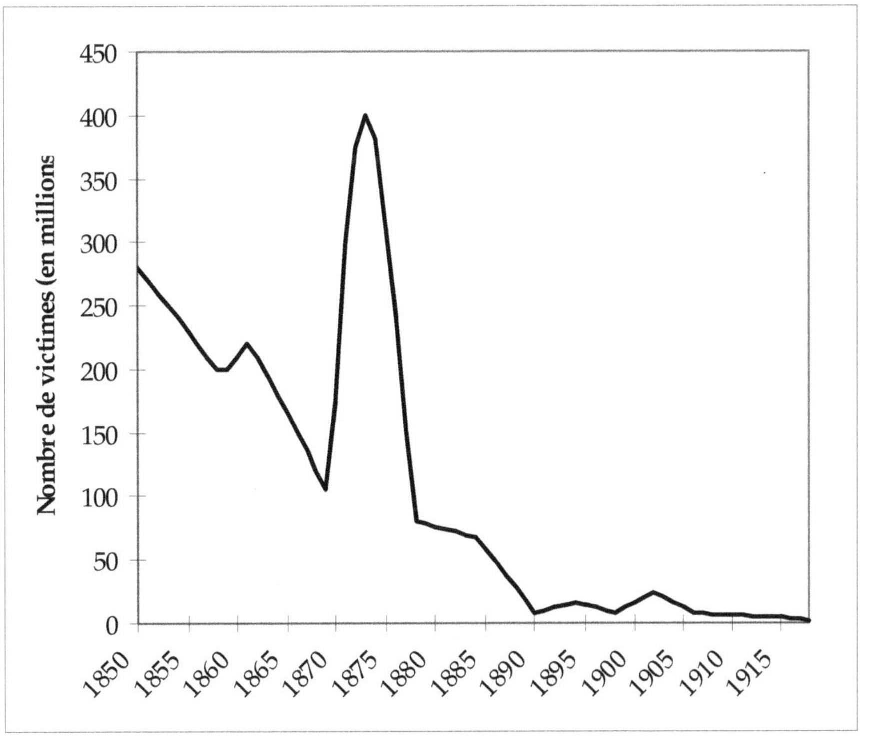

Figure 1.2: Déclin de la mortalité par variole en Angleterre et dans le pays de Galles dans la seconde moitié du XIXème siècle et au début du XXème siècle (in Dobson, 1992).

2.1.1 – La Ière Pandémie (VIème – VIIIème siècles)

La Première Pandémie (appelée également peste de Justinien) pris naissance en 541 sur le continent africain (Egypte ou Ethiopie). Rapidement, par l'intermédiaire des échanges commerciaux, elle infecta de nombreuses régions côtières du bassin méditerranéen. Cette Première Pandémie aurait duré environ 250 ans si l'on tient compte des résurgences épidémiques. L'intérieur des continents semble avoir été relativement épargné, à l'exception de certaines grandes voies commerciales (couloir rhodanien, vallée du Nil...). Il convient toutefois de noter que notre connaissance des zones infectées repose sur les seuls textes anciens qui ont été rédigés dans un contexte géopolitique et culturel particulier (recul de l'écrit dans la partie occidentale de l'Empire romain et forte production culturelle dans la partie orientale). Par ailleurs, ces ouvrages n'avaient pas pour finalité de dresser un bilan épidémiologique et c'est bien souvent à la lecture d'anecdotes que l'on peut repérer l'existence d'une épidémie. Dès lors, on ne s'étonnera pas de constater d'une part, une inégalité de sources selon les régions et pour la période concernée (ainsi le dépouillement des sources permet de totaliser, entre 541 et 750, 89 années de peste pour les régions correspondantes à l'Empire romain d'Orient et seulement 35 années pour celles de l'Empire romain d'Occident). On ne sera également pas surpris à l'absence de données pour certaines aires géographiques (régions actuelles du Maroc, de l'Algérie ou de la Libye par exemple). Ainsi, sur la base de ces seules sources il est difficile d'admettre avec certitude que les régions pour lesquelles nous n'avons aucune mention d'épidémies aient été réellement épargnées par la peste. Pour autant, dans un contexte économique où la richesse des états reposait essentiellement sur leur importance démographique, l'impact de cette Première Pandémie fut important sur les sociétés.

2.1.2 – La IInd Pandémie (XIVème–XIXème siècles)

La Seconde Pandémie pris naissance soit en Asie centrale, soit au Kurdistan, probablement dans les années 1330 (Noorris, 1977). La maladie se répandit ensuite sur les rivages de la mer Caspienne et de la mer Noire. La première manifestation de la Peste noire nous est rapportée dans l'armée du Khan de Kiptchak qui assiégeait la colonie génoise de Caffa en Crimée (actuelle Feodosija, en Ukraine) en 1346: les cadavres de pestiférés lancés dans la ville par les pierrières mongoles y propagèrent la maladie et les vaisseaux génois la rapportèrent en occident (Renouard, 1948 ; Wheelis, 2002). Du port de Caffa, la maladie se diffusa à Constantinople, puis à l'ensemble de l'Afrique du Nord et de l'Europe Occidentale, et cela entre le printemps 1347 et le printemps 1350 (Biraben, 1975 ; Zietz et Dunkelberg, 2004). Assez rapidement les villes portuaires mirent en place des lieux de quarantaine (Brachet, 1847). Le concept de quarantaine trouve son origine à Raguse (actuelle Dubrovnik, en Croatie) où il fut institué en 1377 (Grmek, 1959 ; Stuard, 1992 ; Sehdev, 2002 ; Gensini et *al.*, 2004).

A Venise, l'île de Santa Maria di Nazareth semble avoir été utilisée dès le début de la Seconde Pandémie, sinon pour le soin, du moins pour l'inhumation des victimes. Mais ce n'est qu'en 1423, qu'un lieu d'isolement pour les pestiférés fut construit en dur sur cette île (Henderson, 1986 ; Fazzini, 2004 ; Cipolla, 1992 ; Cosmacini, 1992). Il convient de préciser ici que le nom de *Nazaretum* fut rapidement transformé en *Lazzaretum* qui donna lui-même *Lazzaretto.* C'est finalement ce terme qui devint éponyme de l'ensemble des sites où furent isolés les personnes suspectes d'être atteintes de maladie contagieuse (Panzac, 1986).

Les hommes du XIVème siècle nous ont laissé témoignages sur l'impact de ce premier assaut épidémique. Le Père franciscain Michel Platensis de Piazza témoigne en ces termes: *« Au mois d'octobre 1347 arrivèrent de Gênes dans le port de Messine douze navires ayant fui le fléau que le Seigneur leur avait envoyé en châtiment de leurs pêchés. Ils apportaient un mal si contagieux qu'il suffisait de parler avec ceux qui en étaient affligés pour être soi-même mortellement atteint sans espoir de guérison ».* Le moine franciscain irlandais John Clyn: *« j'écrits en attendant la mort au milieu des morts »,* le chroniqueur Froissart: *« en ce temps, par tout le monde généralement une maladie qu'on claime épidémie courait, dont bien la tierce partie de monde mourut ».* Simon de Couvin de son côté estimait que la moitié de la population de Montpellier fut emportée par le fléau. A Bordeaux, l'épidémie emporta 12 des 20 chanoines du chapitre de Saint-Seurin (Boutruche, 1947). De nombreuses études ont également permis de montrer l'impact démographique de cette première vague épidémique, notamment en Angleterre (Mullett, 1956 ; Pattison, 2003), dans le Nord e l'Espagne (Bautier, 1995 ; Guilleré, 1995) ou encore dans le Nord de la France (Saint-Olive, 1913 ; Mollat, 1963 ; Jouet, 1972). Toutefois, les sources qui permettent de quantifier plus précisément ce que fut l'impact démographique de ce phénomène épidémique sont rares et le travail de l'historien est donc difficile faute de documentation (Jouet, 1972). Le registre paroissial de Givry, petit village de Saône-et-Loire, offre une opportunité exceptionnelle. L'étude de ce registre permet d'estimer la population de ce village entre 1 200 et 1 500 habitants avant 1348 (Gras, 1939). Il montre également que durant les dix années qui précédent la peste il mourait en moyenne 30 personnes par an. Mais entre le 5 août et le 19 novembre 1348, date à laquelle le registre s'interrompt, 619 personnes ont péri (11 décès en juillet, 110 en août, 303 en septembre, 168 en octobre et 27 en novembre), soit près du tiers de la population.

Pour certaines provinces, voie certaines régions de l'Europe nous manquons de sources et il est donc difficile de percevoir les rythmes de la contagion. Ainsi à Bordeaux, sur plus d'une centaine de textes de toute nature des années 1348, 1349, et 1350 qui subsistent, la presque totalité d'entre eux ne laisse aucunement soupçonner qu'une catastrophe vient de se produire dans cette ville, mais les quatre textes qui en parlent permettent, au contraire, d'affirmer qu'elle a bien eu lieu et qu'elle a été extrêmement grave (Biraben, 1991). D'autres études ont également montré le choc et les bouleversements subits par les populations (Carpentier, 1963).

Il semble toutefois que certaines régions soient restées indemnes de contagion durant quelques années, par exemple le Brabant (Despy, 1976), la Galice ou encore la Tchéquie (Biraben, 1975).

A la suite de ce premier assaut du milieu du XIVème siècle, la peste s'installe en Europe, en Afrique du Nord, au Moyen Orient et en Asie, prenant alors un caractère endémique et provoquant régulièrement des flambées épidémiques (Wiet, 1962). Au fil du temps et notamment à partir du XVIème siècle, les documents d'archives que ce soit par l'intermédiaire des registres notariés (par exemple De Lavigne, 1971 ; Andenmatten et Morerod, 1987 ; Le Hors, 1989), ou des registres paroissiaux (par exemple Smith, 1936 ; Hollingsworth et Hollingsworth, 1971) permettent à l'historien de mieux mesurer le rythme et l'importance des périodes de surmortalité tout du moins pour les grandes villes.

La présence de la peste et la récurrence de ses épidémies vont désormais profondément marquer les populations. Le fait religieux témoigne de cette prégnance et dès le début de la Seconde Pandémie se développe une dévotion particulière à certaines grandes figures: la Vierge, Saint-Roch... (Brossollet, 1971 ; Scmitz-Eichhoff, 1977 ; Brossollet, 1984 ; Hornstein, 1992). Les vœux pour la cessation d'épidémie se multiplient: messe, pèlerinages, construction de chapelles ou d'églises. Nous citerons ici simplement quelques exemples afin de montrer l'importance de ce phénomène sur l'ensemble de la période couverte par la Seconde Pandémie. En 1349, à Mons, procession pour la cessation de la peste à la Très Sainte Trinité et à Saint Waudru (Devilliers, 1857). A Venise, cinq églises furent construites après des vœux pour la cessation de la peste: San-Giobbe (1462), San-Rocco (1485), San Sebastiano (1506), Il Redentore (1575-1577), Santa Maria Della Salute (1630-1632) (Avery, 1966). Vœu de la peste à Noves pour l'épidémie de 1720-1721 (D'Arve, 1898) et dans les communautés du Comtat Venaissin (Gagnière, 1936). Vœu à Timisoara pour la cessation de la peste de 1738-1740 (Telegut, 1968).

A partir de la seconde moitié du XVIIème siècle, les épidémies furent moins nombreuses et moins meurtrières en Europe (Lucenet, 1995 ; Hildesheimer, 1993 ; Brossollet et Mollaret, 1994). Plusieurs facteurs peuvent expliquer le recul de la maladie dans les régions septentrionales: règlements sanitaires plus draconiens, meilleure hygiène publique, modifications des écosystèmes...

Il convient toutefois de signaler d'importantes flambées épidémiques entre 1709 et 1720 en Europe centrale et en Europe du Nord (Jiga, 1957 ; Jvinskis, 1959 ; Binder, 1985 ; Nagy, 1981) et quelques épidémies plus limitées par exemple en Lituanie en 1731 (Jvinskis, 1959 ; Brossolet, 1990), en Hongrie et en Arménie en 1738-1740 (Weszprémi, 1787 ; Telegut, 1968 ; Karoly, 1999) ou encore en Dalmatie en 1763 (Johnsson, 1928). Toutefois deux épisodes célèbres marqueront les hommes du XVIIIème siècle, la peste de 1720-1722 en Provence (Bertrand, 1723 ; Giraud, 1721 ; D'Antrechaux, 1756 ; Gaffarel et Duranty, 1911) et l'épidémie de 1770-1771 à Moscou (De Merteins, 1774 ; Samoïlowitz, 1783 ; Borodii, 1978). Le caractère presque emblématique de ces deux *Contagions* est lié d'une part à l'ampleur du désastre démographique (plus de 100 000 morts dans les deux cas) et d'autre part à l'aspect anachronique que revêtent ces épidémies.

Pour autant, la peste continua à faire des ravages au Moyen-Orient, comme entre 1798 et 1801 par exemple avec l'épisode fameux des soldats de Bonaparte à Jaffa (Hibbbott, 1969 ; Enselme, 1969 ; Anonyme, 1815 ; Boustany, 1954 ; Mollaret et Brossollet, 1968) ou à Malte en 1813 (Bonnici, 1998) ou encore en Afrique du Nord (1818-1820 en Tunisie ; 1834-1835 en Egypte...).

2.1.3 – La IIIème Pandémie (fin XIXème siècle à nos jours)

La IIIème pandémie pesteuse débuta en Chine dans la seconde moitié du XIXème siècle. C'est dans ce contexte que le médecin français Alexandre Yersin découvrit le bacille de la peste *(Yersinia pestis),* à Hong Kong, en 1894 (Yersin, 1894a).

A l'occasion des troubles politiques et des déplacements de populations qui en sont le corollaire, la peste se diffusa rapidement à plusieurs provinces chinoises (Lowry, 1883 ; Lowson, 1895), puis au sous-continent indien (Bombay en 1896: Choksy, 1899). Là encore, par l'intermédiaire des échanges commerciaux, mais profitant désormais de la navigation à vapeur, la peste atteignit l'Arabie saoudite et la Turquie en 1897, puis Madagascar l'année suivante. Cette nouvelle extension de la peste inquiéta fortement les européens qui décidèrent d'organiser une Conférence sanitaire internationale, à Venise, en février 1897 et dont l'objectif était de parvenir à un accord sur les mesures capables d'empêcher la contamination de l'Europe (Brouardel, 1897).

Pour autant, la pandémie continuait de progresser. En 1899, le Japon, les régions d'Afrique de l'Est et du Sud, l'Egypte, le Portugal, le Brésil et le Paraguay furent infectés. Sydney (Milke, 2004), Glasgow, Porto (Arantes Pereira, 1899 ; Métin, 1900), San Francisco (Lipson, 1972) et New York (Haas, 1959 ; Link, 1975) furent touchées en 1900.

Non seulement, la *Contagion* était aux portes de l'Europe: flambées épidémiques dans les territoires de la

Sublime Porte et au Maghreb (Chollet, 1836 ; Speziale, 1997), mais de nouvelles régions étaient infectées: sud du continent africain et Amérique du Sud (Sankalé, 1945), les cas se multipliant même de façon inattendue dans certaines villes industrielles (Sydney, San Francisco et New York) provoquant souvent des taux de létalité importants (67 % aux Etats-Unis entre 1900 et 1924, Caten et Kartman, 1968). Les ports européens ne semblaient eux-mêmes plus à l'abri: Lisbonne, Glasgow en 1899, l'Angleterre au début du XXème siècle (Van Ermengem, 1900 ; Van Zwanenberg, 1970).

C'est en Mandchourie, lors de l'épidémie de 1910-1911, que se mit en place la première mission sanitaire internationale (Broquet, 1911 ; Gray, 1911). Cette épidémie, qui prit rapidement une forme très majoritairement pulmonaire, inquiéta très fortement les grandes puissances occidentales présentes dans les différentes provinces de l'Empire du Milieu (Aubert, 1911 ; Guiart, 1911 ; Simond, 1911 ; Brossollet, 1993).

A l'intérieur de certaines zones géographiques la progression de la maladie s'est faite par étapes. L'exemple de Madagascar est ici particulièrement illustratif. Tout d'abord limitée aux zones portuaires, la peste se repend ensuite sur les plateaux centraux à partir de 1921, puis dans la région des contreforts à partir des lendemains de la Seconde Guerre mondiale (Blanchy, 1995).

En France, l'inquiétude fut particulièrement importante au tournant des années 1920 car des cas se multiplièrent, tant à Paris: 95 cas dont 33 mortels en 1920 et 1921 (Joltrain, 1921 ; Gueniot-Le Minor, 1981 ; Parrenne, 1983) qu'à Marseille: 26 cas dont 5 décès en 1919 ; 62 cas dont 21 décès en 1920 (Codaccionni, 1920 ; Boinet, 1921 ; Monges et Rouslacroix, 1921 ; Bimar et Signoli sous presse ; Mafart et *al.,* 2004). Cette inquiétude perdura durant les années 1930 (entre 1921 et 1934, Paris connu 45 cas de peste humaine, Guiart, 1937). Cette inquiétante situation se retrouva pour d'autres pays européens, notamment l'Espagne et le Portugal (Cartana Castella et Collado, 1934).

cas entre septembre et novembre 1945 (Schulz, 1950). Pour autant, les pays d'Europe occidentale n'ont plus connu d'épidémie depuis le début du XXème siècle, seuls quelques cas importés ont pu être notifiés (Le Glaunec, 1972).

2. 2. – Situation actuelle

Si dans les années 1970, l'éradication mondiale de la peste avait pu être envisagée, celle-ci doit être désormais considérée comme une utopie (*Figure 1.3*). Effectivement, à la différence d'autres hauts pathogènes (comme la variole par exemple), la peste est une affection frappant sélectivement et primitivement les rongeurs qui constituent un réservoir permanent de la maladie, ce n'est qu'exceptionnellement qu'elle revêt un caractère humain. Une éradication de la peste sous-entendrait donc l'élimination de l'ensemble des rongeurs concernés, soit environ 200 espèces. En ce début du XXIème siècle, la peste est localisée au niveau de foyers limités, mais dispersés sur trois continents: Afrique, Amérique, Asie. Mais l'extension de ces foyers depuis quelques années et le développement des moyens de communication font craindre une extension géographique qui pourrait être redoutable si l'on ne disposait pas d'antibiotiques efficaces.

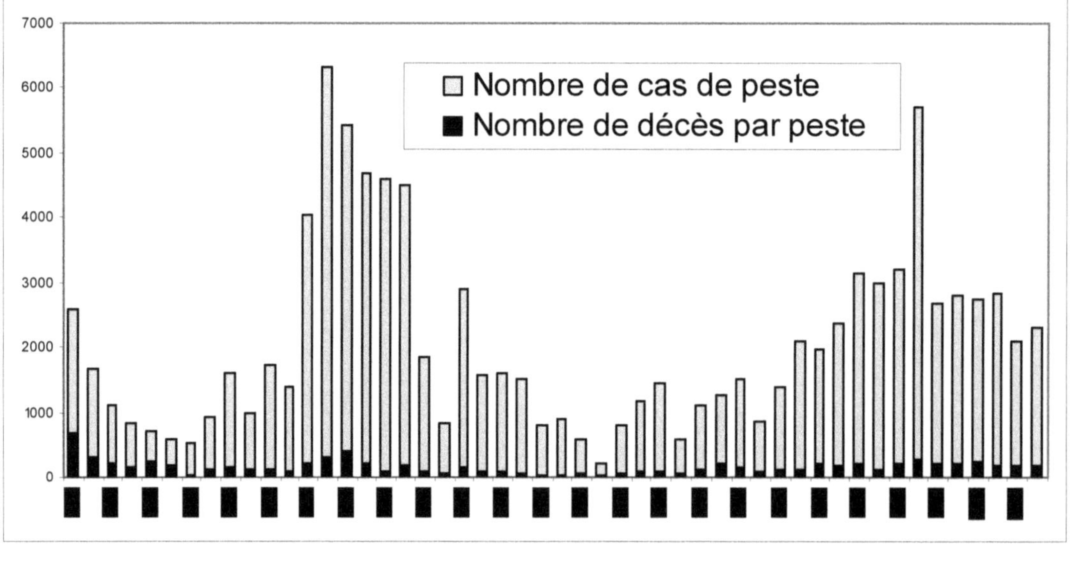

Figure 1.3: Nombre de malades et de décès par peste notifiés dans le monde entre 1954 et 2003 (Organisation Mondiale de la Santé, Relevé épidémiologique hebdomadaire, 1974, 1976, 1980, 1994, 1996, 1997, 2005a).

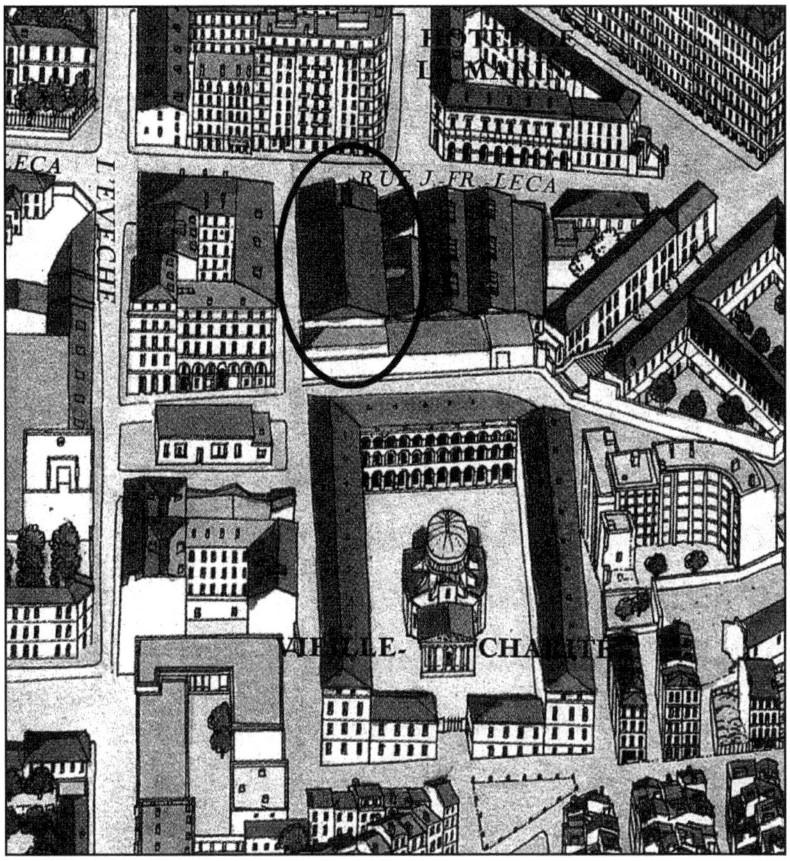

Figure 1.4: Plan du quartier où fut découvert et fouillé le charnier de l'Observance. Le hangar de la société Sud Cargo est ici cerclé de noir.

A Madagascar, entre 1996 et 1998, dans 38 districts, 5 965 patients suspectés de peste ont pu être dénombrés. Ceci représente près de 40 % de la population totale de ces districts (Chanteau et *al.,* 2000). Aux Etats-Unis la situation est également préoccupante, ainsi la peste s'étend sur près d'une vingtaine d'Etats et elle progresse vers l'Est d'année en année. Récemment d'ailleurs, l'augmentation des cas humains, la réapparition de la maladie dans des régions où on la croyait disparue et l'extension de foyers existants ont fait classer cette maladie dans le groupe des maladies ré-émergentes (Schrag et Wiener, 1995).

En 1994 par exemple, la peste toucha le Malawi, le Mozambique et l'Inde, pays qui n'avaient pas connu de poussée épidémique depuis 15 à 30 ans (Dar et *al.,* 1994 ; Jacob, 1994 ; Carniel, 1995 ;Chand, 1997). La même année, l'épidémie indienne fut l'occasion d'une réflexion sur les mesures préventives à prendre dans une situation d'alerte pour les voyageurs de retour de la zone d'épidémies (Tirard, 1995). Plus récemment encore, la réémergence de la peste humaine en Algérie en 2003, 50 ans après le dernier cas, ainsi que la découverte probable d'un foyer naturel jusqu'ici inconnu démontrent à nouveau que la répartition géographique des foyers naturels n'es pas immuable (Organisation Mondiale de la Santé, Relevé Epidémiologique Hebdomadaire, 2005a).

A l'état endémique dans les pays d'Afrique du Nord durant toute la première moitié du XXème (Sanguy, 1945 ; Magrou, 1946 ; Brisou, 1995 ; Speziale, 1997), c'est avec les évènements militaires de la Seconde Guerre mondiale et donc dans un contexte sanitaire particulier que la peste refit son apparition en Europe. Les premiers cas se produisirent en Corse, à Ajaccio entre mai et juillet 1945 (Bernard et *al.,* 1948). Ils furent rapidement suivis d'autres épidémies en Italie, à Tarente (une trentaine de

L'éradication mondiale de la peste est donc loin d'être en vue. Certains foyers naturels sont permanents avec une alternance de temps d'épizootie et de temps de silence ; d'autres sont temporaires, dus à des apports extérieurs. Chaque année des centaines de cas sont déclarés dans le monde et les décès restent relativement nombreux. Le nombre de cas officiellement notifiés à l'OMS est considérablement inférieur au nombre réel (pays d'endémie ne déclarant pas tous les cas, difficultés à diagnostiquer la maladie sur le terrain…). En 2002 et 2003, les taux de létalité mondiaux ont été respectivement de 9,2 % et 8,6 % contre une moyenne annuelle de 7,1 % au cours de la décennie 1992-2001 (Relevé Epidémiologique Hebdomadaire, 2005a).

Sans pour autant envisager un scénario catastrophe, il convient de considérer comme le déclare Monsieur le Professeur H. H. Mollaret: *« La peste a un passé, elle a un présent, mais ne faudrait cependant pas sous-estimer ses capacités d'avenir ».* La découverte récente à Madagascar (district d'Ambalavao) d'une nouvelle souche multi-résistante du bacille de Yersin est venue réactualiser d'anciennes craintes. Cette souche de *Yersinia pestis orientalis 17/95* (Galimand et *al.*, 1997) s'est avérée résistante à huit antibiotiques soit couramment utilisés (la streptomycine, la gentamicine, les tétracyclines et le chloramphénicol), soit pouvant constituer une seconde ligne de traitement (ampicilline, kanamycine, spectinomycine et minocycline, Carniel, 2002). Le patient, un adolescent de 16 ans, n'a finalement pu être sauvé que par l'administration d'un antibiotique plus puissant (la triméthoprime). Le traitement des malades atteints par cette nouvelle souche du bacille nécessite donc une antibiothérapie plus coûteuse, ce qui laisse entrevoir des conséquences inquiétantes: une épidémie importante sera plus difficilement contrôlable dans les pays en voie de développement et risque de connaître à nouveau une diffusion accrue. Par ailleurs, la découverte de cette souche multi-résistante vient nous rappeler, si besoin était, que comme nous le disions précédemment les bactéries s'inscrivent également dans un cadre darwinien d'évolution et d'adaptation à leur environnement.

2.3. – La découverte du bacille

C'est en 1894, à Hong Kong, que le microbiologiste français d'origine suisse et médecin de la Compagnie des Messageries Maritimes, Alexandre Yersin (1863-1943) isola le bacille pesteux (Yersin, 1894a). Cette découverte faite par un pasteurien, dans un contexte de concurrence avec le japonais Kitasato (Kitasato, 1894 ; Howard-Jones, 1975) permettait tout à coût d'observer sous le microscope l'agent responsable de l'une des maladies les plus mortifères de l'histoire de l'humanité (Mollaret et Brossollet, 1985). Alexandre Yersin confirma ensuite la survit du bacille dans le sol et mit en évidence le rôle joué par les rongeurs dans la diffusion de l'épidémie (Yersin, 1894b). Cette théorie sur le rôle de réservoirs assuré par des rongeurs fut rapidement acceptée par le monde scientifique dans son ensemble (Mazaraky, 1901 ; Brissou, 1995). En 1895, Alexandre Yersin vint à Paris pour participer avec Roux, Calmette et Borrel à la recherche d'un vaccin et d'un sérum antipesteux (Yersin, 1897). En 1896, il utilisa ce sérum à Canton et à Amoy (Castel et Lafont, 1909 ; Brossollet et Mollaret, 1994). En 1898, un autre pasteurien, Paul Louis Simond découvrit l'agent vecteur: la puce et son rôle dans la transmission de la peste (Simond, 1898 ; Simond, 1905 ; Simond, 1936).

2.4. – Le bacille de Yersin

Le bacille de la peste est un coccobacille Gram-négatif de la famille des entérobactéries et du genre *Yersinia*, à coloration bipolaire, immobile, poussant lentement sur les milieux de culture usuels (Perry et Fetherson, 1997). Cette bactérie est hautement pathogène pour les mammifères par deux toxines: une exotoxine et une endotoxine (Beaucournu, 1995).

Yersinia pestis est un des micro-organismes les plus pathogènes du monde bactérien. Toutefois, les raisons de son extrême virulence ne sont toujours pas connues. Le déchiffrage et l'analyse de la séquence de son génome permettront peut-être de mieux comprendre les mécanismes en cause (Parkhill et *al.*, 2001). *Yersinia pestis* est très proche sur le plan génomique de *Yersinia pseudotuberculosis* (Bercovier et al, 1980). Effectivement, des études récentes portant sur l'évolution des *Yersinia* pathogènes montrent que *Y. pestis* est une espèce ayant récemment émergé de *Y. pseudotuberculosis.* Cette émergence se serait faite dans une fourchette chronologique comprise entre 20 000 et 1 500 ans avant notre ère (Achtman et *al.,* 1999).

Ce bacille est sensible à la chaleur, à la dessiccation, aux antiseptiques, et à tous les antibiotiques actifs sur les bactéries à Gram-négatif. Cependant, comme nous l'avons vu précédemment, une souche de *Y. pestis* résistante à de nombreux antibiotiques jusqu'ici sélectifs a récemment été isolée à Madagascar (Galimand et *al.,* 1997).

La survie de la bactérie est brève dans les produits pathologiques et les cadavres en putréfaction. A l'inverse, elle résiste bien au froid (cadavres congelés) et à l'obscurité, ce qui lui permet une survie prolongée (jusqu'à plusieurs années) dans les terriers de rongeurs (Baltazard et *al.,* 1963a ; Mollaret et *al.,* 1963) et lui confère la capacité d'infecter de nouveaux rongeurs venant réoccuper ces terriers.

Trois biotypes (ou variétés) de *Y. pestis* (*Y. pestis Antiqua*, *Y. pestis Medievalis*, *Y. pestis Orientalis*) ont été différenciés sur leurs capacités à fermenter le glycérol et à réduire les nitrates: *Y. pestis Antiqua*: glycérol +, nitrate + ; *Y. pestis Medievalis*: glycérol +, nitrate - ; *Y. pestis Orientalis*: glycérol -, nitrate + (Devignat, 1951). Le pouvoir pathogène des trois variétés est identique. Par ailleurs, il existe de nombreuses souches par biotype: ainsi, entre 1926 et 1989, 277 souches différentes de *Y. pestis Orientalis* ont pu être isolées à Madagascar (Handschumacher et *al.,* 2000).

Au delà du résultat des examens biochimiques, la taxinomie de chacune de ces trois variétés s'est faite sur la base de la répartition géographique actuelle *Y. pestis Antiqua*: Afrique centrale, Asie centrale, région des Grands Lacs africains ; *Y. pestis Medievalis*: région de la Mer Caspienne, Sibérie ; *Y. pestis Orientalis*: Asie du Sud-Est, Afrique du Sud, Amérique du Nord et du Sud, et sur des témoignages historiques (régions géographiques semblant être le point de départ de chacune des trois pandémies). C'est ainsi qu'une biotypo-chronologie a été élaborée: *Y. pestis Antiqua*: responsable de la Première Pandémie ; *Y. pestis Medievalis*: responsable de la Seconde Pandémie ; *Y. pestis Orientalis*: responsable de la Troisième Pandémie

(Devignat, 1951). Chaque biotype de *Y. pestis* ayant donc été hypothétiquement associé au développement d'une pandémie (Perry et Fetherson, 1997).

La virulence du bacille de Yersin réside dans sa capacité à se multiplier en situation extracellulaire (Une et *al.*, 1987 ; Straley et Cibull, 1989), de façon très rapide, dans les tissus du sujet infecté en inhibant la réaction inflammatoire et la phagocytose et en protégeant les bactéries des anticorps. Les gènes de virulence de *Yersinia pestis* sont essentiellement localisés sur des plasmides. La disparition de l'un de ces derniers entraînera une diminution de la virulence de la bactérie (Simonet et Berche, 1995). Feber et Brubaker (1981) ont réussi à mettre en évidence la présence de trois plasmides dans la plupart des souches virulentes de *Yersinia pestis* (Simonet et Berche, 1995):

- un plasmide de 9,5 kilobases nommé pPst (plasmid pesticin),
- un plasmide de 70 kilobases nommé pYV (plasmid *Yersinia* virulence),
- un plasmide de 90 kilobases nommé pFra (plasmid fraction I).

2.5. – Réservoirs et vecteurs

Les rongeurs, qu'ils soient domestiques ou sauvages, jouent un rôle extrêmement important en tant que réservoirs du bacille de Yersin (Baltazard et *al.*, 1963 b, c, d). Outre les rats, d'autres espèces animales peuvent également héberger le bacille de la peste comme par exemple les musaraignes, les chiens, les chats, les écureuils, les marmottes...

Bien évidemment, l'importance épidémiologique de certaines de ces espèces découle de leur proximité immédiate avec l'homme et de leur possible déplacement à grande distance (rats dans les cales des navires par exemple).

La transmission de la peste est assurée par un agent vecteur: la puce. Les puces sont des insectes sauteurs, piqueurs, hématophages et voraces. Elles rejettent souvent du sang par l'anus au cours de la piqûre. La puce se contamine en prenant un repas sanguin sur un mammifère en phase de septicémie pesteuse (100 000 germes/mm^3 de sang). Dès le 4ème jour, elle est infestante. Lorsque le sujet décède, la puce quitte le corps qui se refroidit et part en quête d'un nouvel hôte qu'elle infecte en le piquant. Au-delà de l'espèce *Xenopsylla cheopis* trop communément reconnue comme seul agent vecteur de la peste et décrite, dès 1898 par P. L. Simond en Inde, de nombreuses autres espèces de puces peuvent être des vecteurs de la peste (Beaucournu, 1995 ; Audoin-Rouzeau, 2003). Cependant l'efficacité de la transmission dépend de la capacité de chaque espèce à se bloquer. Le blocage du proventricule de l'insecte est induit par *Y. pestis* et permet, lors du repas sanguin, une régurgitation efficace du bacille sous la peau de l'hôte mammifère.

Aujourd'hui le mode le plus classique de transmission de la peste est la piqûre de puces infectées. Cependant, des cas d'infection faisant suite à la manipulation de cadavres d'animaux morts de peste ont également été notifiés. Enfin, la transmission aérienne par l'intermédiaire de gouttelettes de Pflügge émises par un malade atteint de peste pulmonaire est possible et se traduit par une infection très rapide.

2.6. – Description clinique

La peste humaine peut revêtir trois formes cliniques principales: bubonique, pulmonaire et septicémique.

2.6.1. – La forme bubonique

Elle est la plus fréquente et la "moins grave". Sans traitement, elle est mortelle, dans 40 % à 70 % des cas, le plus souvent en moins d'une semaine. Elle est consécutive à la pénétration cutanée du bacille après piqûres de puces. L'incubation, silencieuse, dure de un à six jours. L'invasion brusque (un à deux jours) est marquée par un malaise général, des algies diffuses, des céphalées, des frissons et une ascension thermique rapide et forte (40° C). On note parfois, au niveau de la piqûre de la puce, l'apparition d'une phlyctène pesteuse précoce, qui se nécrose rapidement, donnant ensuite une plaque gangreneuse noirâtre appelée "charbon pesteux" (ayant peut-être un rôle dans le terme de « Peste Noire »). Pendant cette période, le sujet peut ressentir une douleur dans la région où va bientôt apparaître le bubon, installé en 12 à 48 heures. Sa localisation correspond au territoire lymphatique drainant la zone de piqûre de la puce. Le bubon, le plus souvent unique (80 % des cas), peut être multiple (deux à quatre en différents endroits). Lors d'une localisation cervicale, le bubon s'accompagne d'un oedème important de la face, mais également de la glotte. Le bubon est toujours très douloureux et s'associe à un syndrome infectieux sévère.

L'évolution, même sans traitement, est parfois favorable et aboutit à la guérison après que le bubon devenu fluctuant, s'ouvre spontanément. Simultanément, les signes généraux et neurologiques s'amendent mais la cicatrice est importante et la convalescence longue. Cependant, dans la majorité des cas, l'évolution de la maladie est moins favorable. Le bacille dissémine à partir du bubon par voie lymphatique et sanguine et envahit la circulation sanguine pour aboutir à une septicémie rapidement mortelle.

Pour les sujets guérissant de la peste les séquelles sont aujourd'hui inconnues, mais historiquement elles étaient fréquentes, surtout nerveuses (tics, contractures spasmodiques, etc.). Elles étaient aussi et surtout cutanées, à l'endroit du bubon, formant d'énormes cicatrices avec chéloïdes rétractiles, peut-être à cause de l'ouverture du bubon avec un fer rouge (Louis, 1975).

2.6.2. – La peste pulmonaire

Elle succède à l'inhalation de matériel virulent: gouttelettes de Pflügge émises par un malade, poussières souillées ou déjections de puces. L'incubation, dans cette forme de peste, est très courte (quelques heures à trois jours). Le début est extrêmement brutal. Aux signes généraux marqués (fièvre élevée, frissons, céphalées, altération profonde de l'état général, pouls pouvant atteindre 120 pulsations/mn), s'ajoutent des signes respiratoires importants et des troubles nerveux à type d'angoisse et d'incoordination motrice qui évoluent vers le coma (Krishna et Chitkara, 2003). Sans traitement, la mort du malade survient en un à deux jours après le début des signes cliniques dans 100 % des cas, dans un tableau d'œdème aigu du poumon. Malgré, l'existence d'une antibiothérapie spécifique efficace, cette forme de peste reste souvent mortelle si elle n'est pas soignée de façon extrêmement précoce (Carniel, 2002). Sur le plan historique il convient de signaler la rareté des épidémies à forme exclusivement, ou presque exclusivement, broncho-pulmonaire. Nous pouvons évoquer ici les épidémies qui sévirent dans le district de Khorassan (province orientale de l'Iran) en 1878, puis en Mandchourie en 1910-1911 (Simond, 1911).

2.6.3. – La peste septicémique primitive

C'est une forme clinique très rare due à la pénétration des bactéries par voie sanguine directe (à travers des excoriations cutanées ou des conjonctives). L'utilisation du terme septicémique ne doit pas prêter à confusion, car la phase terminale de toute peste pulmonaire ou bubonique est caractérisée par une septicémie. Dans sa forme septicémique la peste est très difficile à diagnostiquer car, en dehors des signes généraux alarmants, il n'existe aucun signe pathognomonique révélateur. Le début est brutal. En très peu de temps, un syndrome infectieux sévère s'installe avec fièvre à 41° C, hépatosplénomégalie, signes de souffrance cérébrale et parfois syndrome hémorragique ou dysentérique. Une gangrène des régions acrales est possible à un stade avancé de l'infection (extrémités du nez, des doigts et des orteils) par thrombose des petites artérioles, donnant ainsi un aspect noirâtre des extrémités. Cela ayant également pu jouer un rôle dans le terme de « Peste Noire » (Hausfater et Bossi, 2005). En l'absence d'une antibiothérapie adaptée et précoce l'évolution est toujours mortelle en moins de trois jours.

2.7. – Diagnostic

Le diagnostic est relativement facile à établir en temps d'épidémie, il en va tout autrement pour les périodes de latence. Le meilleur moyen de confirmer l'infection pesteuse est l'isolement et l'identification de *Yersinia pestis* à partir d'une culture faite avec un prélèvement provenant du malade. Selon la forme clinique, les prélèvements se prêtant le mieux à l'examen et à la culture rapides sont la ponction de bubon, le prélèvement sanguin ou le recueil d'expectorations (Organisation Mondiale de la Santé, Relevé épidémiologique hebdomadaire, 2005b). L'infection peut également être confirmée avec un sérodiagnostic par ELISA (Rasoamanana et *al.*, 1998) ou par des techniques de PCR (Hinnebusch et Schan, 1993). Pour autant, la peste est encore trop souvent fatale aux patients du fait d'une reconnaissance tardive de la maladie. Pour palier à cela un test, avec bandelettes d'immunodétection des antigènes F1 et de diagnostic rapide a été récemment mis au point (Chanteau et *al.*, 2003).

2.8. – Traitement

Depuis la fin des années 1940, les antibiotiques sont utilisés pour le traitement de la peste (Haddad et Valero, 1948 ; Rasoamanana et *al.*, 1989). Les chances de survie du malade sont directement liées à la rapidité de mise en place du traitement curatif. Désormais, trois antibiotiques sont classiquement utilisés, seuls ou en association: la streptomycine, les tétracyclines et le chloramphénicol. Ce dernier antibiotique étant prescrit dans les formes méningées (Carniel, 2002).

2.9. – Prophylaxie

Certaines mesures prophylactiques concernent le malade, d'autres, son entourage et les personnes exposées. On peut aussi chercher à limiter l'importance des foyers pesteux.

L'isolement du malade doit être immédiat et total, et la déclaration aux autorités sanitaires est obligatoire. Son entourage et le personnel médical seront protégés temporairement par la chimioprophylaxie reposant sur les tétracyclines et les sulfamides ou la vaccination.

La vaccination s'effectue soit avec le bacille tué (vaccin de la Fondation Hooper ou Plague vaccine USP), soit avec le bacille vivant souche EV de l'Institut Pasteur (Girard et Robic, 1934), par l'intermédiaire de deux injections sous-cutanées et donne une certaine immunité de six mois environ, à compter du septième jour qui suit la vaccination. Des rappels sont donc nécessaires. Toutefois le vaccin peut-être mal toléré et provoque des effets secondaires importants s'accompagnant parfois de réactions locales ou générales. Des équipes ont même essayé de mettre au point une vaccination par vois buccale (Léger et Baury, 1923). Quoiqu'il en soit la vaccination est d'une efficacité transitoire qui n'est pas de 100 % (Titball et *al.*, 2001). Entre 1965 et 1973, les troupes américaines engagées au Sud Viêt-Nam ont été vaccinées avec le bacille tué, environ 65 % d'entre elles ont été réellement protégées.

Étant donné l'efficacité des antibiotiques, aucune campagne de vaccination dans les pays à risques n'a été entreprise, les stratégies reposent donc essentiellement sur un traitement curatif précoce, une dératisation et une utilisation d'insecticides.

La surveillance épidémiologique doit également être assurée par des enquêtes périodiques sur la population des rongeurs et un examen bactériologique de prélèvements de sang et d'organes de rats capturés et de puces broyées.

La désinsectisation est une mesure essentielle à prendre afin d'empêcher la transmission de la peste murine; les puces étant sensibles aux insecticides organochlorés. La dératisation est essentielle, après la désinsectisation et lorsque la densité de rats est trop élevée. Cette lutte contre les rongeurs doit reposer sur des mesures collectives afin de supprimer les sources de nourriture autour des habitations et par l'utilisation de poisons chimiques.

DEUXIÈME PARTIE

LES SEPULTURES DE CATASTROPHE EN RELATION AVEC LES EPIDEMIES DE PESTE : EXEMPLES DE TROIS SITES PROVENÇAUX

Dans cette partie, nous allons présenter les trois sépultures de catastrophe, ici en l'occurrence d'inhumations de pestiférés sur lesquelles nous avons pu développer des observations archéo-anthropologiques et paléodémographiques. Le site de l'Observance, à Marseille, a constitué le point de départ de notre travail, lors de la fouille réalisée par l'Association pour les Fouilles Archéologiques Nationales (AFAN) et à laquelle nous avons participé, entre août et octobre 1994. Les nombreuses originalités observées, tant sur le terrain qu'en laboratoire, relatives notamment au recrutement funéraire et aux modes d'inhumations, nous ont conduit à rechercher d'autres sites à titre de comparaison. Nous avons pu ainsi avoir accès à deux autres séries ostéoarchéologiques d'épidémies de peste. La première a été fouillée à Martigues en 1994 sous la direction de J. Chausserie-Laprée, dans le cadre d'une opération de sauvetage sur une zone d'inhumations de victimes de l'épidémie de 1720-1721. Monsieur Jean Chausserie-Laprée a mis à notre disposition le matériel ostéologique et l'ensemble des données de fouille de ce site. La seconde a fait l'objet, en 1996, d'une fouille de sauvetage sous la responsabilité de P. Reynaud (AFAN) sur la commune de Lambesc, dans le cadre des opérations réalisées sur le tracé TGV-Sud.

1– PRÉSENTATION DES SITES

1.1.– La fosse de l'Observance (Marseille)

A la suite de l'étude d'impact (Mellinand, 1994; Conche et Mellinand, 1994), réalisée dans le cadre d'un projet de construction de logements par l'OPAC Bouches-du-Rhône, une problématique de fouille et d'étude post-fouille du charnier avait été proposée au Service Régional de l'Archéologie de la Région PACA. Il s'agissait de réaliser une étude pluridisciplinaire de ce charnier, première en son genre. En effet, en dépit des nombreux charniers ouverts à Marseille, pendant l'épidémie de 1720-1722, pour inhumer plusieurs dizaines de milliers de victimes (Carrière et *al.,* 1968) et de l'intérêt pluridisciplinaire de ces documents archéo-anthropologiques, aucun de ces charniers n'avait jusqu'à présent fait l'objet de fouilles ni d'études systématiques. Certains furent pourtant découverts lors des grands aménagement urbains du Second Empire, mais ce fut également le cas en 1982 au pied de l'église des Carmes à Marseille où des ossements mêlés à de la chaux furent hâtivement localisés et dégagés après le passage des engins de terrassement (Rigeade et *al.,* 2005).

La problématique proposée au Service Régional de l'Archéologie intégrait donc des aspects paléodémographiques (population *a priori* non sélectionnée, victimes décédées sans distinction d'âge ni de sexe dans un laps de temps très court, reflétant la structure de la population vivante); des aspects paléo-épidémiologiques (échantillon idéal pour les estimations de prévalence des affections touchant le système ostéoarticulaire et fournissant des indications sur l'état sanitaire et nutritionnel de la population à un moment précis); des aspects sociologiques (informations sur le mode de vie par l'étude des marqueurs osseux d'activités corrélées aux documents d'archives relatifs à la catégorie socioprofessionnelle des victimes inhumées); des aspects concernant l'anthropologie funéraire, mais ici dans un contexte de sépulture de catastrophe (étude de la fosse, modalités d'inhumation, étude de la disposition des corps, de leur répartition et du mode de remplissage) et historique (occupation urbaine, chronologie et localisation des fosses). Par ailleurs, un volet paléomicrobiologique avait été prévu dès le départ : les récents progrès en biologie moléculaire (réaction de polymérisation en chaîne ou PCR) permettent théoriquement de pouvoir amplifier de l'ADN ancien de bactéries (Pääbo, 1993). Ce type de recherche trouve des applications dans le domaine des pathologies infectieuses, notamment pour les mycobactéries (Spigelman et Lemma, 1993). Il est donc possible de retrouver sur les ossements de pestiférés des fragments du matériel génétique du bacille responsable : *Yersinia pestis.* Un tel matériel offre un véritable modèle expérimental aux recherches sur l'ADN ancien de pathogènes humains: certitude du diagnostic, large échantillonnage, absence de risque de contamination par les expérimentateurs. La réunion de ces trois conditions n'était en 1994 effective que dans le cas de la peste. Aujourd'hui d'autres hauts pathogènes nous semblent également pouvoir être étudiés sur la base d'un protocole similaire : *Rickettsia prowazekii, Pox virus...* (Signoli, 2003a et b). Certains d'entres eux viennent d'ailleurs d'être mis en évidence sur des restes anciens : le typhus sur les restes de soldats du Premier Empire (Raoult et *al.,* 2006).

1.1.1. – Le site

Le charnier se trouvait sur un terrain qui, au début du XVIIIème siècle, correspondait à la surface occupée par les jardins du couvent des frères Observantins (*Figure 1.4*). Cet espace se trouvait à la limite Nord de la ville, mais à l'intérieur des remparts de celle-ci. L'ensemble des bâtiments conventuels était situé à proximité du rivage et de l'anse de l'Ourse. Au XIXème et au début du XXème siècles, ce secteur de la ville a connu de nombreux aménagements liés à l'expansion des installations portuaires : cour de fabrique en 1837, savonnerie en 1854 (Conche et Mellinand, 1994; Conche, 1995). Toutefois, certains éléments remarquables sont aujourd'hui encore observables:

- au niveau de la Vieille-Charité, séparée de la parcelle où se trouvaient les jardins des Observantins, on peut encore observer les vestiges d'un mur de l'une des chapelles du couvent,
- une partie des bâtiments conventuels, aujourd'hui réaménagée en appartements et séparée de la parcelle où se trouvait le charnier par la rue de l'Observance, sont encore visibles,
- l'actuelle rue des Petites Maries marque ce qu'était la limite Est de la parcelle occupée par les jardins du couvent au début du XVIIIème siècle.

Les biens immobiliers de cette communauté religieuse furent vendus comme biens nationaux en 1792. En 1854 s'installa sur cette parcelle, qui se retrouve inventoriée sous le n° 810 du cadastre de 1801, une fabrique de savon. Enfin en 1950, la société Sud Cargo construisit sur cet espace un bâtiment d'entrepôts et de services administratifs. Après la démolition, au mois de mars 1994, des locaux de la société Sud Cargo, (situés à l'angle de la rue de l'Observance et de la rue Jean-François Leca, dans le 2nd arrondissement de Marseille) les archéologues présents sur le terrain ont pu réaliser différents sondages dans le cadre d'une étude d'impact préalable à toute opération d'urbanisme. Cette série de sondages a révélé l'existence d'une intéressante stratigraphie de vestiges archéologiques. La conservation de l'ensemble de ces vestiges a d'abord été assurée du fait de l'utilisation de cette parcelle dans le cadre des jardins du couvent. L'installation de la savonnerie au XIXème siècle, sans altérer les objets archéologiques, a eu pour effet de teinter une grande partie des squelettes inhumés dans le charnier du fait du rejet des eaux usées en pleine terre. Par contre, la construction des entrepôts de la société Sud Cargo a nécessité l'implantation de 32 pieux en béton, ancrés dans le substrat qui ont sensiblement endommagé les vestiges des différentes couches archéologiques (Mellinand, 1994; Conche et Mellinand, 1994).

Ce lieu, qui s'étend au bas du versant Nord de la butte des Moulins, semble avoir été occupé très tôt et de façon durable par les habitants de la cité phocéenne. De nombreux vestiges antiques (Époque Archaïque, Époque Classique, Époque Hellénistique et Époque Romaine) ont été découverts. Ils étaient en partie recouverts par un charnier de l'Époque Moderne, dont l'attribution à l'épidémie de peste du début du XVIIIème siècle a été rapidement faite (Mellinand, 1994), par la fouille anthropologique (partielle ou totale) de huit inhumations et par les résultats de l'étude céramologique de tessons se trouvant dans le remplissage de la fosse. Ce remplissage se composait d'un sédiment argileux grisâtre, hétérogène et contenant un important matériel céramique daté du XVIIème et du début du XVIIème siècles (Abel, 1994).

La fosse découverte avait une trentaine de mètres de longueur et une dizaine de mètres de largeur (*Figure 2.5*). Il faut toutefois noter que les limites Ouest et surtout Est de ce charnier ne nous sont pas connues. La profondeur de la fosse était d'environ trois mètres : plus importante dans la partie Est, inférieure dans la zone Ouest. Le fond du charnier de l'Observance était constitué, dans la partie centrale, par un sol d'habitat romain réalisé en béton de tuileau.

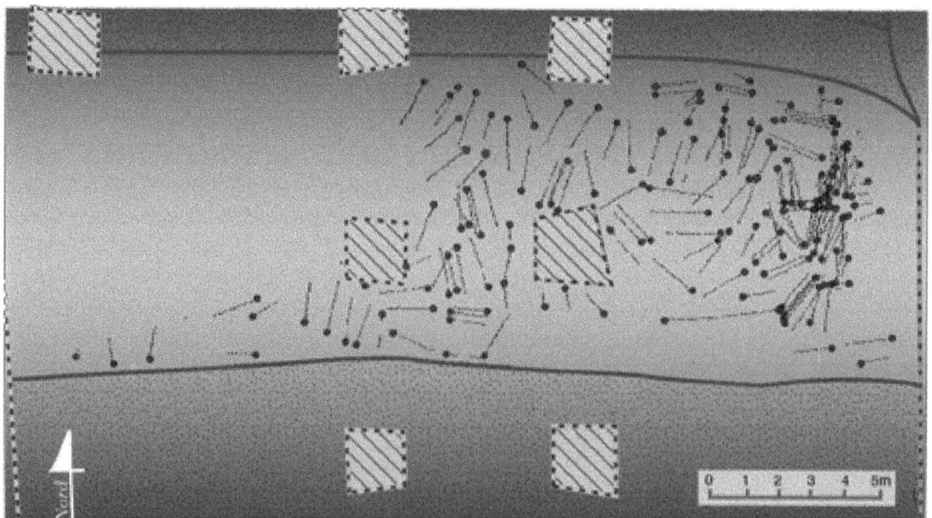

Figure 2.5 : Plan général de la fosse de l'Observance et représentation schématique de la position des inhumations (relevé et dessin AFAN)

L'ensemble de la fouille anthropologique de cette fosse a été réalisé en deux étapes complémentaires :

- une première étape (dite "Leca I") effectuée durant le mois d'août 1994, a permis de concentrer les moyens matériels et humains de l'AFAN sur la fouille de la partie Sud et Est de la fosse, afin de récupérer la plus grande partie des documents anthropologiques (147 individus). Cette récolte de données a été suivie, en septembre et octobre 1994, d'une analyse anthropologique post-fouille, préliminaire, visant principalement au dénombrement sommaire et à l'estimation de l'âge et du sexe des squelettes récoltés (Villemeur, 1994).

- une seconde étape (dite "Leca II") a été réalisée, du 15 septembre au 15 octobre 1994, par notre seule équipe en parallèle avec la poursuite de la fouille des niveaux antiques par l'équipe AFAN. Cette étape nous a permis de relever sur un nombre plus réduit de squelettes (22 individus), localisés dans la partie Nord du centre de la fosse, d'importantes informations complémentaires concernant les stratégies d'occupation du charnier et les modalités de l'inhumation des cadavres de pestiférés. Avec l'accord du Conservateur du Patrimoine responsable de l'opération, l'objectif scientifique de cette fouille a été de réaliser un dégagement en planimétrie des squelettes de cette zone située au centre de l'espace funéraire, ceci dans le but d'observer, le plus précisément possible, les modes de dépôts des corps dans la fosse, les éventuels traitements *post-mortem,* les relations des individus les uns par rapport aux autres et avec les éléments de structures antiques (blocs de béton romains) remaniés par le creusement de la fosse pendant l'épidémie. Cette fouille fine rendue possible par le délai d'un mois accordé par le responsable du chantier a permis d'obtenir des résultats totalement inédits sur la grande peste de Marseille, portant notamment sur le traitement des cadavres de pestiférés.

Dans une étape finale, nous avons pu récupérer, au fur et à mesure de l'avancée des travaux de construction du projet immobilier, les ossements mis au jour par les engins de terrassement dans le talus Est de la fosse, jusqu'à la limite de la parcelle voisine. Lors de la première partie de la fouille archéo-anthropologique, pour des raisons de sécurité évidentes, nous n'avions pas pu exhumer les individus qui se trouvaient dans les couches sédimentaires de ce talus. Ces ossements épars ont, par la suite, fait l'objet d'une étude en laboratoire, afin d'estimer le nombre minimum d'individus (NMI) et d'affiner le profil démographique de notre échantillon (détermination du sexe, estimation de l'âge).

1.1.2.- Dénombrement

Le dénombrement donne un chiffre de 179 individus pour lesquels les éléments du squelette ont été retrouvés en connexion anatomique. Ce chiffre prend en compte quatre phases dans la fouille des inhumations :

- trois inhumations individualisées lors de l'étude d'impact qui fut pratiquée au printemps 1994 (Mellinand, 1994),

- 147 sujets prélevés sur les parties Sud et Est de la fosse, entre août et septembre 1994 (Villemeur, 1994),

- 22 inhumations fouillées dans la zone centrale de la fosse, entre septembre et octobre 1994 (Dutour et *al.,* 1994). Pour cinq des inhumations pour lesquelles nous n'avions pu récupérer que des squelettes partiels lors de cette opération (S 166, 167, 168, 174, 175), il a été possible d'effectuer, à partir des relevés et de l'examen des éléments osseux, une reconstitution satisfaisante de chacun de ces individus avec les restes prélevés lors du sondage de prospection :

- Sept squelettes partiellement conservés mais clairement individualisés, récoltés en octobre 1994, au moment où les engins de terrassement ont commencé à araser le talus Est de la fosse.

En dehors de ces inhumations individualisées, nous avons pu compléter ce total avec l'aide des responsables de l'entreprise Travaux de la Méditerranée, qui ont accepté de prélever les ossements que leurs engins ont exhumés, tout au long de la progression des travaux de construction de l'ensemble immobilier. A partir de ces fragments épars, nous avons, tout d'abord sélectionné les vestiges osseux sur leur appartenance anatomique, puis selon le critère de latéralisation en vue d'estimer le Nombre Minimum d'Individus (NMI). Le calcul du NMI a été fait sur la base d'un calcul de fréquence (Poplin, 1976) à partir des éléments osseux suivants : crâne, mandibule, scapula, clavicule, humérus, radius, ulna, os coxal, sacrum, fémur, fibula, tibia, talus, calcaneum. Après le dénombrement général de ces pièces anatomiques, nous avons considéré l'os le plus représentatif. Ceci nous a permis d'aboutir à un chiffre de 37 sujets supplémentaires. Le dénombrement de l'ensemble des inhumations exhumées dans ce charnier de pestiférés laisse donc apparaître un nombre minimum de 216 individus. Toutefois, ce résultat n'est pas exhaustif, puisque, comme nous l'avons vu, certaines inhumations sont encore en place sous le bâtiment qui jouxte, du côté Est, la parcelle où se trouvait le hangar de la société Sud Cargo.

Pratiquement aucun vestige matériel associé aux inhumations de la fosse de l'Observance n'a pu être mis en évidence. Il n'y a qu'au contact de la sépulture S 95 que des vestiges mobiliers ont pu être retrouvés (il s'agit d'un ceinturon de cuir dont la boucle en fer est bien conservée, d'une pièce de monnaie et d'un bol en terre cuite intact). Les vestiges mobiliers de ce site s'avèrent donc très peu nombreux. Il convient toutefois de signaler ici que nous avons pu retrouver, au contact des inhumations S 155 et S 158 deux épingles à tête en bronze plantées au niveau des espaces inter- et métatarso-phalangiens des premiers rayons, pied gauche pour le S 155 et pied droit pour le S 158 (Signoli et *al.*, 1996; Léonetti et *al.*, 1997). Nous développerons, par la suite, l'argumentation pouvant expliquer la présence de ces deux épingles.

1.2. – Le Délos (Martigues)

1.2.1 – Le site

Des tranchées d'inhumations ont été découvertes, à l'occasion de travaux préalables à la réalisation d'un projet immobilier situé dans le quartier de Jonquières, sur le territoire de la commune de Martigues (Bouches-du-Rhône). Cet ensemble de deux immeubles (appelé le Délos) se trouve aujourd'hui à l'angle du boulevard E. Zola et de la traverse J. Barthélemy.

La découverte des tranchées s'est faite alors que la construction des immeubles avait déjà très largement débuté. De ce fait, la plus grande partie de la parcelle concernée (couvrant au total 2 769 m^2) n'a pu faire ni l'objet d'une fouille ni d'un simple ramassage des ossements, afin de comptabiliser un NMI. Seule une surface limitée à 300 m^2 environ et encore épargnée par les travaux de fondation et les engins de terrassement a pu être fouillée dans le cadre d'une opération de sauvetage. Toutefois, selon le témoignage des responsables du chantier de construction, c'est dans cette zone qu'avait été repérée la plus grande concentration d'inhumations. Du fait des travaux de creusement de cet ensemble immobilier, une stratigraphie précise des sédiments a pu être dressée :

- la partie supérieure était constituée de terre arable, d'une coloration brun clair, sur à peu près un mètre d'épaisseur,
- elle était suivie par une couche de cailloux et de galets pris dans un sédiment fin de couleur noirâtre, dont l'origine reste indéterminée,
- enfin, venait une couche de dépôts plus ou moins fins de coloration jaune-orangé, composée de gravillons et de galets d'aspect divers. Cette couche, vraisemblablement constituée par des dépôts glaciaires de ruissellement, constituait le substrat.

Il est à noter que, dans ce secteur, il n'y avait pas d'argiles ou de marnes de coloration jaune-beige, à la différence des couches mises au jour par les engins de terrassement dans les parties Ouest et Sud du site.

La fouille archéo-anthropologique de sauvetage de cette zone a été effectuée entre février et mars 1994, sous la direction de Jean Chausserie-Laprée, responsable du Service Archéologique Municipal de la ville de Martigues, avec le concours de quatre fouilleurs contractuels AFAN. La fouille a pu mettre en évidence trois tranchées parallèles, creusées dans la terre arable, sur à peu près un mètre de profondeur et un mètre de largeur. Environ cinq mètres séparaient les tranchées, les unes des autres. Les tranchées I et II ont pu être fouillées sur une longueur d'environ six mètres. La fouille de la tranchée III n'a été réalisée que sur deux mètres de longueur (*Figure 2.6*).

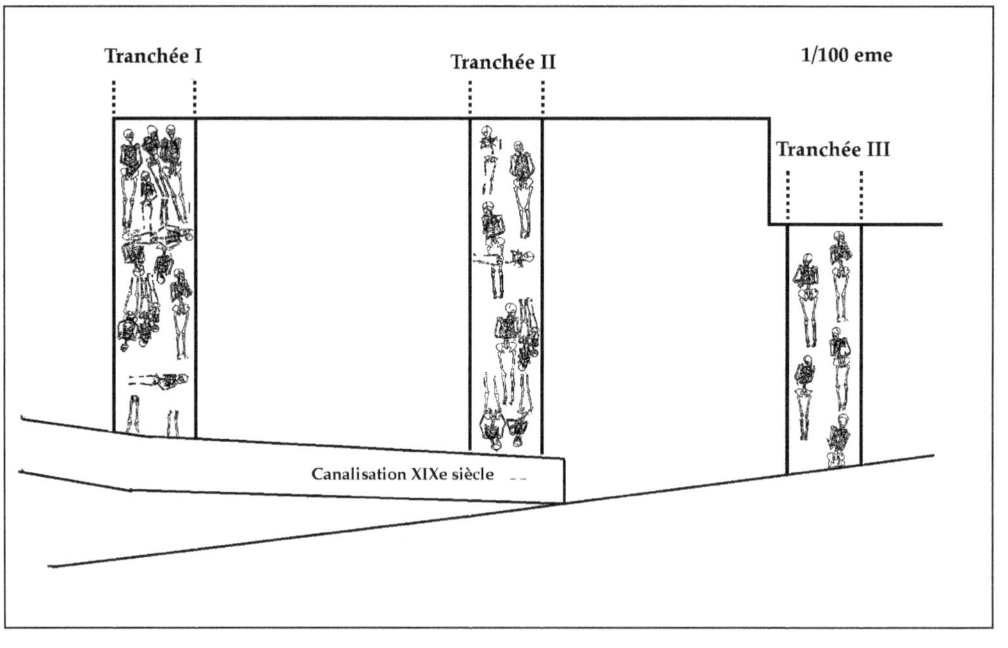

Figure 2.6 : Plan général des fosses du Délos (relevé J. Chausserie-Laprée, dessin M. Signoli).

1.2.2. – Dénombrement

La tranchée I, située le plus à l'Est, d'une largeur d'environ un mètre, contenait le plus grand nombre de squelettes, c'est-à-dire 23 individus (S 15 à S 37). Elle était matérialisée par un remplissage très caractéristique : sous une couche de terre arable, d'environ 80 centimètres d'épaisseur, se trouvait une couche de chaux très pure et épaisse de 15 à 30 centimètres scellant la fosse. Les inhumations se trouvaient dans une couche de terre, de coloration brun foncé, composée de sédiments extraits de l'excavation creusée pour l'inhumation des pestiférés. Dans cette couche ont été retrouvés quelques vestiges mobiliers (tessons, aiguilles de bronze) et de nombreux galets et gravillons provenant du substrat atteint lors du creusement de la fosse. Cette tranchée était coupée au Nord par une autre tranchée atteignant le substrat et correspondant à la pose d'une canalisation contemporaine. Les corps étaient empilés sur plusieurs épaisseurs et souvent enchevêtrés. Après l'inhumation des pestiférés, la fosse a été comblée par une importante quantité de terre arable, elle-même surmontée d'une épaisseur de chaux. L'enchevêtrement et la position des corps témoignaient de la rapidité des inhumations

La tranchée II, située à environ cinq mètres à l'Ouest de la tranchée précédente, ne paraît pas avoir été recouverte de chaux. Probablement écrêtée par la pelle mécanique, cette fosse n'a été repérée qu'à partir du substrat gravillonneux assez peu profond. On ne connaît que la limite Nord de cette fosse qui correspond, presque exactement, à la bordure Sud de la canalisation contemporaine. Cette tranchée renfermait neuf squelettes (S 1 à S 10 et S 12) et l'on peut y distinguer deux types d'inhumations :

- d'une part, quatre inhumations individuelles (S 1, S 2, S 10 et S 12), avec ou sans chaux.
- d'autre part, dans la partie Sud de la tranchée, cinq individus (S 5, S 6, S 7, S 8 et S 9) ont été entassés les uns sur les autres, vraisemblablement au cours d'une même opération d'inhumation (on peut envisager l'inhumation dans le même temps du contenu d'un tombereau). Ces inhumations simultanées étaient recouvertes d'une couche de chaux unique, et se trouvaient toute en position de décubitus dorsal, la tête orientée au Nord. Ces cinq individus reposaient au fond de la tranchée. Enfin, il est à noter que le squelette S 5 témoigne d'un effet de contrainte, il se trouvait en position légèrement redressée contre la bordure Est de la tranchée.

La tranchée III se trouvait à environ 4,70 mètres à l'Ouest de la précédente et n'était pas scellée par une couche de chaux. Elle renfermait cinq inhumations (S 3, S 4, S 11, S 13 et S 14), séparées les unes des autres et toutes individualisées par une enveloppe de chaux.

Contrairement au site de l'Observance, un certain nombre de vestiges mobiliers ont été trouvés à proximité des squelettes: trois monnaies dont une datée de 1712, quelques boutons (dont certains en bronze) retrouvés sur deux individus de la tranchée I et de nombreuses aiguilles en bronze récupérées lors des opérations de tamisage des sédiments. Contre le thorax du S 24, une bourse de cuir avec collier de métal a été découverte. De nombreuses petites aiguilles en bronze ont également été retrouvées lors du tamisage des sédiments.

Lors des opérations de nettoyage des ossements en laboratoire, nous avons retrouvé deux objets mobiliers associés à l'individu S 23. Il s'agit d'une croix à double croisetée et d'une sculpture représentant la tête du Christ :

- la croix d'une longueur de huit centimètres, de quatre centimètres dans sa plus grande largeur et de trois centimètres d'épaisseur, est en cuivre (*Figure 2.7*). Elle se trouvait à l'intérieur d'un petit sac de tissu et faisait partie d'un chapelet dont il ne subsiste que quelques fragments : vingt-deux petites boules de buis aux diamètres variant entre douze et cinq millimètres, quatre perles cylindriques également en buis d'une longueur de huit à quatorze millimètres et d'un diamètre de cinq millimètres, ainsi qu'une dizaine de petits axes en fer d'une longueur de dix millimètres et d'un diamètre de trois millimètres environ, sur lesquels venaient peut-être se placer d'autres éléments du chapelet.
- la tête sculptée représentant le Christ, d'une grande finesse de réalisation en ce qui concerne les traits du visage, est en buis (*Figure 2.8*). Nous l'avons retrouvée à l'intérieur d'une petite motte de sédiments qui l'engainait totalement. Cette tête a pour dimensions trente millimètres de hauteur totale et entre vingt-cinq et trente millimètres de diamètre. Elle a été percée verticalement et présente, en son centre, une petite cavité de quatorze millimètres dont l'orifice supérieur pouvait être fermé par un petit bouchon de buis (de quatorze millimètres de diamètre sur sept millimètres de hauteur) possédant un anneau métallique central. Du fait de l'état fragmentaire de conservation de cette sculpture, la partie inférieure de cet orifice, et donc de la tête, ne nous est pas connue. Une seconde perforation (de six millimètres de diamètre) a été pratiquée de façon latérale et de part en part de la tête *(grosso modo* d'une oreille à l'autre), à environ treize millimètres par rapport au sommet de celle-ci. La partie arrière de cette sculpture (sur environ huit millimètres de circonférence, soit un sixième de la circonférence totale) a malheureusement disparu.

L'interprétation de ce que pouvait être la signification et l'utilisation de tels objets religieux est assez difficile et ce d'autant qu'il ne semble pas que des découvertes similaires aient été faites sur d'autres sites, tant régionaux que français. Si la découverte d'un chapelet dans le contexte d'un charnier provençal de pestiférés datant du

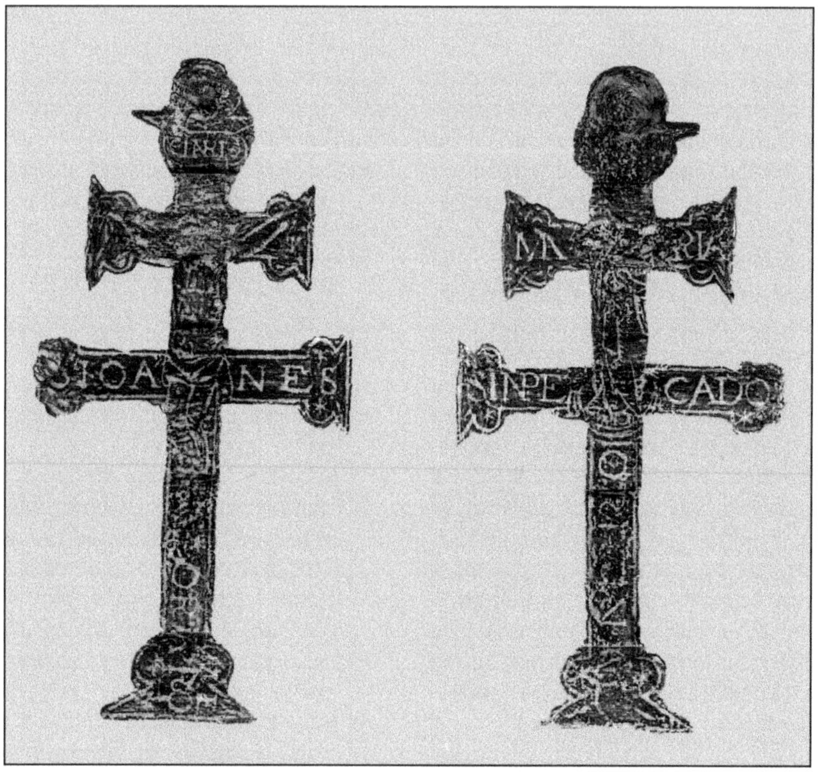

Figure 2.7 : Croix découverte dans les tranchées du Délos (cliché M. Signoli)

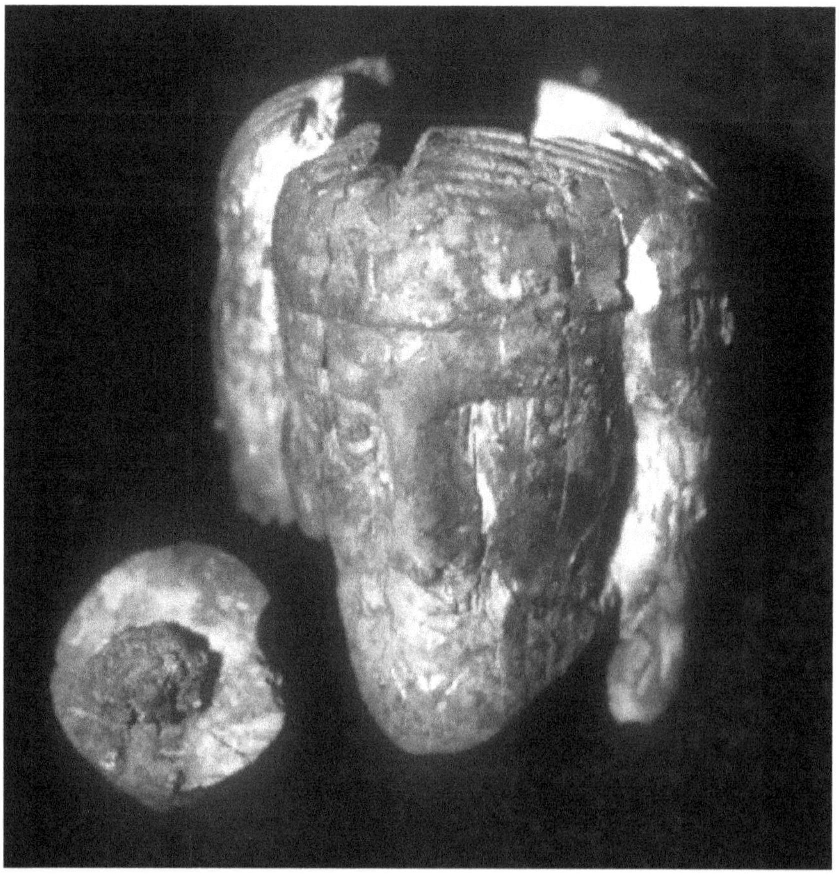

Figure 2.8 : Tête du Christ découverte dans les tranchées du Délos (cliché M. Signoli)

XVIIIème siècle n'a rien qui puisse nous surprendre, la présence d'une telle croix à l'extrémité de celui-ci nous semble beaucoup plus atypique. Le seul exemple de croix du même type que nous ayons pu trouver, pour la même époque, se trouve signalé dans l'ouvrage de J.-N. Biraben (1975) qui mentionne l'existence de deux croix de peste, russes, à double croisetée, gravées d'invocations protectrices contre le fléau et appartenant aujourd'hui aux collections du Musée d'Histoire de la Médecine de Copenhague (Danemark). L'une de ces deux croix est tout à fait comparable à celle découverte dans le matériel de Martigues. Par ailleurs, nous pouvons nous référer à plusieurs exemples, imprimés, de croix à double croisetées utilisées dans un but prophylactique lors de l'épidémie de peste provençale du début du XVIIIème siècle, comme durant les épidémies de choléra du XIXème siècle.

Malgré la disparition des parties, inférieure et arrière, de la sculpture du Christ, il semble que nous puissions avancer plusieurs hypothèses sur son utilisation :

- les orifices latéraux de la tête, exactement dans l'axe l'un de l'autre, servaient sans doute à faire passer une cordelette ou un lacet permettant de porter cette tête christique comme un pendentif de chaîne ou de bracelet,
- la cavité centrale de la sculpture, pouvant se fermer avec un petit bouchon, devait être utilisée comme le réceptacle d'une substance ou d'un objet auxquels était accordé un pouvoir de protection vis à vis de la peste.

Durant les épidémies de peste, à travers toutes les régions et toutes les époques, il y eut des actes individuels et collectifs témoignant de pratiques venant d'un lointain chamanisme magico-religieux. Pour faire face à la contagion, l'utilisation de talismans et d'amulettes était une chose courante. Ceux-ci pouvaient revêtir la forme d'un petit morceau de papier ou de parchemin sur lequel étaient écrits des versets de la Bible ou du Coran et que l'on plaçait sous la langue (à Vienne en Autriche, en 1679), ou dans un sachet de cuir pendu autour du cou. Cela pouvait être aussi des images pieuses ou des médailles de saints (Louis, 1975). La similitude de la croix découverte dans le charnier de Délos avec celle conservée au Musée d'Histoire de la Médecine de Copenhague peut nous faire envisager la possibilité d'une fabrication d'objets à finalité prophylactiques et de leur diffusion à un niveau international. Par exemple, lors de l'épidémie provençale de 1720-1722, nous savons qu'un "commerce" inter-régional se fit autour de répliques du Saint-Clou de Carpentras (Laforêt, 1863).

1.3. – Les Fédons (Lambesc)

1.3.1 – Le site

L'existence d'un site d'inhumation particulier, lié à un possible contexte épidémique, fut révélée à l'automne 1995, sur la commune de Lambesc (Bouches-du-Rhône), lors d'une étude d'impact se déroulant dans le cadre d'interventions archéologiques de sauvetage sur le tracé de la ligne TGV-Méditerranée (Reynaud, 1996a; Bouttevin et *al*., 1996; Bizot et *al.*, 2005). Ce cimetière qui se situait sur le territoire du hameau des Fédons, à 3,5 kilomètres à l'Ouest de la ville de Lambesc, couvrait une surface d'environ 240 m^2 (soit une vingtaine de mètres de longueur sur onze à treize mètres de largeur) en légère pente du Sud au Nord et d'Est en Ouest et se composait de 101 fosses à inhumations orientées Est-Ouest. Les tombes s'insèrent dans un niveau partiellement arasé par les labours, ainsi que dans le sol naturel remontant vers un banc de calcaire.

Les fosses se répartissaient selon un agencement linéaire de dix-huit rangées selon l'orientation Nord-Sud (Reynaud, 1996 b) et avaient une forme rectangulaire, aux angles arrondis (*Figure 2.9*). De façon générale, les fosses ayant servi à l'inhumation de sujets immatures avaient de 1 à 1,60 mètre de longueur pour 0,30 à 0,50 mètre de largeur, les tombes où furent exhumés des individus adultes avaient de 1,60 à 1,90 mètre de long sur 0,60 à 1,30 mètre de large, les fosses qui servirent à des inhumations multiples avaient de 1,60 à 2,40 mètres de longueur pour 0,60 à 1,30 mètre de largeur. La profondeur de l'ensemble de ces tombes variait de 0,15 à 0,40 mètre, sans que celle-ci soit pour autant proportionnelle avec le nombre d'individus qui y furent inhumés (Reynaud, 1996 b).

Les tombes se trouvaient sous une couche de sédiments peu épaisse qui n'a pas permis la conservation d'hypothétiques marqueurs de surface. Le remplissage des tombes était constitué d'un sédiment argilo-sableux, de coloration brune, renfermant quelques tessons et quelques éléments lithiques.

L'étude de l'espacement entre les différentes rangées et de la distance séparant les tombes voisines autorise à envisager un développement de cette zone d'inhumations du Sud vers le Nord et d'Est en Ouest (Reynaud, 1996 b; Bizot et *al.,* 2005) au fur et en mesure des besoins funéraires.

1.3.2. – Dénombrement

Un nombre total de 133 individus a été exhumé des 101 tombes du cimetière des Fédons. Les fosses individuelles (n° 1 à 3, 5 à 7, 9 à 15, 17 à 21, 23 à 40, 43, 44, 49, 50, 53, 55 à 64, 67 à 71, 76, 78, 80 à 84, 88 à 92, 94 à 99 et 101) étaient au nombre de soixante-quinze alors que vingt-six tombes servirent à des inhumations multiples : une fosse (n° 16) regroupant quatre individus (deux adultes masculins et deux immatures), quatre tombes où reposaient trois individus (n° 48 : deux sujets adultes, l'un féminin, l'autre masculin et un immature; n° 52 : deux adultes, un individu féminin, l'autre masculin et un immature; n° 85: trois sujets adultes, deux féminins, un masculin; n° 86: un adulte masculin et deux sujets

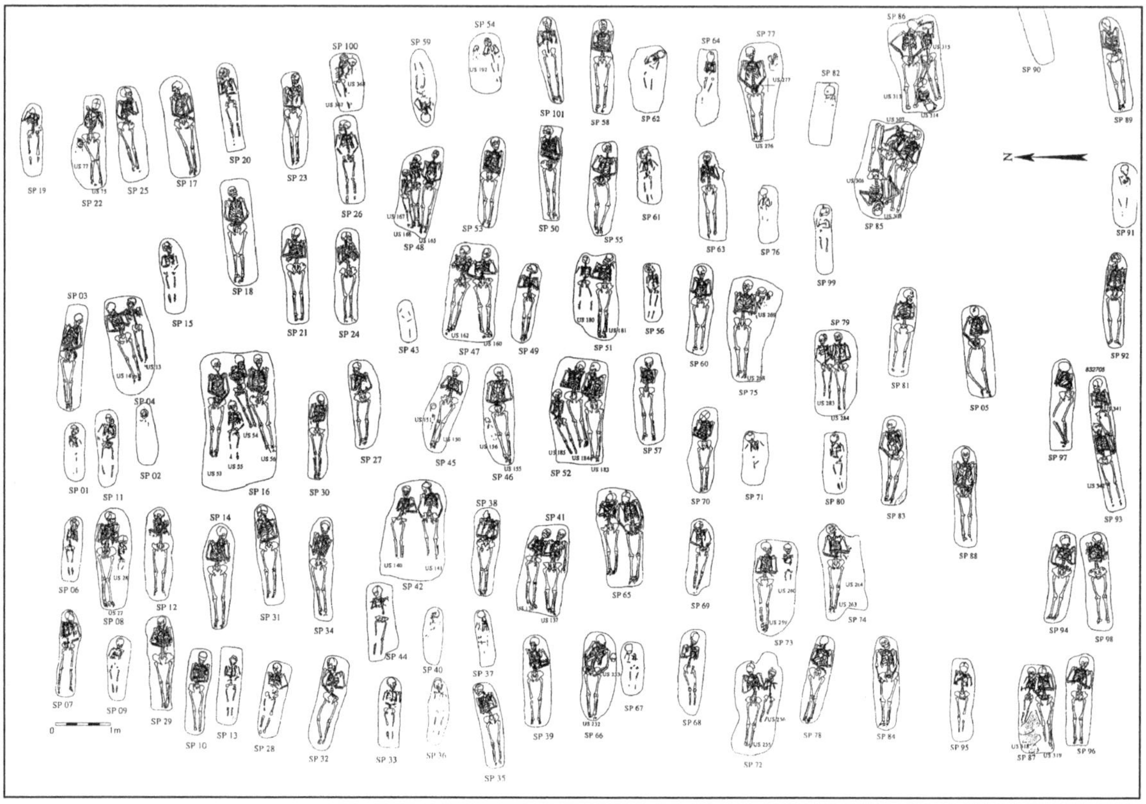

Figure 2.9 : Plan général du cimetière des Fédons (Cliché-relevé : T. Maziers; Dessin : R. Thiébaux, R. Gaday, N. Moreau, J. Cathalla (URA 376 CNRS); coordination : C. Louail).

immatures), vingt-quatre fosses (n° 4, 8, 22, 41, 42, 45 à 48, 51, 54, 65, 66, 72 à 75, 77, 79, 87, 93 et 100) à inhumations doubles (Moreau, 1996; Moreau et *al.*, 2005).

Les vestiges mobiliers mis au jour au contact des inhumations du cimetière des Fédons sont peu nombreux. Il s'agit essentiellement d'objets personnels de parure et de quelques tessons ou fragments de pièces lithiques :

- sept bagues ou anneaux (six portés par des sujets féminins, un par un homme); deux pièces composées de perles en ambre et en cristal de roche ont été retrouvées au contact de deux sépultures féminines et semblent être des éléments de chapelet.

- un couteau en fer, pliant, se trouvait dans la tombe d'un individu masculin, à proximité de son fémur droit.

- dix-sept ferrets de bronze, de petites dimensions (18 à 25 millimètres de longueur pour 1 à 2 millimètres de diamètre) ont été retrouvés sur onze sépultures.

- 34 épingles en bronze, dont la longueur varie de 14 à 40 millimètres pour un diamètre allant de 0,9 à 1,2 millimètres, ont été mises au jour au contact de dix-huit individus qui furent inhumés dans la partie centrale du cimetière. Leur localisation sur le squelette est très variable: région thoracique, zone scapulaire, région maxillaire, zone de l'avant-bras et régions distales des membres inférieurs.

- un fragment de bronze provenant d'un objet dont la nature n'a pu être déterminée.

- des fragments de céramiques modernes et d'objets lithiques en silex ont pu être mis au jour dans le remplissage des tombes.

Une datation précise du site par les éléments céramologiques et par le dépouillement de documents d'archives a été possible, confirmant l'utilisation de ce cimetière au printemps 1590 (Rigaud, 1996; Rigaud, 2005).

En résumé, ces trois sites d'inhumations de pestiférés présentent un certain nombre de différences qui portent principalement sur :

- le nombre d'inhumations fouillées. Pour l'un des sites (les Fédons) la fouille a été exhaustive. La fouille des tranchées du Délos n'a été que partielle (les opérations de sauvetage n'ont débuté qu'une fois les travaux de construction largement entamés). La fouille du charnier de l'Observance a été également partielle, conditionnée par les limites de la parcelle à construire et par l'impossibilité de réaliser une fouille "en sape" sur les zones Est et Ouest.

- les types d'inhumations : grande fosse d'inhumations collectives pour l'Observance; tranchées parallèles pour le Délos; prédominance d'inhumations individuelles pour les Fédons.
- le mobilier funéraire associé : totalement absent, ou presque, à l'Observance; plus abondant pour les deux autres sites.
- les phases épidémiques où furent aménagées et utilisées ces zones d'inhumations pour victimes de peste. Cette donnée sera précisée plus loin.

2 – ANTHROPOLOGIE DE TERRAIN : LES ENSEMBLES FUNÉRAIRES D'ORIGINE ÉPIDÉMIQUE

Les ensembles sépulcraux résultant d'une épidémie sont des ensembles funéraires d'importance variable constitués par l'inhumation d'un plus ou moins grand nombre de victimes toutes décédées dans un laps de temps très court.

Ces ensembles funéraires font partie des sépultures de catastrophes qui sont la traduction d'une anormalité de la mort, liée à un événement particulier survenu à un moment précis, qui, en dehors d'un contexte épidémique, peut être une catastrophe naturelle (Guzzo, 1995; Bridges, 1996), le résultat d'un épisode militaire (Ingelmark, 1939; Liston et Baker, 1996; Signoli et *al.*, 2004), ou un massacre de population civile.

Les sépultures de catastrophes sont des sépultures multiples à dépôts simultanés. Le nombre des cadavres inhumés peut varier de deux à plusieurs centaines et la mise en évidence de la simultanéité des dépôts est parfois difficile dans la mesure où les indices les plus pertinents sont souvent perturbés. L'entassement des corps implique la création d'espaces vides résultant de la décomposition de corps sous-jacents à l'intérieur desquels glissent des pièces osseuses des cadavres supérieurs (Courtaud, 1995).

La reconnaissance de ces sépultures est fondamentale lors des opérations de terrain. Il s'agit en effet de les distinguer des sépultures "collectives". Les sépultures dites collectives sont des sépultures multiples qui correspondent à des dépôts de cadavres échelonnés dans le temps, au fur et à mesure des décès (par exemple les sépultures du Néolithique final, du Chalcolithique et de l'âge du Bronze : hypogées, dolmens… Bouville, 1995). A l'inverse les sépultures dites multiples qui nous intéressent ici, résultent de l'accumulation simultanée de plusieurs corps. Le terme de "simultané" signifie que les inhumations, et donc les décès, furent simultanés ou tout au plus qu'ils se sont succédés dans un laps de temps très courts. Les sépultures de catastrophe sont le reflet de mortalité extraordinaire. Elles témoignent de modalités funéraires atypiques avec l'inhumation hâtive de plusieurs individus (parfois plusieurs centaines) en un même lieu (Rigeade et Signoli, 2005). L'élément fondamental de reconnaissance est donc la chronologie relative des dépôts, leur caractère de simultanéité ou non. Ce dernier peut être établi par des observations taphonomiques précises, prenant notamment en compte l'étude de l'évolution des relations articulaires entre les pièces osseuses à l'intérieur des sépultures, analysée selon les méthodes de l'anthropologie de terrain (Duday et *al.,* 1990). Cette archéothanatologie, pour reprendre l'expression de H. Duday (Duday, 2005) est une spécialité de l'anthropologie de développement récent : pendant longtemps, en effet, le mode d'acquisition du matériel ostéologique a été un domaine fréquemment extérieur aux anthropologues, ceux-ci consacrant plus de temps à l'étude en laboratoire des pièces ou des séries paléoanthropologiques remises par les archéologues qu'à la fouille directe des inhumations. La nécessité d'une implication sur le terrain des anthropologues au cours des opérations archéologiques est maintenant devenue évidente pour tous. Cette anthropologie de terrain vise à la reconstitution de la position originelle du corps, au moment de son inhumation, par l'analyse de l'agencement des éléments du squelette, par l'étude du milieu et des modes de décomposition; la compréhension des processus taphonomiques permettant de restituer les gestes funéraires ayant présidé à l'inhumation (Duday et Sellier, 1990; Duday et *al.,* 1990; Duday, 2005).

De façon schématique, l'analyse de l'espace d'inhumation et des éléments du squelette permettent de définir deux types d'espace de décomposition : l'espace colmaté (le cadavre inhumé est immédiatement recouvert de terre) et l'espace vide (la décomposition du corps se fait dans un espace libre du fait de l'existence d'un élément empêchant une pénétration importante du sédiment : cercueil, sarcophage, structure bâtie).

L'étude de l'état des connexions anatomiques permet de définir les conditions taphonomiques ayant prévalu à la décomposition du cadavre. De façon très schématique, l'observation sur le terrain d'un maintien des connexions labiles (os de la main, segment cervical de la colonne vertébrale, partie distale des pieds, jonction scapulo-thoracique, articulations costo-sternales...) n'est possible que dans le cas où un colmatage sédimentaire est venu progressivement compenser la disparition des parties molles. Ce constat atteste une inhumation en espace colmaté. À l'inverse, l'observation d'un déséquilibre ou d'une chute des éléments du squelette normalement maintenus par ce type d'articulation, témoigne d'une inhumation en espace vide. La connaissance de la résistance respective des connexions anatomiques permet donc de définir des séquences relatives dans les processus de décomposition et de reconnaître par exemple le caractère simultané ou successif des inhumations. Bien entendu, la définition de l'espace funéraire, vide ou colmaté, ou des chronologies relatives des inhumations ne résument pas la problématique de l'anthropologie de terrain dont le but plus général est l'interprétation de la position originelle des corps : l'archéologie des gestes funéraires (Duday et Sellier, 1990; Duday, 2005).

Lorsque les observations d'ordre ostéologique et stratigraphique ont pu prouver qu'il s'agissait bien de sépultures multiples, d'autres informations capitales, toujours liées à l'archéologie funéraire, contribuent à la compréhension de ces ensembles sépulcraux. L'étude des structures, de la disposition et de la répartition des corps (notamment de l'orientation et de la position des corps), du mode de remplissage permettent de préciser les modalités d'inhumation des cadavres et sont donc autant d'éléments informatifs sur la gestion de l'espace funéraire dans ces cas très particuliers de sépultures de catastrophe. Les variétés de gestion de l'espace funéraire (types de sépultures : fosses, tranchées, cavités naturelles ou artificielles; alternance de sépultures individuelles et de sépultures multiples) fournissent des informations pertinentes sur les choix de modes d'inhumation, sur l'intensité des crises ainsi qu'éventuellement sur leur nature.

Les études ayant porté sur les sépultures de catastrophes étant relativement rares en France (Moeuvres, Roaix, Ribemont sur Ancre, Saint-Rémy-La-Calonne, Reichstett Mundolsheim, Vienne...), les données d'anthropologie de terrain sur les comportements funéraires des populations anciennes face à une surmortalité importante le sont également (Salomon, 1913; Bouville, 1980; Cadoux, 1986; Blaizot, 1988; Le Bot-Helly et Helly, 1990; Adam et *al.*, 1992; Castex, 1995; Duday, 1998; Brunaux et *al.*, 1999; Brunaux, 2001).

En France ces données faisaient encore plus cruellement défaut pour des sépultures de catastrophe clairement identifiées comme étant en relation avec des épidémies de peste (Dutour et *al.*, 1994; Signoli et *al.*, 1995; Reynaud, 1996a et b). Pourtant un certain nombre de sites archéologiques avaient été découverts et étudiés à l'étranger notamment à Londres le site du Royal Mint (Mills, 1985; Grainger et *al.*, 1988; Hawkins, 1990) ou encore en Suède et au Danemark pour des sites contemporains de l'épidémie de 1711-1712 (Ottosson, 1989; Ringboel Bitsch, 1991; Lynneryp 1992). Ce fut également le cas parfois de façon plus ancienne. Ainsi en 1931, devant l'église paroissiale de Grund (Luxembourg), l'on découvrit une multitude de squelettes jetés pêle-mêle, sans trace de cercueils, à un mètre et demie de profondeur. Il faut envisager que ceci représentait les vestiges d'un charnier creusé à la hâte, lors de l'épidémie de 1636, à proximité de l'ancien lazaret des pesteux, l'hôpital Saint-Jean de Grund (Harpes, 1952).

Depuis la date de soutenance de notre thèse les découvertes de sites d'inhumations de pestiférés se sont multipliées. Nous citerons par exemple la Place de la Paix à Angers où une opération archéologique réalisée en 2001 mis au jour plus d'un millier de squelettes. Je citerai également quelques sites où je me suis directement impliqué lors des opérations de fouilles et/ou lors de l'étude en laboratoire.

Le site des capucins de Ferrières (Martigues, Bouches-du-Rhône) où furent exhumés 210 individus en 2002 et qui vient compléter les données obtenues sur les tranchées du Délos (Tzortzis, 2005; Tzortzis et *al.*, sous presse); le site de Notre-Dame de Caderot (Berre L'Etang, Bouches-du-Rhône) également contemporain de l'épidémie provençale du début du XVIIIème siècle (Blasco et Blasco, 1983; Signoli et *al.*, 2000); le site de la Butte aux Herbes (Draguignan, Var) en relation avec l'épidémie de 1650 (Dahy, 2001; Devriendt et *al.*, 2001); le cimetière de Lariey (Puy-Saint-Pierre, hautes-Alpes) contemporain de l'épidémie de 1628-1632 (Signoli et *al.*,2005; Signoli et *al.*, sous presse).

Dans d'autres pays européens des sites d'inhumations de victimes d'épidémies de peste ont également été récemment découverts. Ainsi le site de Spitalfiels, à Londres où des fouilles qui se sont déroulées entre 1999-2001 ont mis au jour plusieurs fosses qui semblent être contemporaines de la seconde moitié du XIVème siècle (Hawkins, 1990). A Venise, sur l'île du Lazzaretto Vecchio plusieurs fosses ont également été découvertes et fouillées entre 2004 et 2005 (Gambaro et *al.*, sous presse). Citons également le site d'Aschhheim, en Bavière, contemporain de la peste de Justinien (Reimann et *al.*, 2000).

Par ailleurs, une relecture des données de fouilles et l'utilisation de nouveaux outils ont permis d'attribuer des sépultures de catastrophes anciennement fouillées à des contextes d'épidémies de peste, et cela sans aucune équivoque. A titre d'exemples nous citerons notamment : le Clos des Cordeliers à Sens (Yonne) daté des Vème-VIème siècles (Castex, 1994; Georges, 1997; Guignier, 1997; Drancourt et *al.*, 2004; Castex et Drancourt, 2005); la fosse de la place Camille Jouffray (Vienne, Isère) également contemporaine de la peste de Justinien (Le Bot-Helly et Helly, 1990); le cimetière Saint-Pierre de Dreux (Eure-et-Loire, Castex, 1994; Cabezuelo et Castex, 1994; Drancourt et *al.*, 2004; Castex et Drancourt, 2005); des sépultures multiples de l'église Saint-Côme et Damien de Montpellier (Hérault, Raoult et *al.*, 2000). Ces deux derniers sites étant contemporains des épidémies de la seconde moitié du XIVème siècle.

Enfin pour certains sites, le contexte ayant prévalu à l'établissement de sépultures de catastrophe reste encore incertain. Nous citerons ici à titre d'exemples : les deux fosses contenant respectivement 21 et 26 individus découvertes dans la cour de l'hôpital Sainte-Catherine de Verdun (Meuse); les inhumations modernes découvertes dans le centre-ville de Poitiers (Vienne) en 1974 (Bœuf et Alberti, 2003); le cimetière des pauvres à Bourges (Cher) et datées entre les XIIème-XVIème siècles (Blanchard et *al.*, 2005); les inhumations de Reichstett Mundolsheim (Bas-Rhin) datées de l'Antiquité tardive (Blaizot, 1988); les fosses fouillées à Issoudun (Indre) contemporaines des XVIIème-XVIIIème siècles (Blanchard et *al.*, 2002;

Crancon, 2002; Castex et Drancourt, 2005); les sépultures multiples découvertes d'abord dans un contexte médico-légal chez un particulier à Peypin (Bouches-du-Rhône), puis attribuées à un contexte archéologique et datées du milieu du XVIIème siècle ou au début du XVIIIème siècle (Adalian et *al.,* 2002).

Malgré ce bilan, plutôt encourageant pour l'avenir des travaux à conduire sur cette thématique de recherche, les trois sites étudiés dans cet ouvrage ont constitué le corpus de départ des observations de terrain sur la gestion des inhumations au cours des épidémies de peste. Les seules informations dont nous disposions jusqu'à présent étaient limitées aux seuls documents historiques.

2.1.– La fosse de l'Observance

La reconnaissance du type de sépulture était ici archéologiquement patent, le caractère simultané des inhumations étant bien mis en évidence par la structure de la fosse elle-même et par les enchevêtrements des corps, notamment dans la partie Est de la fosse, à plus forte densité. L'abondance de chaux permettait également de confirmer sinon l'hypothèse épidémique à l'origine de ce charnier, tout du moins la volonté des contemporains de faire disparaître ces corps au plus vite. Nos observations détaillées sur la position des corps n'ont pu malheureusement se réaliser sur l'ensemble de la fosse. Pour des raisons logistiques liées au contexte de sauvetage, la fouille du charnier a été décidée selon une séquence individuelle fouille-prélèvement-conditionnement (gestion parallèle de la fouille de chaque inhumation de la séquence par plusieurs petites équipes), chaque inhumation faisant l'objet d'une couverture photographique systématique et d'un relevé schématique d'ensemble. Cependant, il nous était apparu que cette méthode, si elle pouvait présenter un avantage théorique dans la rapidité de la fouille et donc dans la collecte d'un nombre maximum de squelettes, était inadaptée dans ce contexte à une vision d'ensemble de la gestion de l'espace et des modes d'inhumations. La possibilité de réserver une partie du charnier pour réaliser une fouille en planimétrie avec un relevé détaillant l'ensemble des positions d'inhumations avait donc été envisagée au début des opérations. Celle-ci n'a pu être finalement réalisée que sur un espace d'une cinquantaine de mètres carrés, situé dans la zone centrale de la fosse.

2.2.1. – La fosse dans son ensemble

L'analyse du mode de remplissage de cette fosse fait apparaître deux données générales et essentielles :

-la fosse n'est pas complètement remplie : seule la moitié Est de la fosse et la limite Sud de la moitié Ouest sont occupées par des inhumations. L'espace Ouest de la fosse est en majorité inoccupé. Cette fosse apparaît donc très largement surdimensionnée par rapport à son contenu. L'estimation de la capacité totale est hasardeuse du fait de l'absence de certitude concernant les limites Est-Ouest, cependant, en considérant la densité moyenne des corps dans la partie Est, le fond de la fosse dans les limites fouillées pouvait accueillir environ un millier de cadavres. Ce chiffre est à multiplier par la profondeur de la fosse et peut conduire à une première approximation d'un minimum de 10 000 corps. La discordance entre le "contenant" et le "contenu" constitue une première donnée originale qui conduit immédiatement à formuler l'hypothèse que d'une part la fosse a fait l'objet d'un creusement prévisionnel et que d'autre part le nombre des victimes à enterrer a été inférieur aux prévisions. Le fait que cette fosse ait été refermée à moitié vide nous apparaît déjà comme assez original surtout lorsqu'on se réfère aux descriptions faites par les contemporains de l'épidémie de 1720-1721 (Bertrand, 1723; Pichatty de Croissainte, 1721; Roux, 1754; Sénac, 1744). Nous reviendrons plus loin sur les raisons de cette originalité.

La fosse est inégalement remplie, trois zones de densité différentes apparaissent. On peut reconnaître une zone Est, à forte densité, de type charnier classique avec empilement des corps, zone incomplètement fouillée comme nous l'avons vu plus haut; une zone centrale, de plus faible densité, avec individualisation des inhumations; une zone ouest, à densité presque nulle, avec quelques individus espacés, localisés essentiellement à proximité du bord Sud de la fosse. Cette inégalité de répartition des corps conduit à l'hypothèse de rythmes dans le nombre des décès, traduisant vraisemblablement trois phases successives de remplissage :

- grand nombre de décès simultanés (les cadavres sont amassés dans la partie est de la fosse),
- décès plus espacés dans le temps (disposition individuelle ou quasi individuelle dans la partie centrale),
- absence de victime (fermeture de la fosse qui reste vide dans sa partie ouest).
- Nous reviendrons plus loin sur la signification de ce séquençage particulier dans le remplissage. Il est néanmoins évident à ce stade d'analyse des observations de terrain :
- que la fosse a été creusée en prévision d'un nombre de décès qui n'a pas eu lieu,
- que le remplissage s'est réalisé d'Est en Ouest,
- qu'il s'est réalisé assez rapidement (le comblement est homogène).

L'analyse de la répartition spatiale des individus dans la fosse ne laisse apparaître aucune disposition préférentielle des corps, en fonction de l'âge ou du sexe. L'analyse de l'orientation des corps, réalisée sur la fouille, fait apparaître une représentation Nord/Sud;

Nord-Est/Sud-Ouest; Nord-Ouest/Sud-Est et Sud/Nord; Sud-Est/Nord-Ouest plus marquée (*Figure 2.10*). Toutefois la variété des orientations, qui peut être considéré comme un trait des sépultures de catastrophe, ne semble pas traduire une préoccupation particulière dans l'orientation géographique générale des inhumations dans l'ensemble de la fosse.

La position générale des corps montre une nette prédominance du décubitus dorsal et dans une moindre mesure du décubitus ventral (*Figure 2.11*). Les décubitus latéraux sont beaucoup plus rares.

La diversité des orientations, comme la présence de décubitus ventraux, notamment dans la zone Est est caractéristique de l'utilisation de cette sépulture dans un contexte de relative urgence et peut être également retenu, de même que l'orientation, comme une caractéristique récurrente des sépultures de catastrophe.

2.2.2. – La zone centrale

Sur cette partie, le dégagement en planimétrie des squelettes a été réalisé en laissant en place les éléments de remplissage de la fosse. Le sédiment était constitué par un sable argileux de couleur grise, peu caillouteux, comportant des tessons vernissés, des culots et des tuyaux de pipe de la fin du XVIIème siècle et du début du XVIIIème siècle, des fragments d'objets antiques (fragment de lampe à huile romaine avec figure en relief, pendeloque antique dans le sédiment recouvrant la cage thoracique du S 162), de tuiles romaines ainsi que des blocs de béton antique, parfois volumineux, provenant de la destruction d'un sol d'habitat romain au moment du creusement de la fosse. Une attention particulière a été portée aux relations topographiques de ces blocs avec les inhumations: l'un de nos objectifs était de déterminer si ces blocs constituaient le fond de la fosse ou s'il s'agissait d'éléments composant le matériau de remplissage lors de la fermeture de la fosse.

Le relevé d'ensemble des positions des vingt-deux squelettes et des blocs de béton antique a été fait au 1/20ème sur un carroyage d'exacte orientation Nord-Sud, numéroté de A à G et de 1 à 8 (*Figure 2.12*). Cette partie centrale était délimitée au Nord, à l'Est et à l'Ouest par la zone fouillée lors de la première étape, alors qu'au Sud elle se trouvait limitée par le sondage réalisé lors de l'étude d'impact.

Une orientation préférentielle des corps semble exister dans cette zone limitée, onze individus étant orientés la tête vers le Nord-Est. Cette tendance s'inscrit dans la disposition des corps, dans la partie centrale de la fosse, où les cadavres semblent avoir été déposés préférentiellement selon une orientation Nord-Est/Sud-Ouest, tête vers le Nord-Est (environ 60 % des inhumations).

Ceci pourrait correspondre à des dépôts individuels successifs dus à des décès espacés dans le temps. On note également, tant dans cette zone réduite que dans le reste de la partie centrale, l'espacement des corps, leur alignement côte à côte et leur position quasi systématique en décubitus dorsal (dix-huit individus sur vingt-deux).

Le calcul de la densité des corps (estimé par le nombre de squelettes au m^2) fait apparaître dans cette zone une densité de 0,4 corps/m^2 qui correspond à celle de la totalité de la partie centrale de la fosse. Cette densité est très faible par rapport à la zone Est du charnier (2,4 corps/m^2).

La lecture attentive de la position des squelettes a permis de mieux appréhender, sur cet effectif réduit, ce qu'ont pu être les modes d'inhumation.

L'ensemble des observations que nous avons pu faire sur le terrain lors de la fouille et du prélèvement des squelettes nous a permis de faire plusieurs constats :

- la présence régulière de chaux recouvrant les squelettes. Cette chaux était également souvent adhérente à des fragments de linceul.
- la décomposition des cadavres s'est faite en espace colmaté ou semi colmaté de type linceul.
- la chronologie du dépôt des corps est manifestement postérieure à celle des blocs de béton antique : ceci signifie que ces blocs, remaniés par le creusement de la fosse qui a, dans cette zone, perforé un sol d'habitat romain, n'ont pas constitué une partie du remplissage du charnier en recouvrant les corps, mais qu'ils ont été laissés en place avant le dépôt des cadavres, constituant donc un fond de fosse irrégulier. Les corps ont été disposés au milieu d'espaces vides laissés par l'emplacement de ces blocs sur le sol. Cette constatation explique plusieurs effets de contraintes de corps par des blocs dont la base est plus basse que le niveau des squelettes (S 156, S 159, S 162, S 163, S 170).
- les corps ont donc été disposés au fond de la fosse, ce qui implique une descente des fossoyeurs (aussi appelés "corbeaux") dans le charnier et une certaine manipulation des cadavres, afin de caler ces derniers par rapport aux blocs de béton antique.

En conséquence ces observations montrent qu'un soin particulier a été apporté par les *corbeaux* (terme utilisé en Provence, notamment au XVIIIème siècle, pour désigner les fossoyeurs) lors de l'inhumation de ces cadavres. Aucun des corps de cette zone ne témoigne, de par la position anatomique du squelette, qu'il aurait pu être jeté, du haut de la fosse.

Ces observations révèlent, en plus d'un "relâchement" général dans la position des corps, (impliquant une laxité au moment de l'inhumation), des positions traduisant des

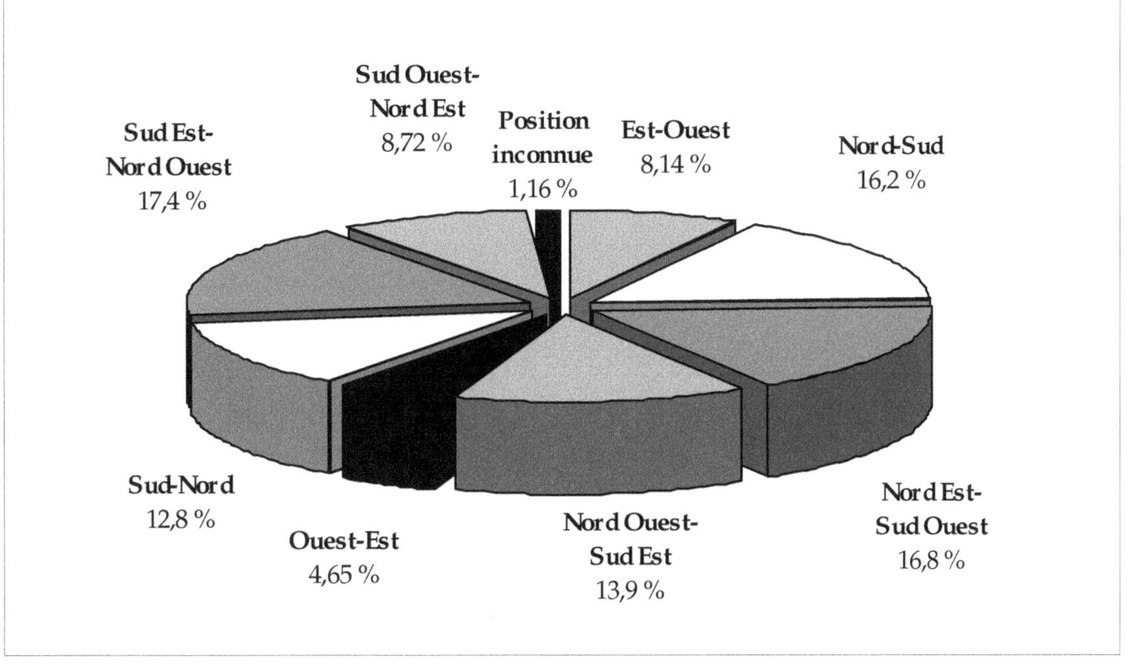

Figure 2.10 : Orientation générale des corps dans la fosse, mesurée selon un axe sacrum-vertex, l'orientation étant définie par le pôle céphalique.
Le chiffre central (1,16%) correspond aux inhumations dont l'orientation n'a pu être définie.

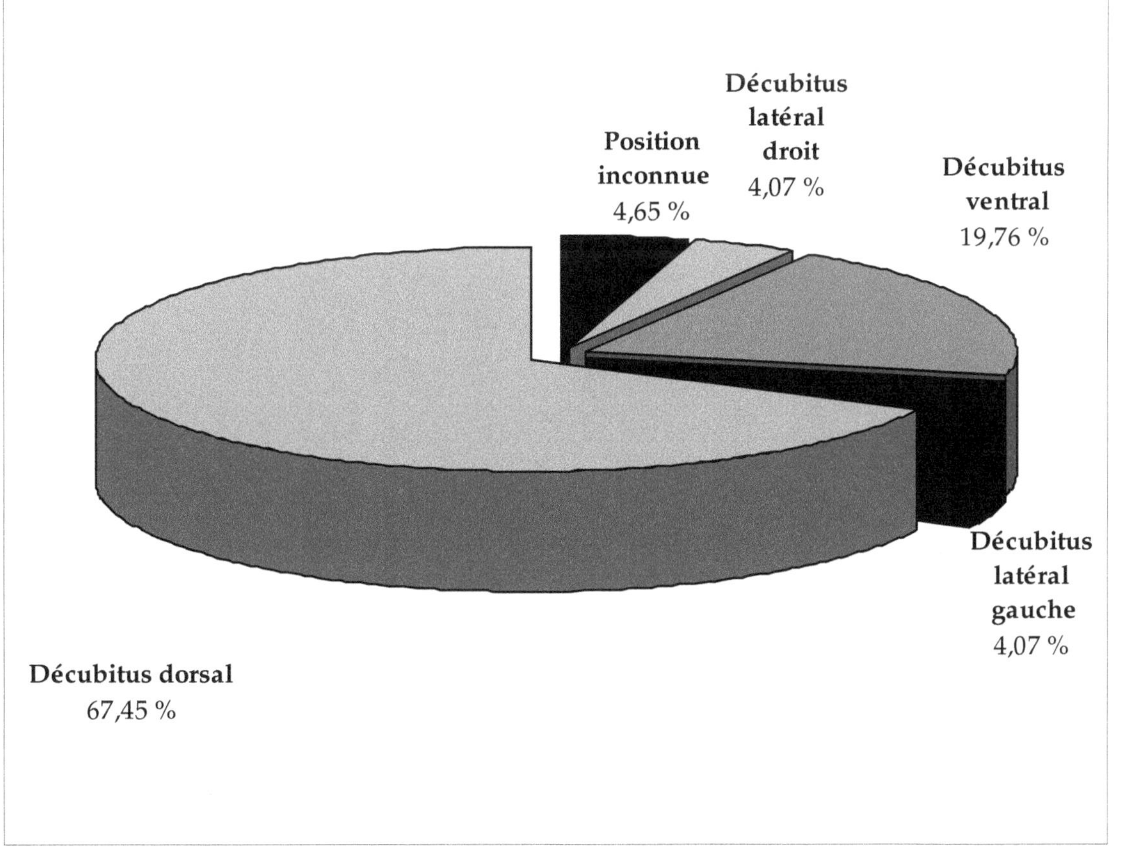

Figure 2.11: Position des corps dans la fosse. Prédominance nette du décubitus dorsal, puis ventral. Les autres positions sont plus anecdotiques.

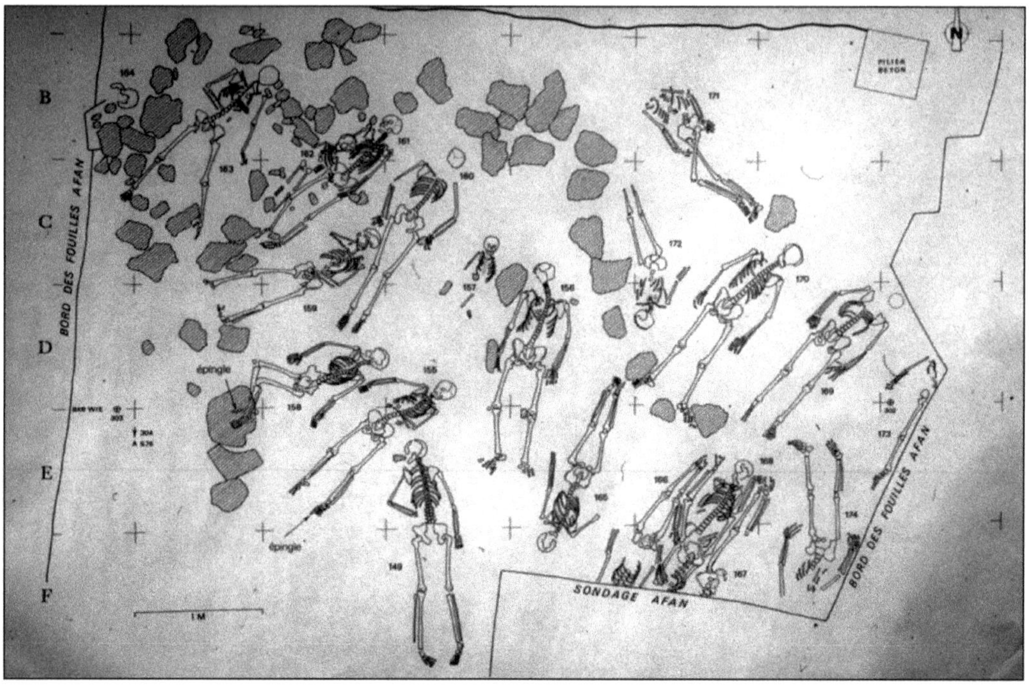

Figure 2.12 : Plan des inhumations de la zone centrale (relevé J. Da Silva; dessin Y. Assié).

contraintes liées à la manipulation des cadavres (S 163; S 158; S 170). Ces mouvements forcés n'ont pu se réaliser (sans fractures des os longs), que sur des cadavres dépourvus de rigidité cadavérique : c'est-à-dire soit très rapidement après le décès (dans les six premières heures) soit tardivement (après un laps de temps de 24 à 48 heures). L'observation d'épingles en bronze plantées au niveau des articulations des gros orteils de deux squelettes de femmes adultes, situés côte à côte (S 155 et S 158), nous paraît être un argument majeur en faveur du caractère précoce des inhumations de cette zone, comme nous le développerons plus loin.

En contraste avec l'ensemble des autres inhumations de cette zone, le squelette S 158 portait un gros bloc de béton antique d'environ 40 à 50 kg au contact direct du squelette jambier. Ce bloc fut délicatement posé, et nullement jeté, directement sur les jambes de ce cadavre, les os de la partie inférieure des jambes (tibias et fibulas), se trouvaient intacts. La finalité de ce geste sera également envisagée par la suite.

2. 2. – Les tranchées du Délos

L'analyse de la répartition spatiale des individus ne laisse apparaître aucune disposition préférentielle des corps, en fonction de l'âge ou du sexe, tant entre les trois tranchées qu'à l'intérieur de chacune de celles-ci.

L'étude de l'orientation des 39 inhumations des tranchées du Délos (*Figure 2.13*) montre une orientation préférentielle des corps, à partir de l'axe sacrum-vertex, selon un axe Nord-Sud (58 % de la totalité de l'échantillon, soit 23 individus). Il faut toutefois noter que la position de neuf squelettes (soit 23 %) n'a pu être précisée.

L'analyse de la position des 39 squelettes laisse également apparaître une forte représentation des inhumations en décubitus dorsal, puisque 48,7 %, soit 19 individus étaient dans cette position (*Figure 2.14*). Comme nous l'avons précédemment signalé pour l'orientation générale de corps, la position de onze individus (soit 28,2 % de l'effectif total) nous est inconnue.

Les conditions d'urgence imposées aux archéologues municipaux de Martigues pour réaliser la fouille des inhumations qui n'avaient pas encore été détruites par les travaux de construction de l'ensemble immobilier n'ont pas permis la présence d'un archéo-anthropologue spécialiste sur le terrain.

Pour cette raison, une couverture photographique des inhumations a été réalisée au fur et en mesure de l'avancée de la fouille. Ce choix a été fait aux dépends des relevés graphiques, plus chronophages et demandant une bonne connaissance anatomique de la part des dessinateurs. Toutefois, des croquis d'ensemble ont été réalisés régulièrement.

L'étude de la position individuelle des squelettes exhumés sur le site du Délos a été réalisée à partir des clichés photographiques et des croquis effectués par J. Chausserie-Laprée et par les membres de son équipe.

L'ensemble des observations que nous avons pu faire sur le terrain lors de la fouille et du prélèvement des squelettes nous a permis de constater l'omniprésence de la chaux sur les inhumations, allant parfois jusqu'à la présence d'une couche scellant la tranchée.

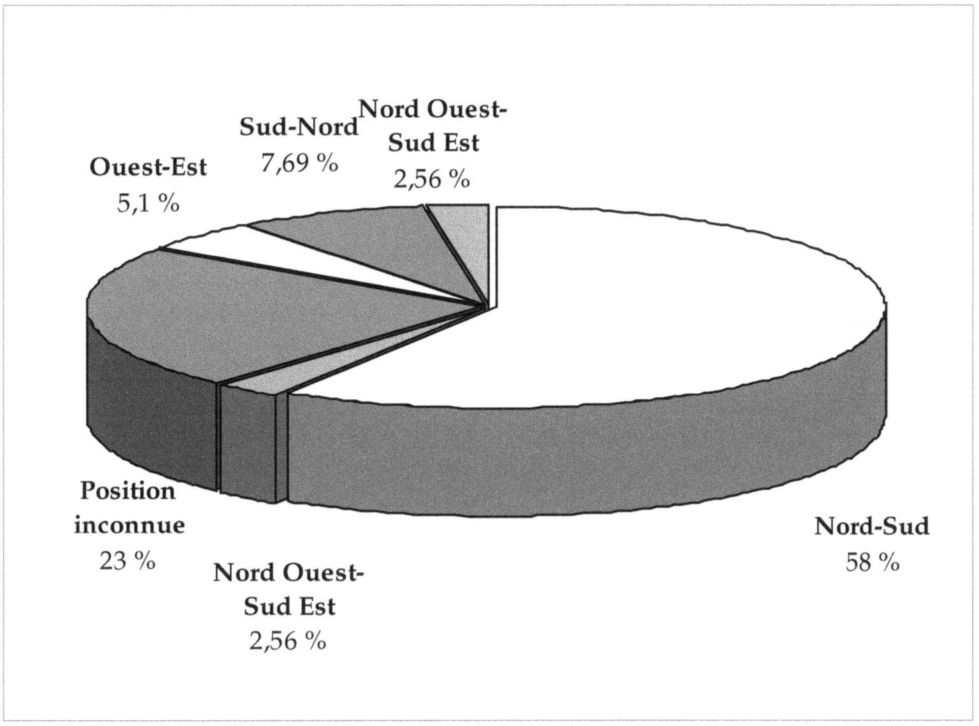

Figure 2.13 : Répartition de l'orientation des individus exhumés sur le site du Délos, selon l'axe sacrum-vertex.

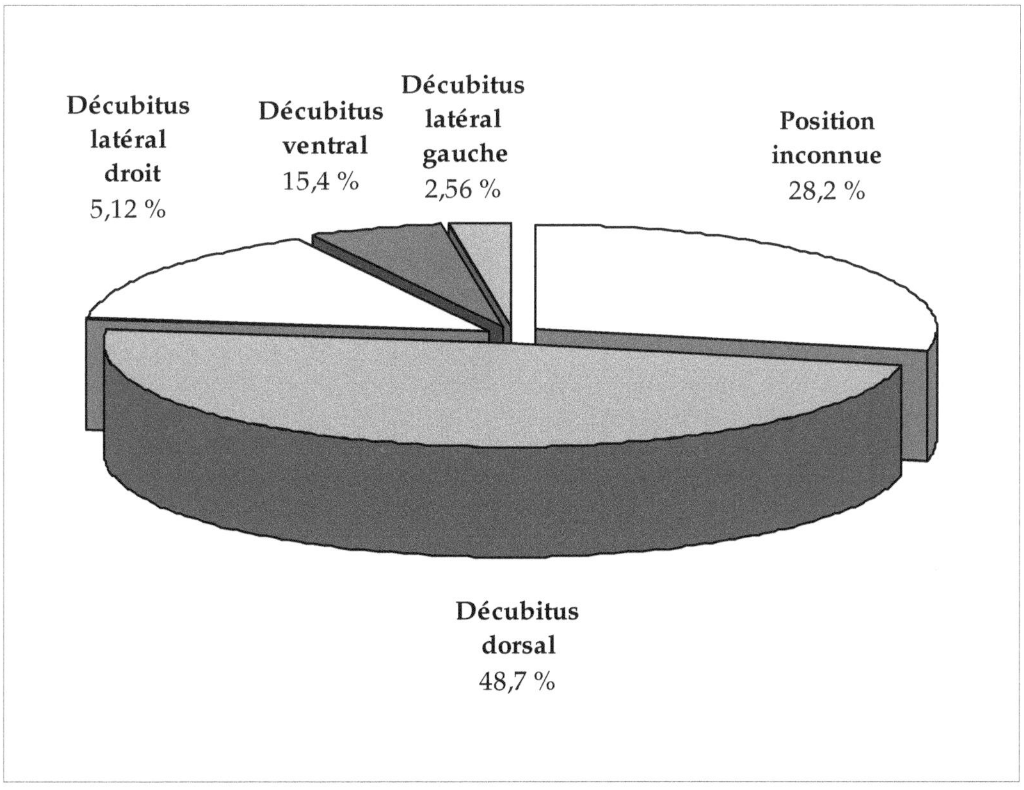

Figure 2.14: Position des corps dans les tranchées du Délos

L'analyse des inhumations des trois tranchées du Délos, nous amène à penser que ces victimes de l'épidémie de 1720-1721 furent ensevelies en pleine terre et que la décomposition des corps s'est systématiquement faite en espace colmaté. Par ailleurs, la position générale de plusieurs squelettes semble témoigner d'un contexte d'urgence dans la mise en oeuvre des modes d'inhumation durant lequel de nombreux corps furent "jetés" du haut des tranchées. Toutefois, il faut souligner que la largeur réduite des tranchées (toujours inférieure à 1,50 mètre) ne pouvait guère permettre une descente aisée des corbeaux au fond de celles-ci. Enfin, l'urgence ayant prévalue à ces inhumations est également attestée par la présence de nombreux objets mobilier : bijoux, fragments de vêtements, objets personnels, pièces de monnaies…

2.3. – Le cimetière des Fédons

Dans l'ensemble les fosses de ce cimetière se révèlent exiguës, certaines (17 au total) ayant même une longueur insuffisante par rapport à la stature de l'individu inhumé; il existe toutefois des situations inverses, où la longueur de la fosse est sur-dimensionnée par rapport à la taille du sujet (quatre cas). Ce qui peut traduire le creusement prévisionnel de certaines fosses et pas un creusement sur mesure au fur et en mesure des besoins d'inhumation.

L'analyse de la répartition spatiale des individus ne laisse apparaître aucune disposition préférentielle des corps, en fonction de l'âge ou du sexe, tant entre les dix-huit rangées d'orientation Nord-Sud qu'entre les six rangées d'orientation Est-Ouest (*Figure 2.15*).

L'étude de l'orientation des 133 inhumations du cimetière des Fédons montre une orientation des corps (à partir de l'axe sacrum-vertex) très largement préférentielle selon l'axe Est-Ouest (98 % de la totalité de l'échantillon, soit 130 individus). Trois individus seulement se trouvaient orientés différemment, selon un axe Ouest-Est (*Figure 2.16*).

L'analyse de la position des 133 inhumations laisse également apparaître que 98,5 % (soit 131 individus) des corps exhumés de ce cimetière étaient en décubitus dorsal.

La standardisation des orientations, comme l'importance des décubitus dorsaux, témoignent de l'utilisation de cette sépulture dans un contexte épidémique maîtrisé.

L'étude des modes d'inhumation qui furent opérés sur les cadavres des pestiférés des Fédons a été réalisée de façon systématique (Reynaud, 1996; Bizot et *al.*, 2005; Moreau et *al.*, 2005). Nous nous bornerons ici à reprendre les grandes lignes et les conclusions de ces travaux à titre de comparaison avec les données issues des deux sites précédemment étudiés.

L'analyse des espaces funéraires du cimetière des Fédons atteste la présence de sépultures primaires et semble montrer, de façon générale, une décomposition des corps en espace colmaté avec un maintien des articulations labiles. Dans les fosses à inhumations multiples, une observation dans la simultanéité du dépôt des corps est visible. Toutefois, il convient de signaler que la présence de linceuls, lâches par rapport aux proportions des défunts, a pu entraîner une décomposition en espace semi colmaté, occasionnant des mouvements de faibles amplitudes des petits os labiles du squelette (S 22, US 75; S 12, US 41; S 57, US 202). Citons à titre d'exemple de cette dernière hypothèse le cas de la sépulture 22 (US 75), décrite par N. Moreau (Reynaud, 1996).

Le crâne se présentait en vue supérieure. L'articulation tempo-mandibulaire se trouvait en connexion. Le crâne et la mandibule étaient en occlusion. Le membre supérieur droit se trouvait sur la partie supérieure de la cage thoracique. L'articulation du coude était surélevée par rapport à l'articulation scapulo-humérale comme par rapport à celle du poignet. L'analyse de terrain a montré que l'ulna et le radius ne se trouvaient plus en connexion avec l'humérus, ni entre eux. L'ensemble des éléments osseux de la main droite se trouvait en avant de la main gauche. La position des os longs du membre supérieur droit semble témoigner d'une décomposition en espace "de type linceul" (Reynaud, 1996). Dans le cas d'un espace colmaté traditionnel, le comblement progressif (remplacement des parties molles, au fur et à mesure de la décomposition, par du sédiment) aurait dû maintenir les deux os longs de l'avant-bras dans leur position initiale. Le constat inverse témoigne de la présence d'un espace vide existant sous l'avant-bras, autorisant la déconnexion et la chute du radius. Toutefois, l'inhumation de cet individu ne peut avoir été réalisée dans le cadre d'un espace vide, comme en témoigne le parfait maintien des articulations des pieds, du coude et de la main gauche. Pour finir, la présence du squelette 77, dont le crâne se trouvait au contact de la partie supérieure du fémur gauche de l'individu 75, vient confirmer l'absence de cercueil ou de coffre en bois (qui aurait pu totalement disparaître) lors de l'inhumation de cet individu.

Au total, le site des Fédons ne présente pas un caractère aussi évident d'un ensemble funéraire de type sépulture de catastrophe, que les sites de Marseille et de Martigues qui se présentent respectivement sous la forme d'une vaste fosse ou de tranchées parallèles.

On peut retenir deux types d'arguments plaidant pour une constitution du cimetière dans un laps de temps assez court, évoquant une possible mort épidémique :

- le caractère simultané des inhumations multiples mis en évidence par l'approche de terrain. La raison de cette simultanéité réside probablement dans l'inhumation dans une même fosse des victimes par exemple de la demi-journée, de la journée ou de la nuit.

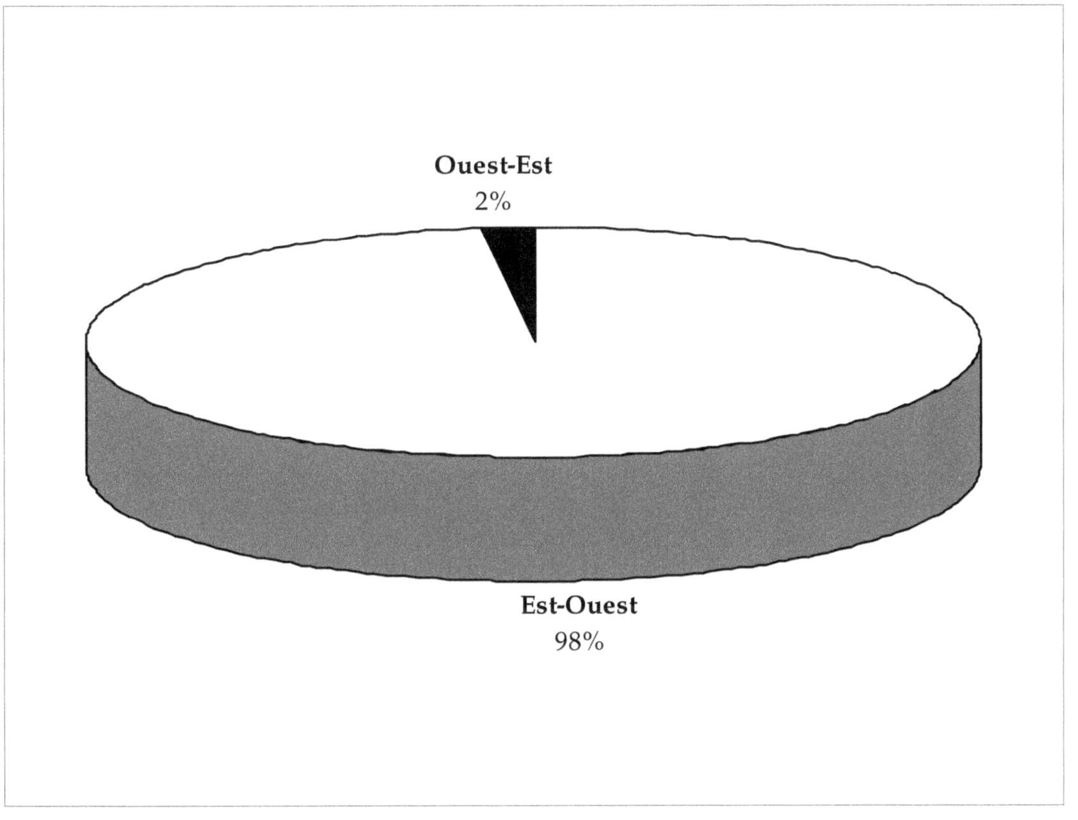

Figure 2.15 : Répartition de l'orientation des individus exhumés sur le site des Fédons.

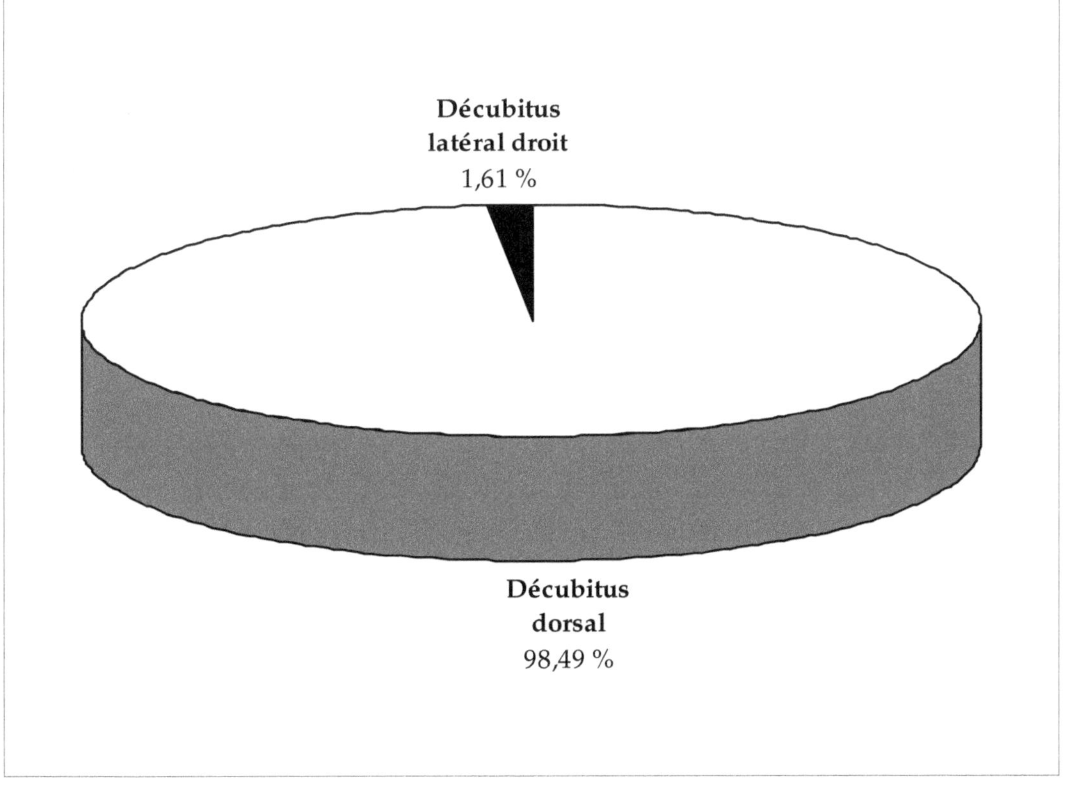

Figure 2.16 : Répartition en % de la position d'inhumation des individus exhumés du cimetière des Fédons

- la "standardisation" des inhumations (en pleine terre avec linceul) sans aucune structure funéraire et à l'écart de tout édifice cultuel.

Toutefois, l'attribution de ce cimetière à un contexte de catastrophe a été confirmée par des données historiques et par des résultats de biologie moléculaire, qui ont permis d'attribuer ce site à une épidémie de peste du XVIème siècle, comme nous le verrons plus loin.

En résumé, il existe des différences notables entre les trois sites en ce qui concerne les gestes et les modalités funéraires :

- selon le type de sépulture : fosse pour l'Observance, tranchées pour le Délos, prédominance d'inhumations individuelles pour les Fédons
- selon les modes d'inhumations : les corps ont été jeté des bords des tranchées au Délos, les corbeaux ont positionné les cadavres dans la partie centrale de la fosse de l'Observance, les inhumations des Fédons ont été gérées dans l'ensemble sous forme d'inhumations individuelles orientées,
- selon les orientations des corps : peu de préférences pour l'Observance (tout du moins dans la partie Est); prédominance des orientations Nord-Sud pour le Délos, en rapport avec l'orientation des tranchées relativement étroites; orientations Est-Ouest majoritaires pour les Fédons
- selon la position des corps : prédominance variable du décubitus dorsal, plus faible à l'Observance et au Délos qu'aux Fédons.
- selon le mobilier associé aux cadavres : victimes souvent habillées pour le Délos, victimes totalement nues sous des linceuls pour l'Observance et en partie pour les Fédons.

3. – ANALYSE EN LABORATOIRE DE L'ÉTAT DE CONSERVATION DES SÉRIES

Afin de préciser l'état de conservation respectif des trois séries et de tenter de réunir le maximum d'éléments pour déterminer l'âge et le sexe de chaque individu, ainsi que les principaux paramètres biométriques, nous avons effectué une restauration systématique du matériel. Cette phase a été particulièrement chronophage, surtout pour les restes provenant d'inhumations non individualisées ("ossements épars") qui ont nécessité une identification poussée des différents fragments.

Il nous a paru intéressant de nous arrêter sur ce problème de conservation en tentant de mieux définir l'effet des processus de conservation du squelette humain sur l'acquisition des données anthropologiques utilisées en paléodémographie, en paléoépidémiologie et dans les études biométriques générales. L'éventualité d'une conservation différentielle a pu être perçu par de nombreux auteurs, sur des contexte archéologiques parfois anciens (Siffre, 1906; Riquet, 1953; Masset, 1985). Cette étude s'est faite dans le cadre d'une étroite collaboration avec Mademoiselle Silvia Bello, également doctorante dans l'UMR 6578 CNRS-Université de la Méditerranée (Bello, 2001). L'état de conservation ne constitue pas habituellement le sujet le plus important dans l'étude d'une collection ostéoarchéologique, il représente pourtant, à notre avis, une "clé de lecture" importante d'un certain nombre de résultats (Bello et *al.*, 2006).

Pour une étude paléodémographique, la conservation des pièces osseuses, comme l'os coxal ou le crâne, devient fondamentale pour la détermination du sexe et l'estimation de l'âge des individus. L'existence de processus de conservation différentielle en fonction du sexe ou de l'âge influera sur la reconstruction des structures d'une population ancienne. Dans le cadre d'une approche paléoépidémiologique, l'absence ou la mauvaise conservation des os particulièrement fragiles (côtes, sternum, vertèbres dorsales et lombaires, éléments osseux des mains et des pieds) peut biaiser les résultats obtenus. Sur le plan biométrique, une conservation différentielle à la faveur des individus les plus robustes, peut également influencer la définition ostéométrique (stature, robustesse...) des échantillons paléodémographiques étudiés.

Plusieurs méthodes d'évaluation qualitative ou quantitative de la conservation des restes humains ont été envisagées (Nemeskeri, 1963; Constandsee-Westermann et Meiklejohn, 1978; Dutour, 1989; Guillon, 1997). Il y a lieu de considérer, selon nous, deux aspects : la conservation sur le terrain et celle en laboratoire. La notion d'un bon ou d'un mauvais état de conservation prend en effet, selon que l'on est sur le terrain ou en laboratoire, des significations différentes. Entre la "population" découverte et la "population" prélevée, va se poser le problème de la distinction entre la conservation et le dénombrement (Guillon, 1997). Sur le terrain, interviennent de nombreux agents taphonomiques (physiques, chimiques, biologiques) qui ont des effets divers, totaux ou partiels, sur tout ou partie du squelette : déplacement, disparition, fragmentation, dissolution. Un bon état de conservation sur le terrain est un état qui va plutôt permettre un dénombrement facile des différentes inhumations, le relevé de la position des corps, la lecture aisée des informations taphonomiques. On voit donc que le caractère "complet" d'un squelette prime par exemple sur son état de fragmentation *in situ*. En laboratoire, la notion de bonne conservation va impliquer l'efficacité de la détermination des paramètres individuels : âge, sexe, stature, biométrie, pathologies. La qualité de conservation des éléments utiles est ici importante. La série des Fédons, par exemple, présente un état de conservation relativement complet pour chaque individu et l'impression sur le terrain est satisfaisante quant à la conservation; en laboratoire, la forte érosion des corticales de cette série (altération chimique d'origine végétale) rend impossible toute observation d'ordre paléoépidémiologique, par exemple sur les réactions périostées, éventuels marqueurs d'infections générales. De ce point de vue précis, la série peut être considérée comme mal conservée. La fragmentation sur le terrain, élément défavorable en laboratoire, peut cependant être compensée par une phase de restauration : lors de la fouille du charnier de l'Observance, une partie de la fosse fut utilisée pour le passage des engins de terrassement, provoquant une fragmentation importante des squelettes d'une partie de la zone centrale de la fosse. Les éléments du squelette S 55, par exemple, se sont ainsi retrouvés très fragmentés à partir d'un état initial de conservation très satisfaisant (grâce à un prélèvement quasi-exhaustif des fragments et à la bonne qualité des éléments corticaux et diaphysaires, le squelette a pu être reconstitué en laboratoire de façon très satisfaisante). Dans certains cas (voir S 164, S 169, S 173 de la zone centrale de l'Observance) des squelettes très bien conservés qualitativement ont souffert d'une déperdition quantitative plus ou moins importante, en raison des divers travaux d'aménagement de la zone.

Dans le but de quantifier l'état de conservation des éléments osseux de nos trois échantillons paléodémographiques, nous avons utilisé la technique de O. Dutour (1989), basée sur le calcul de l'indice de conservation anatomique (ICA). Cet indice traduit le rapport de la somme des scores de conservation (en pourcentage) attribués à chaque élément ou groupe d'éléments osseux (44 au total) constitutifs du squelette rapporté au nombre de ces éléments à la somme des os du squelette (ICA = 100 x Σ C [1 N] / N) et donne une idée de la "quantité osseuse conservée". L'état de conservation de chaque pièce osseuse est évalué de la façon suivante :

- 1: os complet ou presque,
- 0,75: trois quart de l'os conservé,
- 0,50: moitié de l'os conservé,
- 0,25: quart de l'os ou fragment identifiable conservé,
- 0: os absent.

Les catégories proposées pour évaluer la conservation à partir de cet indice sont les suivantes :

- 0 à 10 % : mauvais état de conservation,
- 10 à 20 % : état de conservation médiocre,
- 20 à 40 % : assez bon état de conservation,
- 40 à 60 % : bon état de conservation,
- 60 à 80 % : très bon état de conservation,
- 80 à 100 % : excellent état de conservation.

Cet indice a pour avantage d'être d'utilisation relativement simple. Cependant, il donne principalement une idée de la masse osseuse conservée. Par exemple, cet indice fera plutôt mal la distinction entre un squelette plus ou moins complet mais fragmentaire (chaque os conservé à moitié, par exemple) et un squelette incomplet mais dont les os sont intacts (présence de seulement la moitié des éléments du squelette bien conservés). Dans les deux cas, l'indice sera de 50 % pour des modes de conservations différents. Il convient donc d'associer à cet indice des informations supplémentaires comme par exemple les schémas de Constandsee-Westermann ou d'autres paramètres quantitatifs. Cet indice a quand même permis une quantification pratique de la conservation des trois séries.

3.1. – L'Observance

L'échantillon paléodémographique issu de la fosse de l'Observance présente un bon état de conservation, puisque l'indice de conservation moyen de la série est de 51,16 %. Cette valeur moyenne masque cependant de fortes disparités, entre les sexes comme entre les différentes catégories d'âges (Bello, 2001; Bello et *al.*, 2002a).

3.1.1. – Adultes

Les valeurs moyennes pour chaque pièce osseuse ont été calculées pour les femmes, les hommes et pour le total de la collection (femme, homme et indéterminé, *Figure 2.17*). Notre étude n'a pas pu mettre en évidence de phénomène de conservation différentielle en fonction de la latéralisation des pièces, ce qui paraît logique.

De façon globale, les résultats montrent que pour les os longs des membres supérieurs, la conservation moyenne (64,83 %) est meilleure que pour les trois os longs des membres inférieurs (61,51 %). Les valeurs les plus élevées se rencontrent dans les deux sexes pour le fémur (69,35 %). Les os se conservant à plus de 50 % en moyenne sont les éléments crâniens (crâne, mandibule, dents), les os longs (clavicule, humérus, ulna, radius, fémur, tibia, fibula), les vertèbres et le talus. La bonne conservation de ce dernier élément du squelette est surprenante car elle se distingue des autres os constitutifs des extrémités, notamment du calcanéum qui affiche une conservation moyenne de 45,85 %. Les autres os plus fragiles (moins de 50 % de conservation moyenne) sont le coxal (50,5 %), ce qui rejoint des observations déjà faites en paléodémographie (Masset, 1990), les os fragiles tels les scapulae (44,25 %), les côtes (9,4 %), les os courts et les petits os tubulaires des extrémités (à l'exception du talus). Le plus mauvais score de conservation moyen est obtenu par le sternum (0-25 %).

Ces valeurs moyennes masquent cependant de fortes disparités, entre les sexes et les catégories d'âges. Les individus masculins présentent un indice de conservation moyen plus élevé (62,49 %) que celui des sujets féminins (56,31 %). Toutefois, cette différence n'est pas statistiquement significative au seuil de 5 % (p = 0,0646).

Pour les os longs du membre supérieur (humérus, radius, ulna), la conservation moyenne est régulièrement moins bonne pour les femmes (72,81 %) que pour les hommes

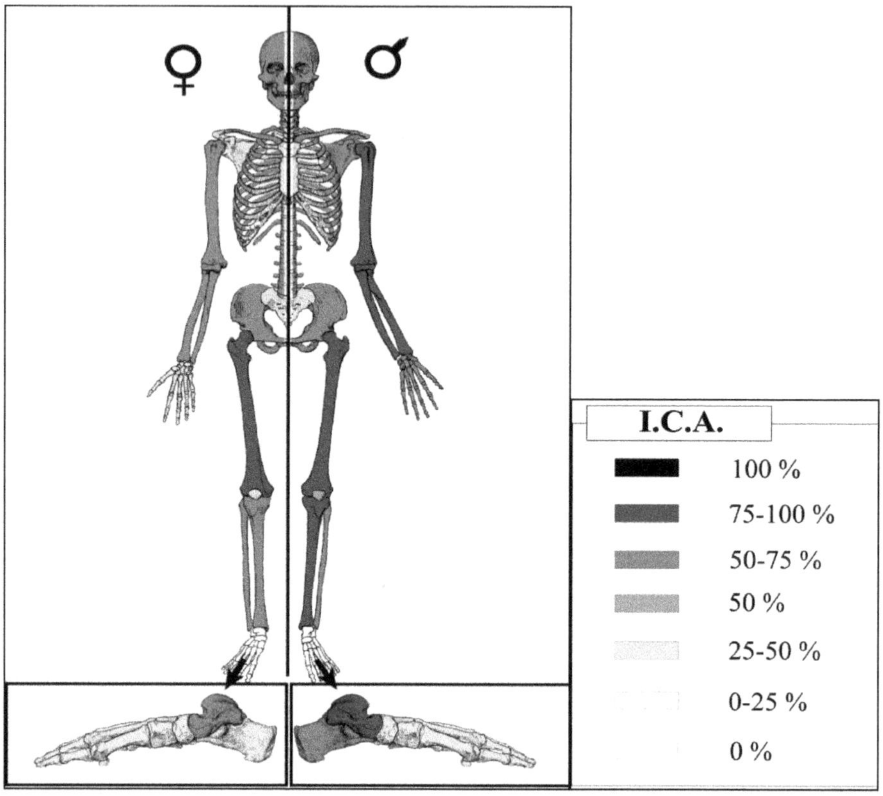

Figure 2.17 : Valeur de l'ICA en fonction du sexe des individus adultes pour l'échantillon de l'Observance

(77,86 %). Cette différence n'est pas statistiquement significative au seuil de 5 % (p = 0,195). Toutefois, nous ne voyons pas d'autres explications à ce constat qu'une conservation différentielle liée à la robustesse de ces pièces. Pour les os longs du membre inférieur, seul le tibia paraît suivre ce même processus. Le sternum est également une pièce qui paraît plus fragile sur les squelettes féminins (23,1 %) que sur leurs homologues masculins (31,4 %). Toutefois, cette différence n'est pas statistiquement significative au seuil de 5 % (p = 0,181).

Cette différence de valeur entre les indices de conservation masculin et féminin, rejoint les observations de certains auteurs (Masset, 1990) sur la conservation différentielle des ossements féminins, qui pourraient moins bien se conserver que les restes osseux d'individus masculins, plus robustes.

3.1.2.- Immatures

L'indice de conservation moyen des sujets immatures est de 40,52 %. Toutefois cette valeur moyenne masque une variabilité de l'ICA qui semble être en relation avec l'âge des individus (*Figures 2.18 et 2.19*). Nous avons rencontrés les valeurs les plus faibles sur les sujets âgés de 1 à 4 ans (17,8 %). Inversement, l'indice le plus élevé est celui des adolescents âgés de 15 à 19 ans (53,1 %). Il faut rappeler ici l'absence de squelettes d'immatures dont l'âge au moment du décès aurait été compris entre 0 et 1 an.

De façon globale, pour l'ensemble des squelettes d'immatures, l'indice de conservation le plus élevé est celui du fémur (61,68 %). Les trois os longs des membres inférieurs (52,91 %) sont mieux conservés que les trois éléments osseux constitutifs des membres supérieurs (50,97 %). L'os coxal présente une conservation moyenne de 51,96 %. Cette valeur est légèrement plus élevée que celle observée chez les adultes (50,5 %). Il pourrait s'agir d'un effet de conservation lié à la plus petite taille de l'os (compacité supérieure à l'adulte) ou à la composition en trois pièces non fusionnées chez les immatures. Comme pour les adultes, les os plus fragiles sont ceux des extrémités (mains : 18,62 %; pieds : 18,14 %), à l'exception du talus (48,9 %) et le sternum (13,97 %), ce dernier constituant l'élément le moins bien conservé.

Les différences de conservation ne sont statistiquement significatives qu'entre les classes d'âges de 1-4 et de 15-19 ans (t = 5,0487 pour un seuil de 5 %), indiquant la conservation différentielle en fonction de l'âge chez les immatures. Ce constat dans la relation directe entre l'ICA moyen des individus immatures et la catégorie d'âge à laquelle ils appartiennent, se retrouve également pour le pourcentage de conservation de chaque pièce osseuse.

3.2. – Le Délos

L'effectif paléodémographique provenant des fosses du Délos présente également un bon état de conservation,

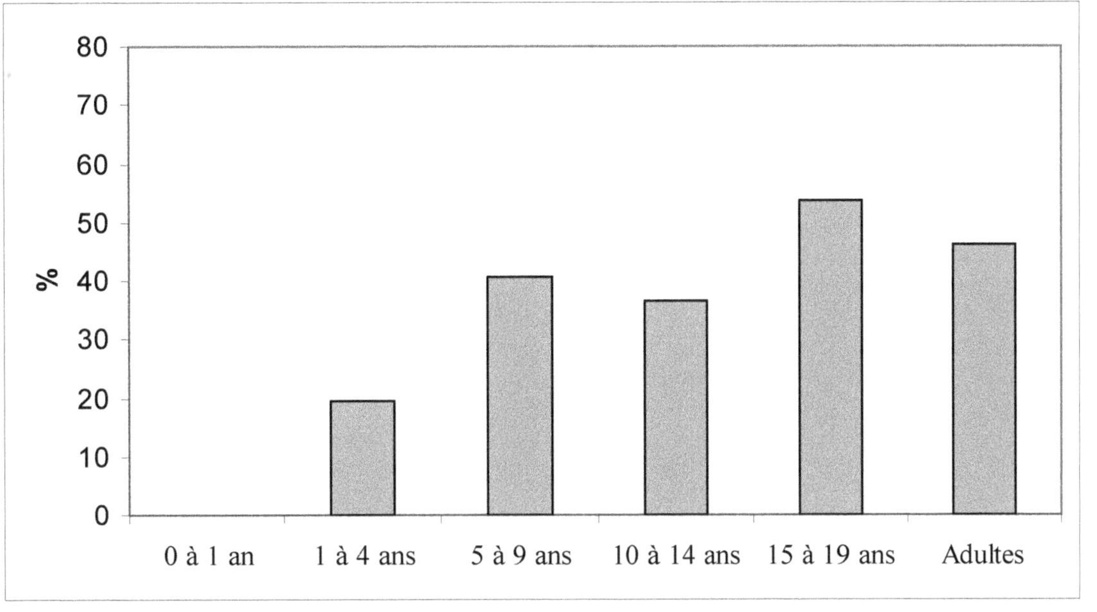

Figure 2.18 : Histogramme de corrélation entre l'indice de conservation anatomique et l'âge des individus inhumés dans le charnier de l'Observance. On doit cependant se garder d'une insuffisance des effectifs des sujets les plus jeunes dans cette série.

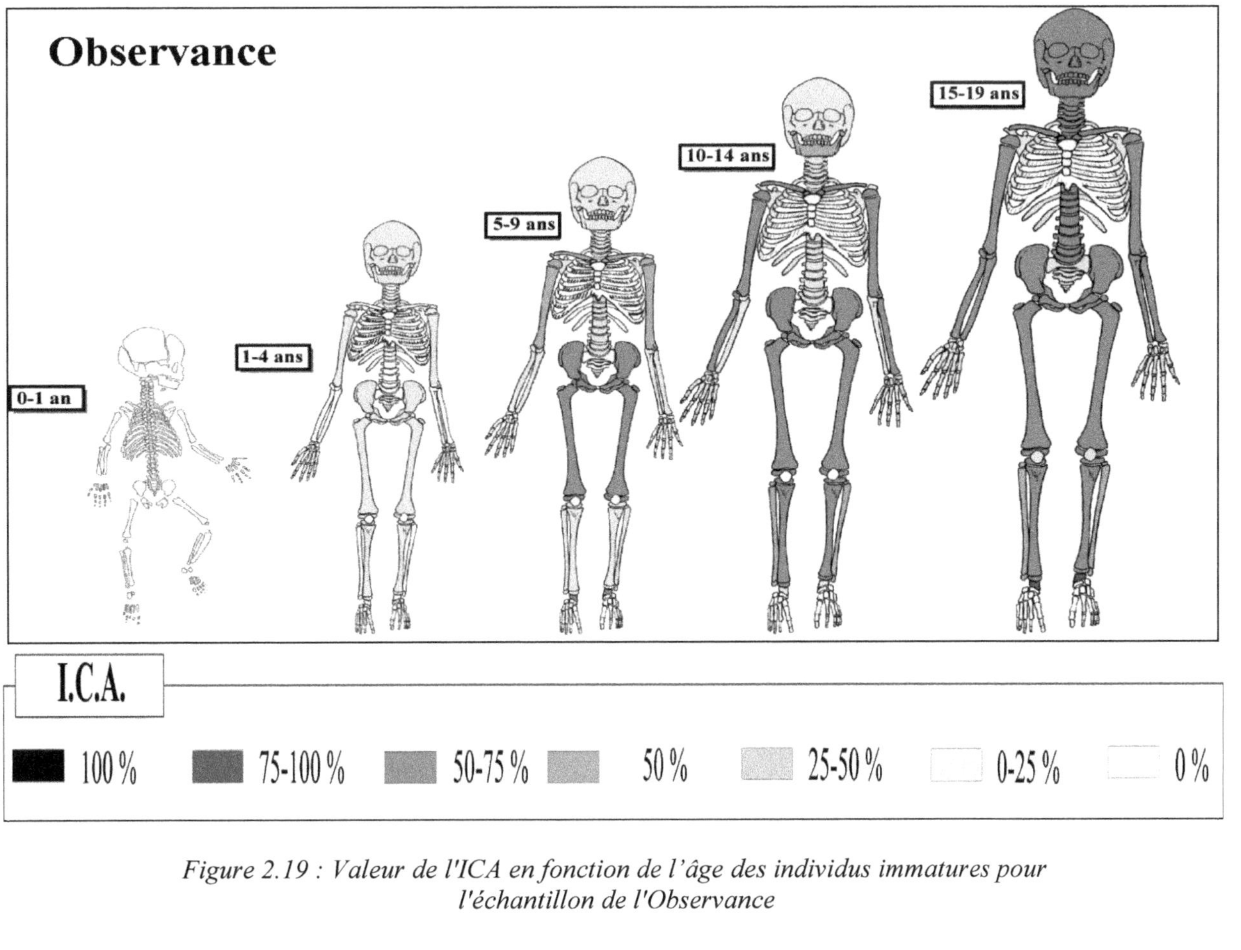

Figure 2.19 : Valeur de l'ICA en fonction de l'âge des individus immatures pour l'échantillon de l'Observance

puisque l'indice de conservation anatomique moyen de la série est de 41,84 % (Bello, 2001; Bello et *al.*, 2002b). La valeur globale de l'ICA de cette série se doit d'être nuancée. Plusieurs individus présentent une très bonne conservation de certains éléments anatomiques, mais une partie du squelette a été totalement détruite (par les travaux de construction de l'ensemble immobilier). Ce constat explique que malgré la faiblesse de l'ICA moyen de certains individus de nombreuses données anthropométriques aient pu être obtenues et trouve sa traduction dans l'étude de l'indice de mesurabilité que nous développerons plus bas.

Pour l'ensemble de la collection, le squelette crânien a un indice de conservation de 53,5 % (45,11 % pour le crâne et 55,77 % pour la mandibule). Les éléments dentaires constituent la partie du squelette crânien la moins altérée (59,62 %).

Comme pour l'Observance les os longs des membres supérieurs sont un peu mieux conservés (53,63 %) que ceux des membres inférieurs (51,28 %), les humérus (63,78 %) présentent un état de conservation un peu supérieur à celui des fémurs (60,26 %).

Les éléments les moins bien conservés (moins de 50 %) sont le coxal, le sacrum, les côtes, les clavicules, le sternum (cet os totalisant l'ICA minimum : 17,31 %), les scapula, les ulna, les fibula et les patella. L'ensemble des os constitutifs des extrémités affiche un ICA moyen faible (16,02 % pour les mains, 21,47 % pour les pieds). Talus et calcanéum présentent un ICA moyen (respectivement 45,83 % et 40,38 %).

3.2.1. – Adultes

Pour l'ensemble des individus adultes (femmes, masculins, adultes indéterminés) le squelette crânien a un indice de conservation de 51 %.

Comme pour l'Observance les os longs des membres supérieurs sont mieux conservés (55,37 %) que ceux des membres inférieurs (48,86 %), toutefois les humérus (58,99 %) présentent un état de conservation supérieur à celui des fémurs (48,86 %).

Les sujets masculins (*Figure 2.20*) présentent un indice de conservation moyen plus élevé (59,26 %) que celui des individus féminins (50,7 %).

Pour les os longs du membre supérieur (humérus, radius, ulna), la conservation moyenne est moins bonne pour les hommes (49,16 %) que pour les femmes (53,12 %). Ce rapport est inversé pour les os longs du membre inférieur, (63,75 % pour les individus masculins, 50 % pour les sujets féminins).

L'ICA du coxal est plus élevé pour les hommes (66,25 %) que pour les femmes (53,12 %). En ce qui concerne les adultes dont l'appartenance sexuelle est restée indéterminée, la valeur de cet indice est très faible (27,5 %). La mauvaise conservation de ces éléments du squelette explique, en grande partie, l'absence de diagnose sexuelle.

3.2.2 – Immatures

L'ICA moyen des sujets immatures du Délos est de 37 %. Les observations que nous avons faites précédemment quant à l'existence d'une relation entre l'âge des individus immatures et l'importance de l'ICA sont à nuancer dans le cas du Délos (*Figures 2.21 et 2.22*). Si nous avons pu constater une croissance de la valeur de l'ICA avec l'âge pour les trois premières catégories immatures, il apparaît impossible de tirer des conclusions sur les sujets immatures du Délos car les différentes catégories d'âges ont des effectifs insuffisants (0 à 1 an: 2 individus; 1 à 4 ans: 4 individus; 5 à 9 ans: 5 individus; 10 à 14 ans : 2 individus; 15 à 19 ans; 2 individus).

L'indice de conservation le plus élevé est celui du fémur (75 %). Les trois os longs des membres inférieurs (51,7 %) sont mieux conservés que les trois éléments osseux constitutifs des membres supérieurs (45,8 %). L'os coxal présente une conservation moyenne de 48,3 %. Comme nous avons pu le constater pour l'Observance, les os présentant les ICA les plus faibles sont ceux des extrémités (mains: 13,3 %; pieds: 16,7 %), à l'exception du talus (38,3 %). Le sternum est également mal conservé (6,7 %), comme le sacrum (5 %), ou la patella (0 %). Les différents éléments osseux constituant le squelette crânien sont dans un bon état de conservation, puisque compris entre 40 et 60 % (crâne 44,2 %; mandibule 53,3 %; dents 63,3 %).

3.3. – Les Fédons

L'effectif paléodémographique provenant du cimetière des Fédons présente un bon état de conservation. L'indice de conservation anatomique moyen de la série est de 57,09 % (Bello, 2001; Bello et *al.,* 2005).

Les éléments osseux les mieux conservés sont les clavicules (81,2 %), les fémurs (73,39 %) et les humérus (73,02 %). Les indices de conservation les plus faibles sont ceux des côtes (46,8 %), des omoplates (38,81 %), des sternums (35,15 %) et des pieds (22,93 %). L'ensemble des éléments crâniens montre un très bon état de conservation (68,21 %).

Toutefois, nous devons signaler que les résultats portant sur l'état général de la conservation de cette série sont à nuancer du fait, comme nous l'avons vu d'une très forte altération de la partie corticale des os. Ce constat explique que, malgré la forte valeur des indices de conservation pour cet échantillon paléodémographique, l'étude biométrique s'avérera relativement pauvre.

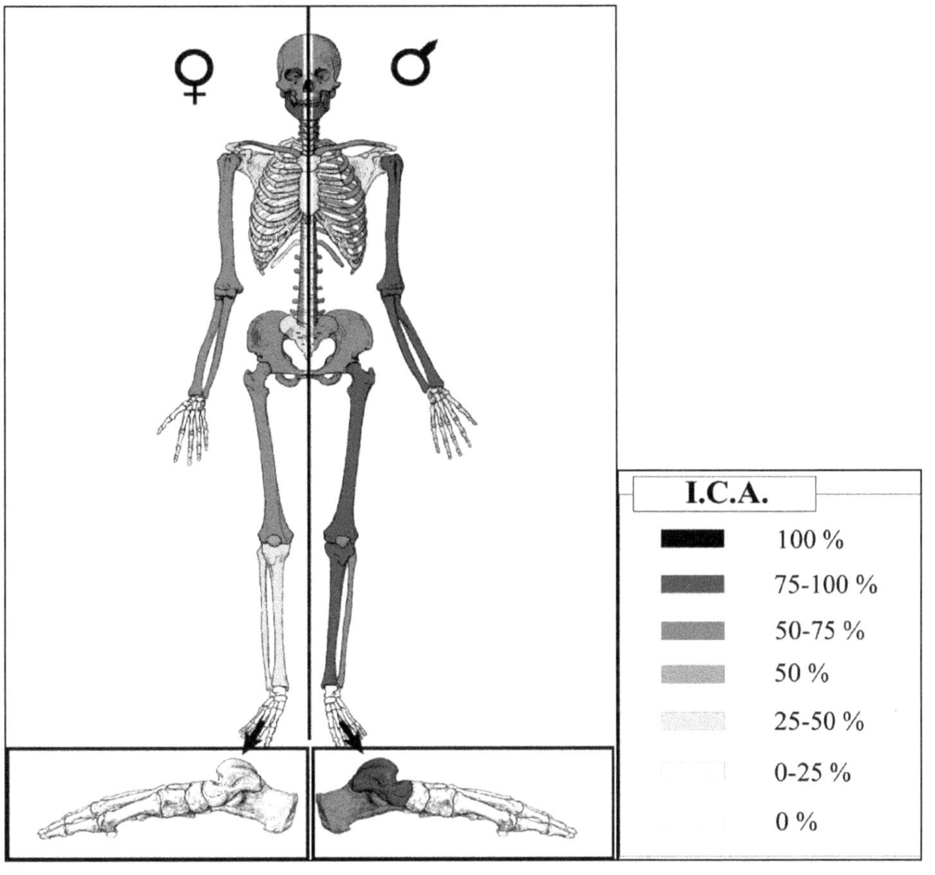

Figure 2.20 : Valeur de l'ICA en fonction du sexe des individus adultes pour l'échantillon du Délos.

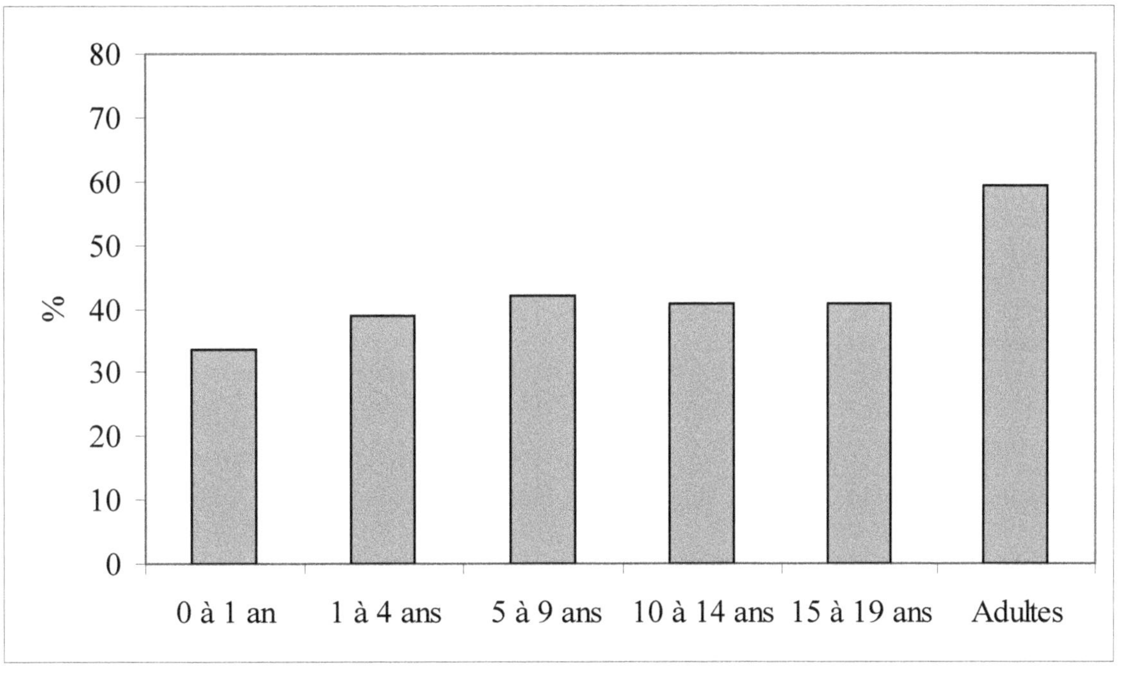

Figure 2.21 : Histogramme de corrélation entre l'indice de conservation anatomique et l'âge des individus inhumés dans les fosses du Délos.

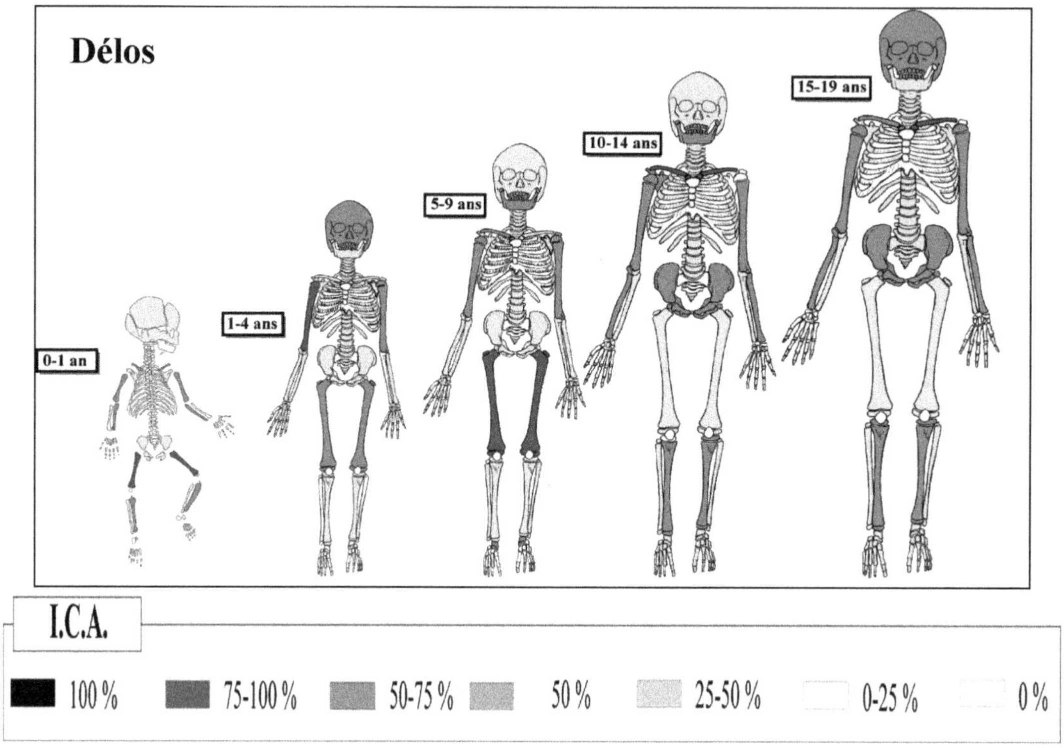

Figure 2.22 : Valeur de l'ICA en fonction de l'âge des individus immatures pour l'échantillon du Délos

3.3.1. – Adultes

Comme nous l'avons vu précédemment pour l'Observance et le Délos, les individus masculins présentent un indice de conservation anatomique moyen plus élevé (82,3 %) que celui des sujets féminins (74,9 % : différence statistiquement significative au seuil de 5 % : p = 0,0126) et que celui des individus immatures (36,68 % : différence statistiquement hautement significative : p = 0,0001). Cette inégalité se retrouve pour l'ensemble des pièces osseuses (*Figure 2.23*). Les éléments crâniens sont conservés à 82,43 % pour les hommes, à 79,46 % pour les femmes. Les trois os longs du membre supérieur sont conservés à 95,98 % chez les sujets masculins et à 90,53 % chez les sujets féminins. Cette répartition, favorable aux adultes de sexe masculin se retrouve dans la valeur de l'ICA de l'ensemble des os du membre supérieur (clavicule, scapula, humérus, radius, ulna, os de la main) : 88,35 % pour les hommes, 83,79 % pour les femmes. La même tendance apparaît pour l'ICA des os longs du membre inférieur (hommes : 89,35 %; femmes : 79,15 %) comme pour l'ensemble des éléments composant celui-ci (fémur, patella, tibia, fibula, os du pied : hommes 83,46 %; femmes 74,05 %). Pour les individus masculins l'ICA maximum est celui du radius : 97,4 %, le minimum celui des petits os du pied (calcanéum et talus non compris) : 49,6 %. Dans le cas des individus féminins ces extrêmes sont respectivement la clavicule (95,8 %) et les petits os du pied (39,8 %). Pour finir, l'ICA du coxal présente également une différence des indices de conservation en fonction du sexe (81,9 % pour les hommes, 73,45 % pour les femmes), différence qui revêt un caractère hautement significatif (p = 0,0078 pour un risque de 1 %) et qui plaiderait dans ce cas pour une influence du sexe dans la conservation des pièces osseuses.

3.3.2. – Immatures

L'ICA moyen des sujets immatures est de 36,68 %. Comme nous avons pu l'observer précédemment, cette valeur moyenne masque une variabilité de l'ICA des immatures des Fédons qui semble être en relation avec l'âge (*Figures 24 et 25*). Les valeurs les plus faibles se rencontrent pour les sujets âgés de 0 à 1 ans (7,6 %). Inversement, l'indice de conservation le plus élevé est celui des 15 à 19 ans (64,8 %). La progression de la valeur de l'ICA est systématiquement en corrélation avec l'augmentation de l'âge.

De façon générale, pour l'ensemble des squelettes d'immatures des Fédons, l'indice de conservation le plus élevé est celui de la clavicule (62,51 %), l'inverse l'indice le plus faible revient au pied (4,93 %). Les éléments crâniens totalisent un ICA moyen de 52,73 %). Les trois os longs du membre supérieur (49,01 %) sont mieux conservés que les trois éléments osseux constitutifs du membre inférieur (38,58 %). Cette tendance se retrouve dans l'analyse de l'ensemble des éléments osseux entrant dans la composition du membre supérieur (46,39 %) par rapport à ceux appartenant au membre inférieur (25,66 %). L'os coxal présente un assez bon état de conservation (34,81 %).

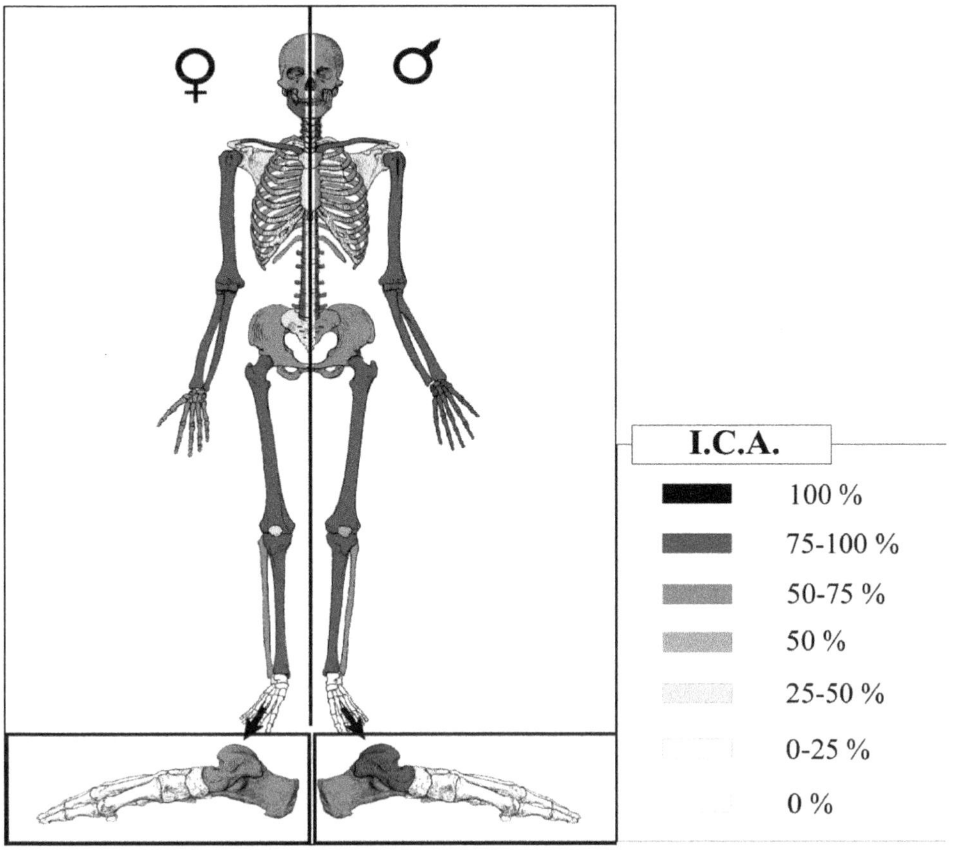

Figure 2.23 : Valeur de l'ICA en fonction du sexe des individus adultes pour l'échantillon des Fédons

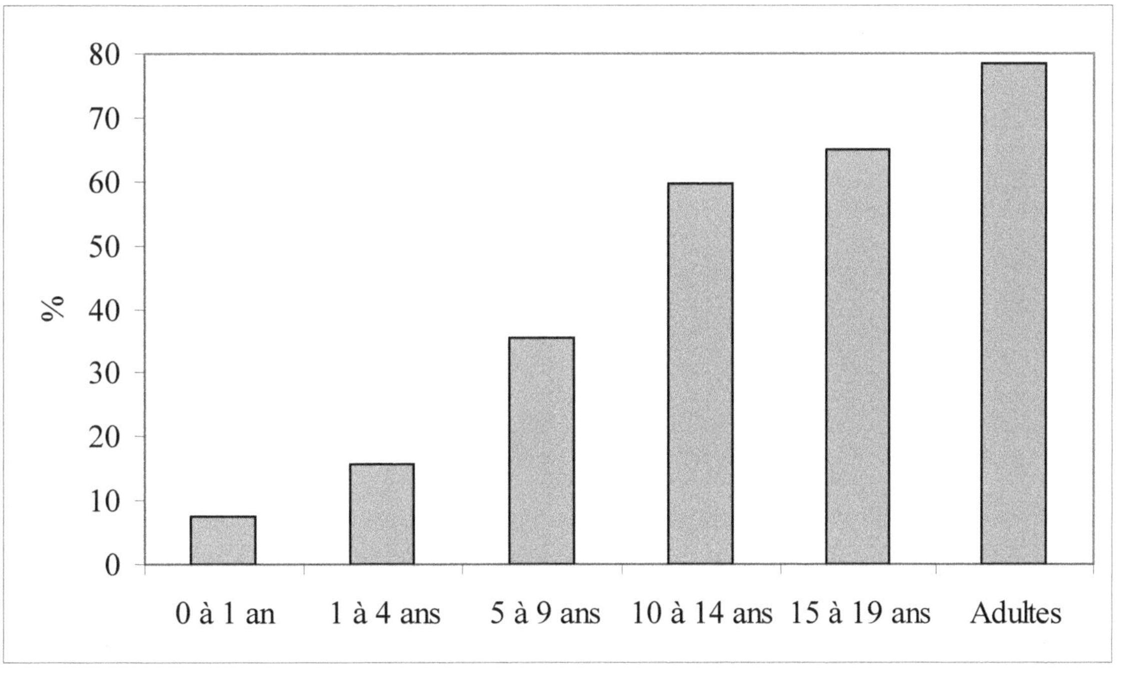

Figure 2.24 : Distribution de l'indice de conservation anatomique en fonction de l'âge des individus inhumés dans le cimetière des Fédons

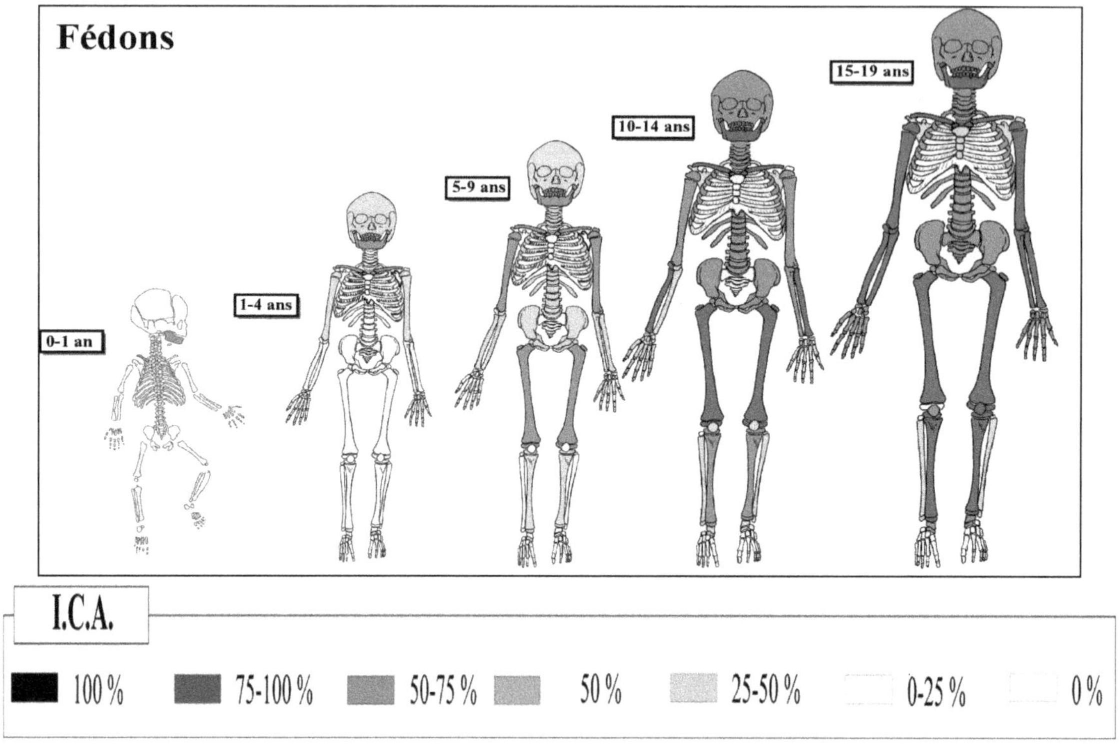

Figure 2.25 : Valeur de l'ICA en fonction de l'âge des individus immatures pour l'échantillon des Fédons.

Comme nous l'avons constaté pour les individus immatures de l'Observance, les os des extrémités figurent parmi les plus fragiles. Il nous paraît toutefois difficile d'expliquer la variation constaté entre l'ICA des os labiles de la main: 21,44 % et leurs homologues des pieds (donc calcanéum et talus mis à part): 4,93 %.

En résumé, sur le plan quantitatif, sur la base de l'indice de conservation, la mieux conservée des trois séries est celle de Fédons (57 %). La différence de conservation est significative avec l'Observance, hautement significative avec Le Délos (respectivement p = 0,0406 et p = 0,0020). Cependant on a vu que cette série posait un problème qualitatif de conservation, par la forte érosion des surfaces corticales et articulaires. Les deux autres séries ont un moins bon score quantitatif, (51 % pour l'Observance, 42 % pour le Délos), qui diffère significativement entre elles (p = 0,0252), notamment en raison du caractère parfois incomplet des squelettes, mais l'aspect qualitatif de la conservation des pièces osseuses est de meilleure qualité qu'au Fédons. Les effets des paramètres de sexe ou d'âge sur la conservation sont variables en fonction des séries. Ces tendances en faveur d'une meilleure conservation chez les hommes et chez les adultes, se présentent parfois sous la forme de différences statistiquement significatives, sous réserve de sous-représentation de certaines classes; elles doivent trouver une confirmation par l'étude systématique de la conservation dans d'autres séries.

Nous envisagerons dans les deux parties suivantes les effets de ces processus de conservation sur la détermination des paramètres paléodémographiques et paléo-épidémiologiques.

4- ÉLÉMENTS PALÉODÉMOGRAPHIQUES

Les séries anthropologiques issues de crises de "mortalité" brutale constituent, sur le plan paléodémographique, un objet d'étude très particulier. En effet, contrairement aux objectifs poursuivis habituellement en paléodémographie où l'on cherche les structures des populations du passé, dans une large perspective chronologique, le matériel osseux provenant d'un épisode de mortalité brutale nécessite une approche fondamentalement différente. Le plus souvent, la paléodémographie tente d'appréhender les populations du passé par l'intermédiaire par l'étude des squelettes exhumés de zones d'inhumations traditionnelles. Le plus souvent ces dernières sont constituées par des cimetières paroissiaux où l'on retrouve fort logiquement les catégories d'âges qui étaient les plus concernées par la mort dans des sociétés pré-jennériennes : les plus jeunes et les plus âgés. En aucun cas, ces échantillons paléodémographiques ne sont le reflet d'une population vivante à une période précise et ce d'autant plus que ces zones d'inhumations ont été utilisées le plus souvent sur une longue période : plusieurs dizaines d'années, ou même plusieurs siècles. A l'inverse, les sépultures de catastrophe liées à un pathogène qui ne sélectionne pas ces victimes en fonction de leur âge ou de leur appartenance sexuelle constituent véritablement un négatif de la population vivante pré-épidémique. Parfois cependant, le décès soudain d'une partie importante d'une population dans un laps de temps très court va davantage servir à caractériser l'événement causal que la population touchée. En effet, toutes les crises de mortalité ne touchent pas les mêmes tranches d'âges ou de sexe de la population. Les échantillons obtenus peuvent donc être davantage des reflets de la cause de la crise. Si la crise démographique est "non-sélective" (en théorie peste, catastrophe naturelle, massacre systématique de population civile), alors le profil paléodémographique sera *idéalement* le reflet de la structure de la population vivante avant la crise. Dans ce cas l'échantillon paléodémographique, ne pourra être assimilé, comme il est d'usage, à une courbe de mortalité normale. Aucun des coefficients paléodémographiques classiques établis à partir de tables-type de mortalité ne nous semble donc légitimement applicable dans ce contexte particulier. Notre objectif dans le cadre de ce travail sera donc de tenter de caractériser les crises que nous avons rencontrées à partir des profils paléodémographiques que nous avons pu établir. Les méthodes de détermination d'âge et de sexe que nous avons utilisées sont celles couramment employées en paléodémographie. Pour terminer cette introduction méthodologique il convient de noter que si certains pathogènes ne sont pas sélectifs au niveau de l'âge et du sexe des victimes, tous le sont au niveau socio-économique. Toute maladie contagieuse trouvera un terrain de diffusion favorable si les densités humaines sont importantes et si les organismes qu'elle va infecter sont moins résistants. C'est donc bien évidemment dans les quartiers les plus populaires et où la paupérisation est la plus grande que la diffusion du pathogène sera la particulièrement importante.

4.1. – Méthodologie générale

4.1.1. – Détermination du sexe chez les adultes

Nous avons utilisé en première intention l'os coxal qui est l'élément le plus discriminant du squelette, contenant la quasi totalité des informations liées au dimorphisme sexuel (Iscan, 1989; Bruzek, 1992; Bruzek, 2002), puisque impliqué directement dans le processus de reproduction. Avec des méthodes appropriées, le succès de détermination du sexe squelettique peut atteindre 95% de précision.

Nous avons développé une détermination basée sur les éléments morphologiques, qui nous permettait une diagnose plus rapide que l'utilisation de fonctions discriminantes nécessitant mesures et calculs, en retenant notamment en plus de l'analyse morphologique de la grande échancrure sacro-sciatique et du pubis, la face sacro-pelvienne, pour des critères de conservation : c'est une partie de l'os coxal régulièrement bien conservée, souvent utilisable sur des pièces fragmentaires. Nous avons retenu les trois caractères d'évaluation utilisés par J. Bruzek et *al.* (1996) :

- forme de la surface auriculaire (Genovés, 1959; Hoyme, 1984) : elle peut être évaluée comme une "morphologie féminine" lorsqu'elle est en forme de "C" (angle des axes des cornes > 90°) ou au contraire comme une "morphologie masculine" lorsqu'elle est en forme de "J" ou "V" (angle des axes < 90°),
- développement de la gouttière rétro-auriculaire (Hoyme, 1984; Stewart, 1979; Iscan, 1989) : il peut être net, en forme d'empreinte de doigt (morphologie féminine) ou absent (morphologie masculine),
- surface auriculaire (Stewart, 1979) : l'élévation de celle-ci est nette pour les individus de sexe féminin, alors que pour les hommes elle ne laisse percevoir aucune différence de niveau entre la surface auriculaire et la tubérosité iliaque.

Dans les trois séries étudiées, la conservation de l'os coxal est variable : en moyenne, il est plutôt assez mal conservé dans les séries de Marseille et de Martigues (37,76 % à l'Observance, 40,54 % au Délos) en raison de la présence de restes fragmentaires provenant d'inhumations non individualisées (par exemple dans le cas d'os coxaux isolés provenant d'un ramassage "collectif"après le passage des engins de terrassement pour le site de l'Observance). Dans le cas des Fédons, pour les raisons que nous avons déjà évoquées, cet indice présente un très bon état de conservation (77,67 %).

Lorsque les os coxaux étaient mal conservés ou totalement absents empêchant une diagnose sexuelle, nous avons pratiqué une détermination du sexe sur d'autres éléments du squelette, particulièrement le crâne. Nous avons utilisé une liste de 17 paramètres morphologiques établie à partir des descriptions classiques -tels proéminence de la glabelle, épaisseur du rebord supra-orbitaire, morphologie orbitaire, saillie de l'éminence mentonnière, dimensions de l'apophyse mastoïde, reliefs des crêtes nuccales et saillie de l'inion... (Ferembach et *al.,* 1979; Buikstra et Ubelaker, 1994) et testée sur une série de référence de 600 crânes de sexe connu avec un succès global d'au minimum 85 % (Léonetti et *al.,* 1997b). Les possibilités de détermination du sexe en fonction de l'état de conservation dans les trois séries sont de 91 % pour l'Observance, de 71 % pour le Délos et de 100 % pour les Fédons.

4.1.2. – Estimation de l'âge des immatures

Pour les sujets immatures, l'estimation de l'âge a été faite à partir de trois indicateurs:

- étude des différents stades d'éruption dentaire selon les tables d'Ubelaker (1978 et 1987), les plus utilisées malgré leurs imperfections,
- étude des longueurs diaphysaires des os longs (Martin et Saller, 1957; Stloukal et Hanakova, 1978; Sundick, 1978; Fasekas et Kosa, 1978; Adalian, 2001),

- étude des différents stades de fusion épiphysaire des os longs (Brikner, 1980; White et *al.,* 1991; Feldesman, 1992; Lalys, 2002).

Ces trois méthodes ont été utilisées simultanément lorsque l'état de conservation l'autorisait, ce qui nous a permis d'affiner les estimations par confrontation des résultats.

La répartition par âge des immatures a été faite selon une attribution des individus dans les classes d'âges quinquennales suivantes :

- 0 à 1 an,
- 1 à 4 ans,
- 5 à 9 ans,
- 10 à 14 ans,
- 15 à 19 ans.

En 1998, nous avions écrit que l'utilisation du principe de conformité pour l'adaptation des classes d'âges en fonction des tables (Sellier, 1996) ne nous semblait pas applicable sur les séries de « type peste » au recrutement très particulier. Les travaux que nous avons conduit depuis (Signoli et *al.,* 2002; Signoli, 2005; Signoli et *al.,* 2005a), nous confortent dans cette première impression. Le principe de conformité tel qu'il a été présenté dans plusieurs publications (Castex, 1994; Sellier et al, 1995; Sellier, 1996; Castex, 1996; Castex, 2005) a pour objectif de prendre en compte les écarts-types liés à l'estimation de l'âge des immatures (par la recherche des différentes combinaisons de distribution par âge des immatures) et de ne choisir finalement qu'une seule des combinaisons proposées par les tables de mortalité. L'utilisation des standards de mortalité (comme par exemple celles ceux de S. Leederman, 1961) nous parait inappropriée à ce type de recherche. Ces tables ont été essentiellement constituées sur la base de populations contemporaines, de ce fait post transition démographique et ne peuvent donc pas être retenue pour l'étude de populations répondant à un *Ancien Régime démographique.* En outre la méthode dite du principe de conformité repose sur une technique statistique lourde (voire erronée puisqu'elle ne met pas en oeuvre une approche probabiliste, mais plutôt une analyse combinatoire).

Pour notre part, la distribution des immatures dans les différentes catégories d'âges s'est faite en tenant compte de l'âge moyen. En fonction de la conservation générale, l'âge des immatures a été déterminé pour 100 % de l'échantillon à l'Observance, pour 100 % au Délos et pour 71 % au Fédons.

4.1.3. – Estimation de l'âge des adultes

La fusion de la synchrondrose sphéno-occipitale *(sutura sphenooccipitalis)* marque le passage à l'âge adulte. En l'absence de cette dernière, la troisième molaire donne une idée plus grossière de l'âge au décès, car la date de son éruption est soumise à de nombreuses variations. La présence de certaines pathologies dégénératives a pu être également utilisée comme indicateur de l'âge au moment du décès pour les individus adultes.

L'estimation de l'âge au décès des sujets matures à partir de l'observation du degré de synostose des sutures crâniennes est la méthode la plus employée et la plus ancienne (Broca, 1875; Olivier, 1960 et 1965). Cette méthode jusqu'à présent considérée comme très imprécise (les différentes formules établies à partir de la fusion des sutures crâniennes, qu'elles soient endo- ou exo-crâniennes, proposent des marges d'erreur totale de l'ordre de 25 à 30 ans, ce qui n'est pas acceptable pour une détermination individuelle) est actuellement contestée. Des travaux récents (Hershkovitz et *al.,* 1997) semblent montrer l'absence de corrélation entre la synostose des sutures crâniennes et l'âge. Il y a donc lieu de s'intéresser à d'autres indicateurs d'âge, soit dentaires (Lamandin, 1978; Miles, 1963) ou squelettiques en relation avec des pathologies liées au vieillissement (Stewart, 1957) ou concernant de nouveaux paramètres ostéologiques âge dépendant (Léonetti et *al.,* 1997b). Toutefois, il convient également de rappeler que l'ensemble de ces méthodes a pour objectif la détermination, la plus fiable possible, d'un âge individuel, notamment lors d'analyses qui se situent en contexte médico-légal. A l'inverse, d'autres méthodes, particulièrement celles utilisant le degré de synostose des sutures crâniennes, visent une approche populationnelle (Masset, 1982; Signoli et *al.,* 2005a). Dans le cadre de notre thèse nous avons considéré un ensemble de paramètres (degré de synostose, usure dentaire, arthrose cervicale, ostéopénie) en proposant, en fonction de tous ces paramètres, un découpage en larges catégories d'âges:

- adulte jeune (J): synchondrose sphéno-occipitale fermée, clavicule épiphysées, 3ème molaire dégagée,
- adulte jeune-mature (J-M): usure dentaire débutante, éventuelle arthrose cervicale incipiens,
- adulte mature (M): usure dentaire moyenne à peine marquée avec, quelques pertes dentaires; synostose suturaire partielle; arthrose vertébrale modérée,
- adulte mature-âgé (M-A) : usure dentaire marquée, pertes plus importantes, synostose avancée, arthrose ou hyperostose vertébrale marquée, amincissement des corticales,
- adulte âgé (A): usure et perte dentaires importantes, synostose totale ou subtotale, amincissement net des corticales avec raréfaction de l'os trabéculaire, tassements vertébraux, arthrose ou hyperostose vertébrale marquées).

L'estimation de l'âge au décès pour les individus incomplets ou provenant d'un ramassage "collectif" (après le passage des engins de travaux publics) a été faite par comparaison aux crânes de la série paléodémographique à laquelle ils appartenaient, à partir de la méthode décrite ci-dessus.

Les succès de détermination de l'âge chez les adultes est, fonction de la conservation, de 91 % à l'Observance, 66 % au Délos et 100 % au Fédons.

Depuis la fin de cette recherche doctorale, nous avons toutefois pris conscience de certaines erreurs liées à notre première approche : utilisation de paramètres mis au point sur des populations anciennes et non européennes (Dutour, 1989), approche individuelle et non populationnelle… Nous travaillons désormais sur une nouvelle approche paléodémographique, tant sur les trois séries précédemment citées que sur d'autres échantillons paléodémographiques issus de contextes similaires (Signoli et *al.*, 2005b).

4.2. – Résultats

4.2.1. – L'Observance

4.2.1.1. - Détermination du sexe

La diagnose sexuelle des 179 individus de cette série a été faite sur les 128 sujets adultes dont les éléments du squelette ont été retrouvés en connexion anatomique (*Figure 2.26*). Cette détermination donne la répartition sexuelle suivante :

- 58 sujets féminins, soit 45,31 % de l'effectif adulte total (ICA moyen des os coxaux : 53,77 %),

- 59 individus masculins, soit 46,09 % de l'effectif adulte total (ICA moyen des os coxaux : 54,45 %),

- 11 adultes (soit 8,59 % de l'effectif total) dont le sexe n'a pu être déterminé en raison d'un état trop fragmentaire des éléments discriminant du squelette (ICA moyen des os coxaux : 5,11 %).

- 5 individus dont l'immaturité ostéologique est attestée par les stades de fusion épiphysaire du squelette post crânien et appartenant à la classe d'âges des 15-19 ans ont pu néanmoins faire l'objet d'une détermination sexuelle. Dans tous les cas, il s'agit de sujets masculins.

- Cette répartition sexuelle ne tient pas compte des fragments épars. Toutefois, pour ces derniers nous avons pu déterminer:

- 5 individus féminins; 2 sujets masculins dont le sexe a pu être déterminé par l'étude de l'os coxal,

- 5 individus féminins; 7 sujets masculins grâce aux méthodes d'analyse des éléments crâniens.

Au regard de ces résultats, il ne semble donc pas y avoir de différence sexuelle notable dans le recrutement de cet échantillon.

4.2.1.2. – Estimation de l'âge

Sur les 179 inhumations individualisées dans le charnier on note une forte représentation relative des adultes, une sous-représentation des immatures et une absence de sujets périnataux (*Figure 2.27*).

La répartition selon l'âge au décès des 51 sujets immatures (28,49 % de l'effectif total) est la suivante :

- 0 enfant de 0 à 1 an,
- 7 enfants de 1 à 4 ans : 3,91 % de l'effectif total de l'échantillon,
- 21 enfants de 5 à 9 ans : 11,73 % de l'effectif total de l'échantillon,
- 7 enfants de 10 à 14 ans : 3,91 % de l'effectif total de l'échantillon,
- 16 enfants de 15 à 19 ans : 8,93 % de l'effectif total de l'échantillon.

Pour les 128 individus adultes (71,51 %), la répartition par âge au moment du décès est la suivante :

- 25 Jeunes : 13,96 % de l'effectif total de l'échantillon,
- 13 Jeunes-Matures : 7,26 % de l'effectif total de l'échantillon,
- 41 Matures: 22,91 % de l'effectif total de l'échantillon,
- 23 Matures-Agés : 12,85 % de l'effectif total de l'échantillon,
- 15 Âgés: 8,38 % de l'effectif total de l'échantillon,
- 11 Indéterminées : 6,14 % de l'effectif total de l'échantillon.

Cette répartition ne tient pas compte des fragments épars. Toutefois, lors de l'étude de ces derniers nous avons pu isoler :

- 8 enfants : grâce à l'étude des fémurs (4 fémurs droits, 4 fémurs gauches),
- 5 enfants : grâce à l'étude des tibias (2 tibias droits, 3 tibias gauches),
- 3 adolescents : grâce .à l'étude des fémurs (2 fémurs droits, 1 fémur gauche).

4.2.2. – Le Délos

4.2.2.1. – Détermination du sexe

L'étude de la détermination sexuelle des 26 adultes de cette série donne la répartition suivante (*Figure 2.28*) :

- 7 individus féminins, soit 26,92 % de l'effectif adulte total de cet échantillon (ICA moyen des os coxaux : 58,95 %),
- 10 sujets masculins, soit 38,46 % de l'effectif adulte total (ICA moyen des os coxaux : 53,75 %),
- 9 individus adultes (soit 34,61 % de l'effectif adulte total) dont le sexe n'a pu être déterminé du fait d'un état de conservation médiocre des os coxaux (ICA moyen : 8,92 %).

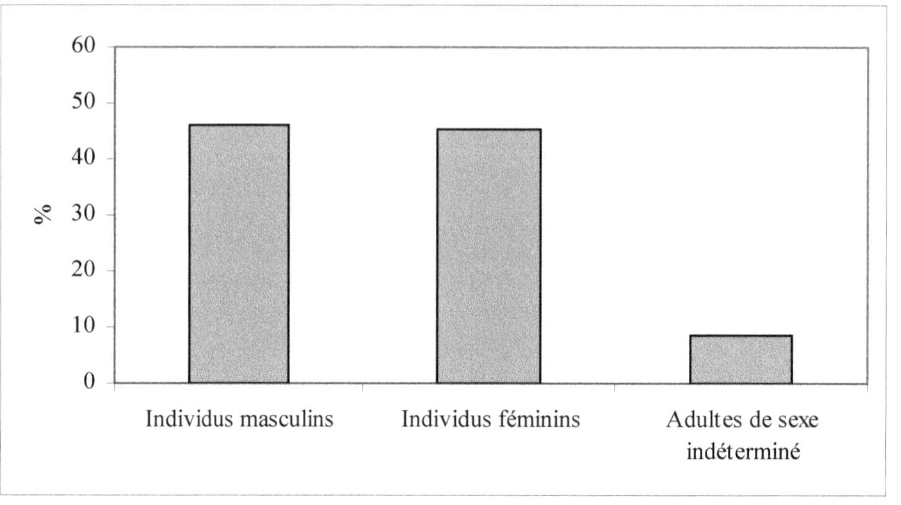

Figure 2.26 : Répartition des sexes pour l'Observance

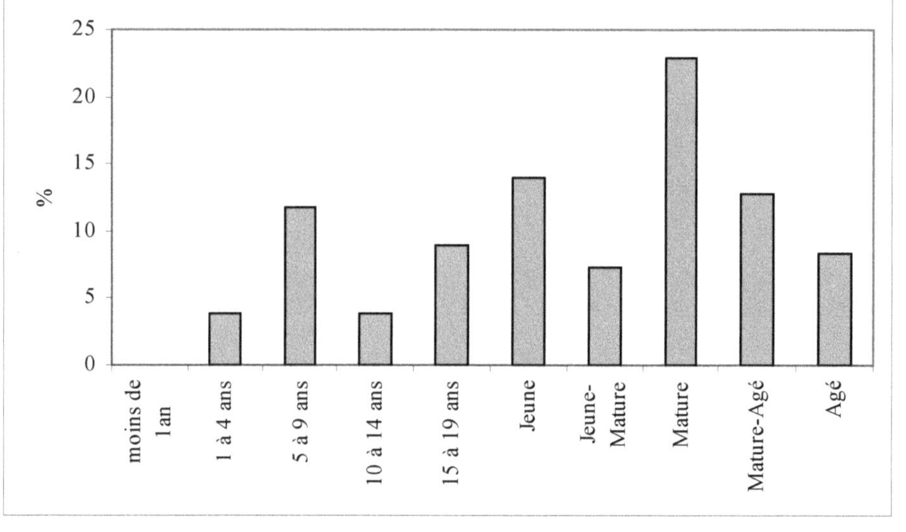

Figure 2.27 : Répartition des âges au décès à l'Observance

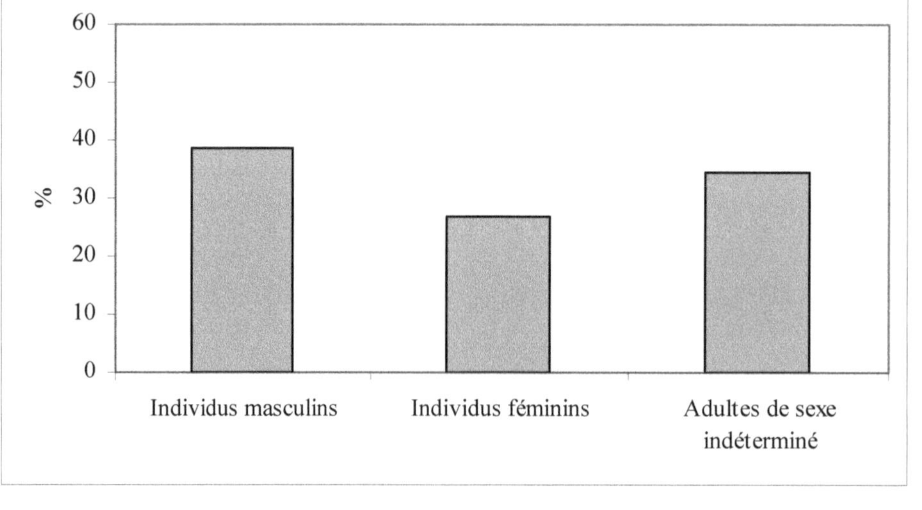

Figure 2.28 : Répartition des sexes pour le Délos

La répartition sexuelle de l'échantillon des adultes du Délos laisse apparaître un déséquilibre notable au profit des individus masculins (+ 7,69 % par rapport à l'effectif féminin). Toutefois, ce constat doit être doublement nuancé. D'une part, nous devons tenir compte ici de la petitesse des effectifs (7 adultes féminins et 10 adultes masculins). D'autre part, neuf squelettes adultes n'ont pu faire l'objet d'une détermination sexuelle.

4.2.2.2. – Estimation de l'âge

L'étude anthropologique du petit échantillon paléodémographique des fosses du Délos, 39 individus au total, permet de dresser le profil de mortalité par classes d'âges ci-dessous (*Figure 2.29*).

La répartition selon l'âge au décès des 15 sujets immatures (38,46 % de l'effectif total) est la suivante :

- 2 enfants de 0 à 1 an : 5,13 % de l'effectif total de l'échantillon,
- 4 enfants de 1 à 4 ans : 10,25 % de l'effectif total de l'échantillon,
- 5 enfants de 5 à 9 ans : 12,8 % de l'effectif total de l'échantillon,
- 2 enfants de 10 à 14 ans : 5,13 % de l'effectif total de l'échantillon,
- 2 enfants de 15 à 19 ans : 5,13 % de l'effectif total de l'échantillon.

Pour les 24 individus adultes (61,54 %), la répartition par âge au moment du décès est la suivante :

- 10 Jeunes : 25,64 % de l'effectif total de l'échantillon,
- 1 Jeune-Mature : 2,56 % de l'effectif total de l'échantillon,
- 3 Matures : 7,69 % de l'effectif total de l'échantillon,
- 2 Matures-Agés : 5,13 % de l'effectif total de l'échantillon,
- 8 Indéterminés : 20,51 % de l'effectif total de l'échantillon.

4.2.3. – Les Fédons

4.2.3.1. – Détermination du sexe

La détermination sexuelle des 62 individus adultes de cette série donne la partition suivante (*Figure 2.30*) :

- 33 individus féminins : 53,22 % de l'effectif adulte total de cet échantillon (ICA moyen des os coxaux : 73,45 %),
- 29 sujets masculins : 46,77 % de l'effectif adulte total (ICA moyen des os coxaux : 81,9 %).

L'ensemble des individus adultes exhumés du cimetière des Fédons a pu faire l'objet d'une diagnose sexuelle grâce à des mesures de prévention prises sur le terrain consistant en une consolidation systématique et un conditionnement soigné des coxaux (Castex et *al.*, 1996). La répartition sexuelle de ces individus adultes (exhumés du cimetière des Fédons) ne laisse pas apparaître de déséquilibre notable du *sex ratio.* L'écart séparant l'échantillon féminin de l'effectif masculin se limite à quatre individus.

4.2.3.2. – Estimation de l'âge

L'étude anthropologique des 133 individus des Fédons laisse également apparaître une répartition immatures-adultes moins inégale que celle observée pour la fosse de l'Observance, les sujets adultes (au nombre de 62) ne représentant que 46,61 % de l'effectif, alors que les immatures (71 au total) représentent 53,39 % de l'échantillon (*Figure 2.31*).

La répartition selon l'âge au décès des 71 sujets immatures est la suivante :

- 3 enfants de 0 à 1 an : 2,25 % de l'effectif total de l'échantillon,
- 16 enfants de 1 à 4 ans : 12,03 % de l'effectif total de l'échantillon,
- 29 enfants de 5 à 9 ans : 21,8 % de l'effectif total de l'échantillon,
- 12 enfants de 10 à 14 ans : 9,02 % de l'effectif total de l'échantillon,
- 2 enfants de 15 à 19 ans : 1,5 % de l'effectif total de l'échantillon.
- Pour les 62 individus adultes (46,61 % de l'échantillon), la répartition par âge au moment du décès est la suivante :
- 24 Jeunes : 18,4 % de l'effectif total de l'échantillon,
- 10 Jeunes-Matures : 7,5 % de l'effectif total de l'échantillon,
- 15 Matures: 11,27 % de l'effectif total de l'échantillon,
- 8 Matures-Agés: 6 % de l'effectif total de l'échantillon,
- 5 Âgés: 3,75 % de l'effectif total de l'échantillon.

En résumé, la répartition, selon le sexe, des individus adultes de nos trois séries ostéologiques montre une très légère surreprésentation masculine à l'Observance et au Délos, alors qu'un constat inverse est observable pour les Fédons. Toutefois, pour les deux échantillons datant du début du XVIIIème siècle, la part des adultes pour lesquels nous n'avons pas pu déterminer de diagnose sexuelle est plus (30,61 % au Délos) ou moins (8,59 % à l'Observance) importante, relativisant donc ces inégalités du *sex ratio.*

La constatation principale que nous avons pu faire dans la répartition en fonction de l'âge réside dans la faiblesse du nombre des individus immatures à l'Observance qui ne représente que 28,5 % du total de la série (contre 38,5 % au Délos et 53 % aux Fédons). L'échantillon de l'Observance est également marqué par une absence d'individus âgés de moins d'un an. Pour les trois sites, les répartitions, selon le critère de l'âge, des décédés ne correspondent à aucune courbe de mortalité habituellement mise en évidence, soit sur des archives

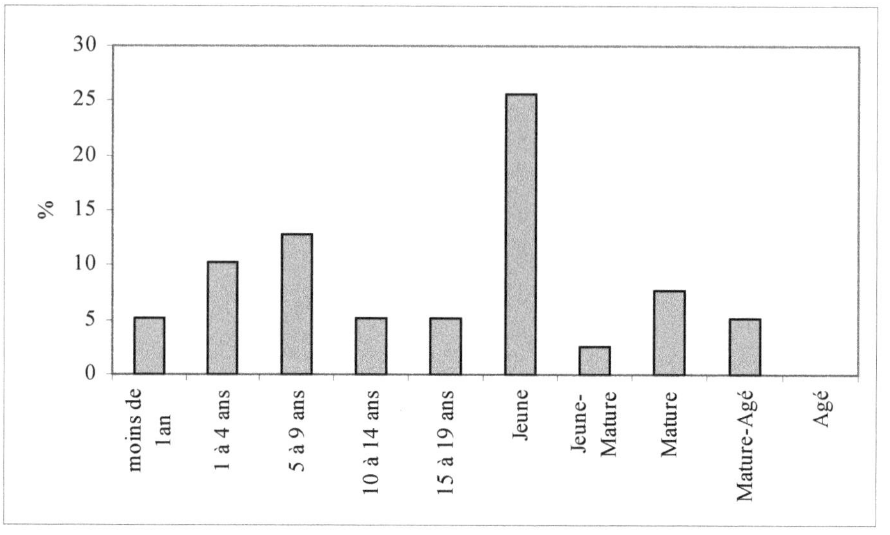

Figure 2.29 : Répartition des âges au décès au Délos

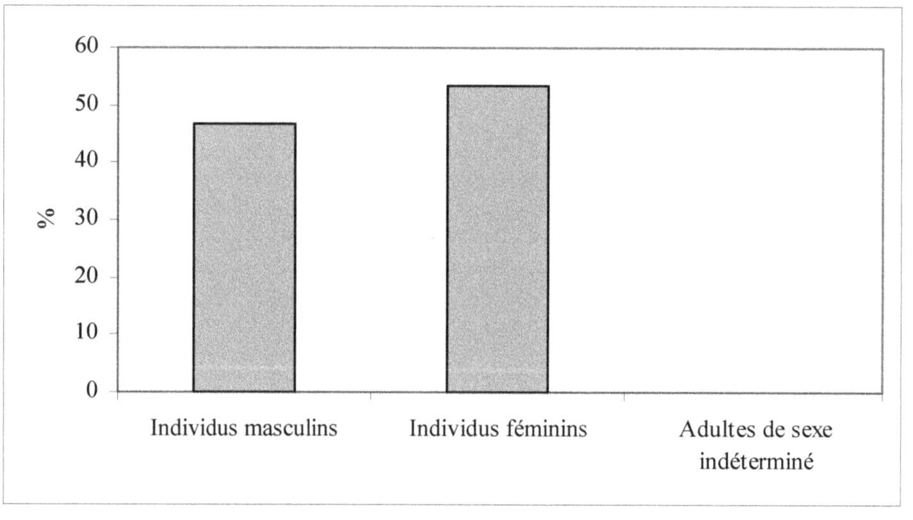

Figure 2.30 : Répartition des sexes pour les Fédons

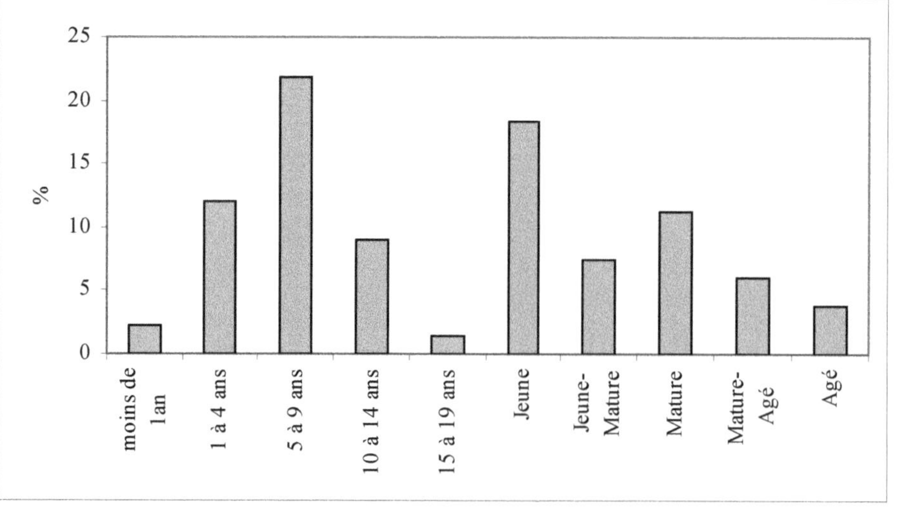

Figure 2.31 : Répartition des âges au décès aux Fédons

biologiques, soit sur des archives historiques. L'originalité des profils de type peste nous amènera donc dans l'avenir à développer un raisonnement différent de ceux auxquels nous sommes habitués (Signoli et *al.*, 2002; Gowland et Chamberlain, 2005).

5–ESTIMATION DE L'ÉTAT SANITAIRE

Dans cette partie nous envisagerons les éléments généraux nous permettant d'avoir une idée globale de l'état sanitaire respectif des populations dont proviennent nos échantillons.

Parmi les éléments pouvant être utilisés comme indicateurs d'état socio-économique, on peut retenir la stature, certains marqueurs en relation avec des stress alimentaires ou infectieux (lignes de Harris et hypoplasies de l'émail dentaire) et certaines pathologies différentielles (Masset, 1990). Dans le cadre de ce travail, nous avons relevé quelques uns de ces indicateurs, ceux qui nous ont paru significatifs dans chacune des séries. Nous n'avons pas réalisé une étude exhaustive dans le domaine paléo-épidémiologique car cela nous paraissait sortir du cadre de cette étude. Toutefois, dans le cadre de collaborations scientifiques, les résultats de différentes approches dans ce domaine ont été publiés depuis 1998 (Dutour et *al.*, 1998; Dutour et *al.*, 2000; Dutour et *al.*, 2003; Pettenati-Soubayroux et *al.*, 2002; Bouttevin et *al.*, 2005; Chaumoître et *al.*, sous presse; Pettenati-Soubayroux et al, sous presse; Zink et *al.*, sous presse).

Nous sommes partis de l'hypothèse selon laquelle ces trois populations sont issues globalement d'un même ensemble génétique, les éventuelles différences de stature et de pathologies pouvant s'interpréter en termes de différences de "contexte socio-économique", au sens large.

5.1. – Estimation de la stature

Plusieurs méthodes ont pu être proposées afin de déterminer la stature d'un individu à partir de son squelette, ou de certains éléments de celui-ci (Trotter et Gleser, 1958; Olivier et Tissier, 1975; Olivier et Demoulin, 1976; Olivier et *al.*, 1978). Aucune de ces méthodes ne peut être considérée comme réellement fiable, puisque elles furent toutes développées sur la base de séries ostéologiques contemporaines et ne peuvent donc pas tenir compte des critères de variabilité qui furent ceux des populations anciennes. Le calcul de la stature à partir d'éléments du squelette est d'autant plus complexe que l'on ne connaît pas l'asymétrie des os longs et les différences de proportions corporelles d'une population (Olivier et Demoulin, 1976; Olivier et *al.*, 1978). Notre étude portant sur des populations modernes (fin XVIème et début XVIIIème siècles) il nous a, tout de même, semblé pertinent de réaliser une estimation de ce caractère ostéométrique qui peut être mis en corrélation avec l'état sanitaire des populations.

Afin d'effectuer une détermination staturale de l'ensemble des individus adultes de nos trois échantillons paléodémographiques, nous avons utilisé dans cette étude les formules établies par G. Olivier (Olivier et *al.*, 1978), à partir de la longueur des os longs. Lorsque l'état de conservation nous le permettait, nous avons calculé la stature individuelle à partir de la formule qui donne l'estimation la plus fiable puisqu'elle tient compte des longueurs humérale, fémorale et tibiale. En l'absence de l'une de ces trois données métriques, nous avons utilisé des couples de longueurs osseuses privilégiant toujours les associations humérus-fémur ou humérus-tibia. Dans les autres cas, nous avons calculé la stature individuelle sur la base de la longueur d'un seul os long du squelette.

5.1.1. – L'Observance

Pour l'ensemble des individus adultes exhumés du charnier marseillais le calcul de la stature a pu être réalisé sur un total de 101 individus. Dans 39 cas (24 sujets masculins et 15 individus féminins), cette détermination a reposé sur des formules qui tiennent compte des longueurs humérale, fémorale et tibiale. Pour 36 individus (20 individus masculins et 16 sujets féminins), cette évaluation s'est faite sur la base de deux longueurs osseuses. Dans 26 cas (10 sujets masculins et 16 individus féminins), la détermination a été réalisée à partir de la longueur d'un seul os long. Pour 16 individus sexualisés, nous n'avons pas pu effectuer de détermination staturale.

La conservation des os longs a donc autorisé la détermination de la stature pour 86 % des sujets adultes dont le sexe avait pu être déterminé.

Les statures masculines sont comprises entre 153 et 183,5 cm, la stature moyenne est de 164,29 cm, la stature médiane est de 164 cm.

Les statures féminines sont comprises entre 147 et 173 cm, la stature moyenne est de 157,05 cm, la stature médiane se situant à 155 cm.

5.1.2. – Le Délos

Le calcul de la stature des individus adultes inhumés dans les fosses du Délos a pu être réalisé sur un total de 11 individus. Pour cinq sujets (quatre masculins et un féminin), cette détermination a reposé sur des formules tenant compte des longueurs humérale, fémorale et tibiale. Pour deux individus masculins, cette évaluation s'est faite au regard de deux longueurs osseuses. Dans le cas de quatre sujets (trois individus masculins et un sujet féminin), la détermination a été réalisée à partir de la longueur d'un seul os long. En ce qui concerne six individus, non sexualisés (deux femmes et un homme), nous n'avons pas pu effectuer de détermination staturale.

Les statures masculines sont comprises entre 160 et 177 cm, la stature moyenne est de 166,78 cm, la stature médiane est de 167 cm. Les deux statures féminines sont de 146 et 151 cm.

5.1.3. – Les Fédons

Dans le cas des individus adultes mis au jour lors de la fouille du cimetière des Fédons un calcul de stature a pu être fait sur 59 individus : 29 sujets masculins et 30 féminins. Pour 28 sujets (dix-neuf individus masculins et neuf sujets féminins), cette détermination a reposé sur des formules qui tiennent compte des longueurs humérale, fémorale et tibiale. Pour 15 individus (cinq hommes et dix femmes), cette évaluation s'est faite sur la base de deux longueurs osseuses. Dans 16 cas (cinq sujets masculins et onze individus féminins), la détermination a été réalisée à partir de la longueur d'un seul os long. Enfin, pour trois individus, nous n'avons pas pu effectuer de détermination staturale. La détermination de la stature a donc été possible, malgré l'altération des corticales et des surfaces articulaires, sur 95 % des sujets adultes.

Les statures masculines sont comprises entre 151,7 et 178,5 cm, la stature moyenne est de 165,1 cm, la stature médiane est de 166,2 cm.

Les statures féminines sont comprises entre 144,5 et 165,2 cm, la stature moyenne est de 157,2 cm, la stature médiane est de 158,5 cm.

La comparaison des valeurs staturales moyennes (comme des valeurs minimales et maximales) de nos trois échantillons paléodémographiques ne montre pas de différences entre les séries de l'Observance et des Fédons pour les deux sexes et pour les statures masculines, cela pour les trois séries.

5.2. – Étude des marqueurs nutritionnels

Cette étude n'a pu être conduite, pour l'instant, que pour la série de l'Observance, et elle ne concerne seulement que les hypoplasies de l'émail dentaire. Ce travail mené en collaboration avec I. Soubayroux a révélé une fréquence très élevée des hypoplasies : 47 % des sujets en sont porteurs (Pettenati-Soubayroux et *al.,* 2002; Pettenati-Soubayroux et al, sous presse). Cette observation semble montrer que la population dont sont issus les individus inhumés à l'Observance a dû connaître des stress alimentaires, probablement importants. Cette observation est à coupler avec l'étude des lignes de Harris, en cours de réalisation sur les trois séries, qui apparaissent également fréquentes et nettement marquées sur la première série de clichés radiographiques réalisée pour l'Observance. Cette notion est à rapprocher des deux cas patents de séquelles de rachitisme carentiel (SP 48 et SP 83) observés sur la série des Fédons (Signoli et *al.,* 1996; Bouttevin et *al.,* 2005). Elle est d'autant plus essentielle à prendre en considération, que l'on connaît l'importance des carences alimentaires sur le système immunitaire et donc, en conséquence, sur la gravité des épidémies.

5. 3. – Paléoépidémiologie générale

Elle a été réalisée sur la base de l'examen macroscopique, en prenant en compte quatre grands groupes nosologiques : pathologies dégénératives, traumatiques, infectieuses et tumorales. Les échantillons paléodémographiques issus de sites d'inhumation de pestiférés présentent un intérêt particulier pour les recherches portant sur l'état sanitaire des populations anciennes. Effectivement, sur ce type de série, du fait même de la non sélection des victimes (tout du moins en fonction de l'âge et du sexe), le paléopathologiste pourra estimer la prévalence de certaines affections, estimation qui est beaucoup plus périlleuse sur un échantillon issu d'un cimetière traditionnel (Waldron, 2001; Dutour et *al.,* sous presse).

Les pathologies que nous avons pu observer sur les trois séries sont d'importances inégales. La série du Délos est numériquement faible; celle des Fédons présente, comme nous l'avons vu, une altération des surfaces corticales et articulaires limitant les observations paléopathologiques. Nous nous sommes donc préférentiellement intéressés à l'échantillon de l'Observance qui a pu faire l'objet d'une analyse plus approfondie et nous mentionnerons les éléments les plus remarquables pour les deux autres séries.

5.3.1. – L'Observance

On note dans cet échantillon une prédominance des pathologies dégénératives (*Figure 2.32*).

Parmi l'ensemble des pathologies dégénératives, la répartition de celles-ci, au niveau du membre supérieur, révèle une prédominance de l'atteinte du coude (ancarthrose) qui est à 18 % du total des "coudes" présents dans la collection (*Figure 2.33*). Actuellement, cette localisation est toujours secondaire et liée à des surmenages articulaires d'ordre professionnel (Bérato *et al.,* 1990). Elle vient conforter l'attribution de ces victimes à des catégories socio-professionnelles exerçant une activité manuelle. La fréquence des localisations claviculaires (14 %) va également dans ce sens.

La comparaison entre la fréquence de l'arthrose du membre supérieur et la conservation des éléments articulaires concernés ne fait pas apparaître de relation évidente, ce qui indiquerait que les répartitions de fréquence des arthroses du membre supérieur ne sont pas liées à un effet de plus ou moins bonne conservation des sites articulaires (*Figure 2.34*).

Au niveau du membre inférieur, la localisation la plus fréquente se situe à la hauteur du genou (*Figure 2.35*). Elle est moins informative quant à l'activité professionnelle de l'individu, en raison du caractère souvent essentiel de cette localisation. La répartition de cette localisation en fonction de l'âge et du sexe des individus porteurs devra faire l'objet d'une analyse plus fine afin d'en préciser l'origine.

De même qu'au membre supérieur, il ne semble pas exister de relations entre la bonne conservation d'un site articulaire et la fréquence de l'arthrose au niveau de ce site (*Figure 2.36*).

La répartition de l'arthrose vertébrale montre une prédominance de l'arthrose cervicale au niveau du rachis cervical inférieur. Il s'agit là de la topographie la plus fréquente dans le cadre d'un processus de vieillissement. On note également un pic d'atteinte thoracique, basse et lombaire. Là encore, une analyse plus fine devra faire la part de l'importance que l'on doit attribuer à ce constat entre l'effet de la dégénérescence et celui d'activités liées à un surmenage vertébral (*Figure 2.37*).

Dans cette série, la conservation des différents éléments vertébraux est dans l'ensemble "bonne" (toujours supérieure à 50 %). Par contre, il existe apparemment des phénomènes différentiels en faveur des éléments cervicaux et notamment de la 2ème vertèbre cervicale. Cette observation répond à des phénomènes de conservation déjà bien décrits en anthropologie de terrain (Duday et *al.*, 1990) : les premières vertèbres sont protégées par le crâne. La localisation de l'arthrose vertébrale ne semble pas couplée à la conservation (*Figure 2.38*).

La mise en évidence de périostites fournit une estimation globale de la prévalence des infections chroniques à tropisme osseux (Waldron, 1992 et 1994). Elles touchent essentiellement les os du membre inférieur, conformément à une distribution classique en clinique, comme en paléopathologie (*Figure 2.39*).

La distribution des périostites n'est pas en relation directe avec la conservation des os longs (*Figure 2.40*). Cependant, il est évident que la fréquence de ces lésions ostéo-périostées sera minimisée en cas d'altérations des surfaces corticales, phénomène non pris en compte par l'ICA. Les surfaces corticales ne sont pas endommagées dans cette série (Maczel, 2003).

5.3.2. – Le Délos

Les pathologies que nous avons pu observer sur ce petit effectif démographique sont dans l'ensemble assez modestes et relativement banales. Il s'agit le plus généralement de quelques petites pathologies traumatiques et de pathologies dégénératives, axiales et périphériques, touchant le plus souvent des sujets d'un âge avancé.

Le sujet S 5 présente ainsi une ostéophytose bicipitale au bord inférieur de la facette sternale de la clavicule témoignant d'un processus dégénératif, arthrose bilatérale des coudes, arthrose bilatérale des genoux et arthrose vertébrale au niveau des lombaires. Il montre également une calcification importante du cartilage thyroïdien. Enfin, nous avons pu noter une usure à type d'encoche importante, à gauche comme à droite, de la seconde incisive et de la canine du maxillaire ainsi que de la canine et de la première prémolaire de la mandibule, causée par l'utilisation d'une pipe dont le tuyau en terre était particulièrement abrasif.

Le squelette n° 12 présente des arthroses multiples : arthrose du genoux (fémoro-tibiale) bilatérale, arthrose du coude et du poignet latéralisée à gauche et arthrose vertébrale au niveau des lombaires.

Enfin le sujet S 36 présente un certain nombre de pathologies intéressantes et parfois liées entre elles : asymétrie dans la robustesse des os longs des avant-bras indiquant une sous-utilisation du membre supérieur gauche. Au niveau de l'articulation du coude, une anomalie de l'épiphyse distale de l'humérus est visible. Elle résulte soit de séquelles d'une fracture condylienne survenue dans l'enfance (avec nécrose épicondylienne), soit d'une malformation génétique de l'épiphyse distale de l'humérus. Il faut signaler aussi la présence d'une apophyse épitrochléenne sur l'humérus gauche, ceci étant dû à une calcification d'un canal osseux (il s'agit d'un caractère discret). Enfin, ce sujet masculin d'âge mature, était également un fumeur de pipe comme en témoignent l'usure particulière de ses dents.

5.3.3. – Les Fédons

Nous mentionnons ici les éléments pathologiques les plus significatifs que nous ayons pu repérer (Signoli et *al.*, 1996). Il faut signaler que C. Bouttevin a réalisé, sur cette série, une étude quasi-exhaustive du point de vue des pathologies ostéo-articulaire et des pathologies ostéo-abarticulaire (Bouttevin, 1996; Bouttevin et *al.*, 2005).

Le sujet SP 03 montre une déformation évoquant une fracture consolidée au niveau d'un fragment d'arc costal droit. La radiographie confirme ce diagnostic en montrant une image de cal post-fracturaire.

Le squelette SP 17 US 59 présente plusieurs altérations pathologiques au niveau axial et périphérique :

- deux vertèbres lombaires présentent une irrégularité importante des plateaux vertébraux avec aspect vallonné et hérissé de la surface. Le cliché radiographique confirme l'aspect macroscopique sans dégager de signes d'atteinte somatique. L'examen tomodensitométrique a été réalisé avec des coupes pratiquées dans le plan frontal. Il montre une irrégularité des plateaux vertébraux adjacents avec ostéophytose marginale marquée. L'os spongieux vertébral ne présente cependant pas d'altération significative. Il existe toutefois un doute sur l'existence d'une ostéocondensation de la partie droite et postérieure de l'angle inférieur et de l'angle supérieur des vertèbres. Cet aspect est en faveur d'une spondylodiscite.

- une phalange de la main gauche (probablement proximale du quatrième rayon) présente une destruction de l'articulation distale évoquant une ostéo-arthrite.

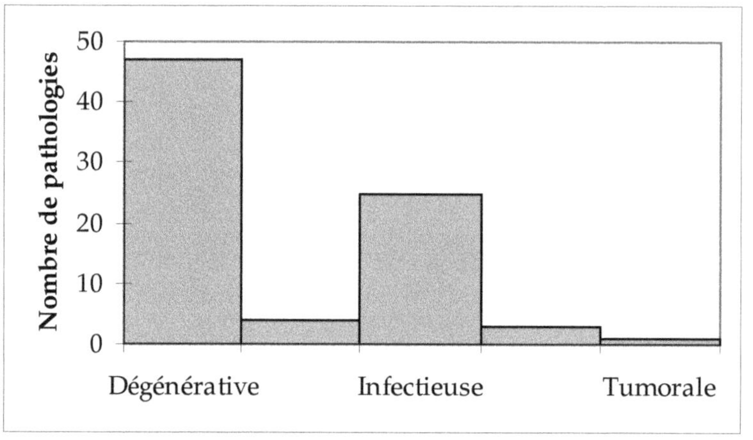

Figure 2.32 : Distribution des différents types de pathologies observées sur les individus exhumés du charnier de l'Observance.

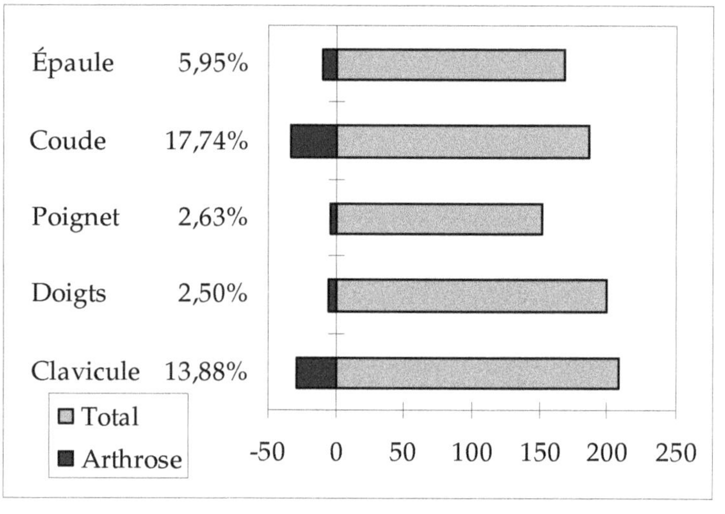

Figure 2.33 : Répartition de l'arthrose au niveau du membre supérieur comparée au total des sites articulaires conservés (valeurs absolues et %).

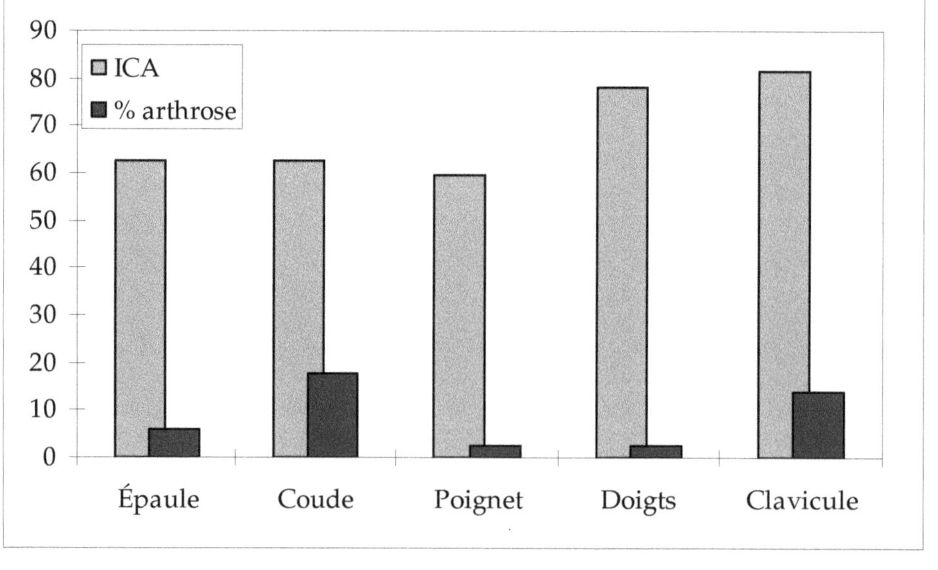

Figure 2.34 : Indice de conservation anatomique (ICA) et arthrose au membre supérieur

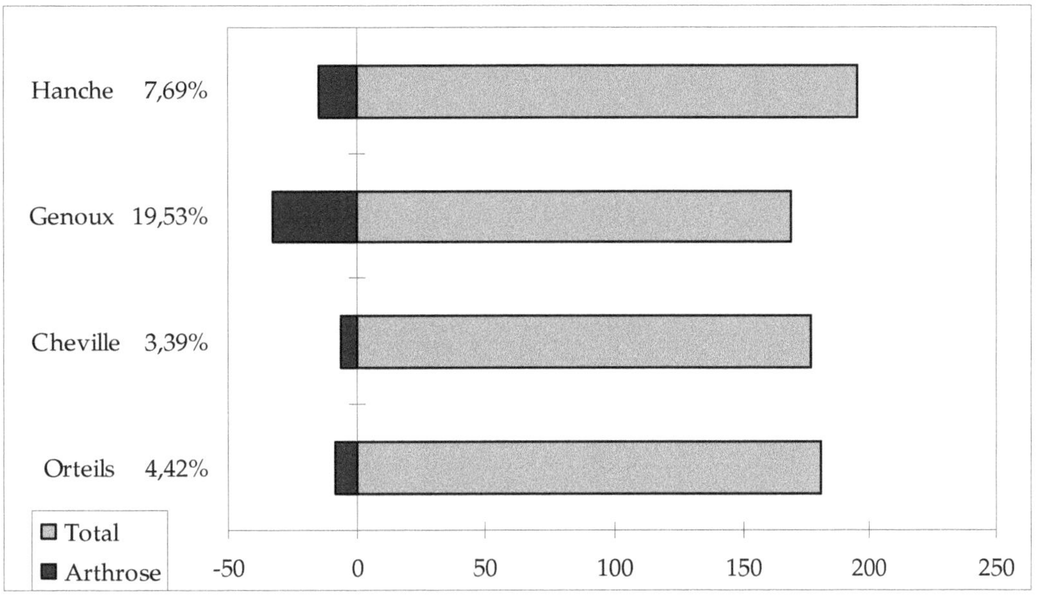

Figure 2.35 : Répartition de l'arthrose au niveau du membre inférieur comparée au total des sites articulaires conservés (valeurs absolues et %)

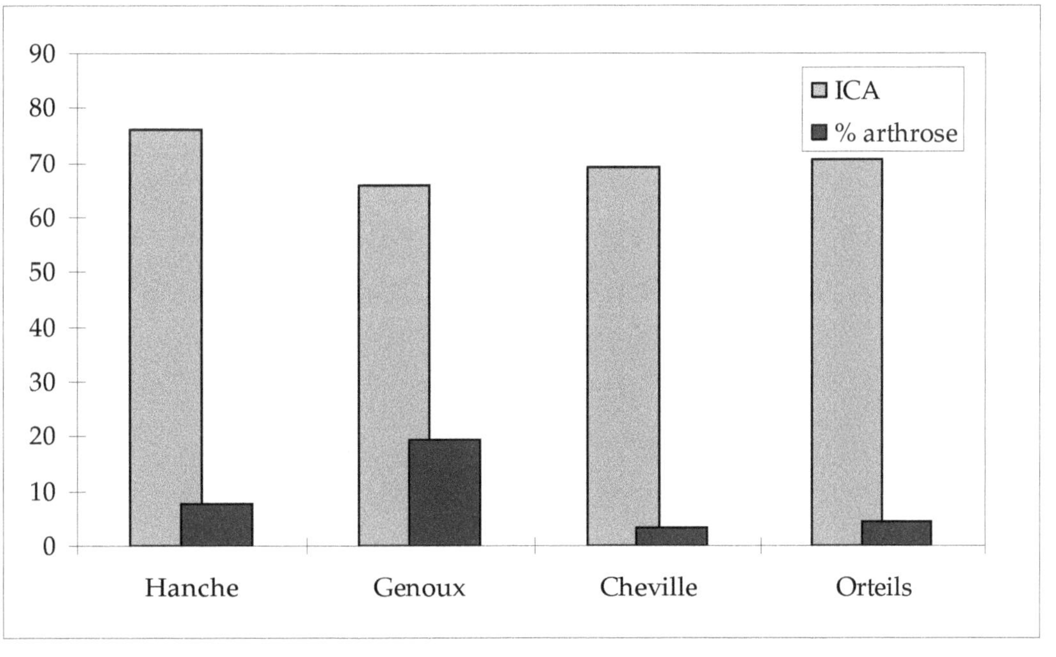

Figure 2.36 : ICA et arthrose au niveau du membre inférieur.

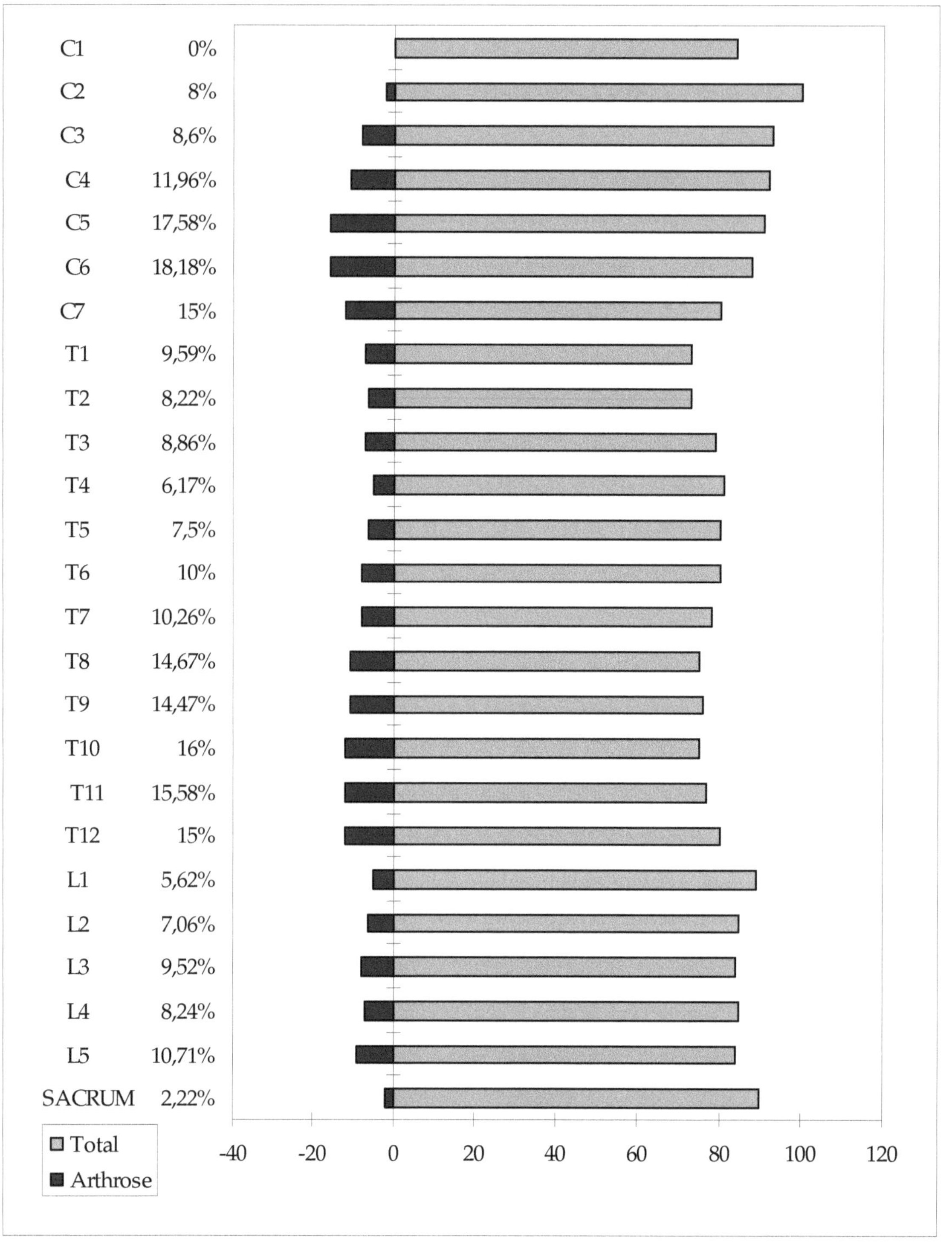

Figure 2.37 : Répartition de l'arthrose au niveau de la colonne vertébrale par rapport au nombre de vertèbres présentes (valeurs absolues et pourcentage)

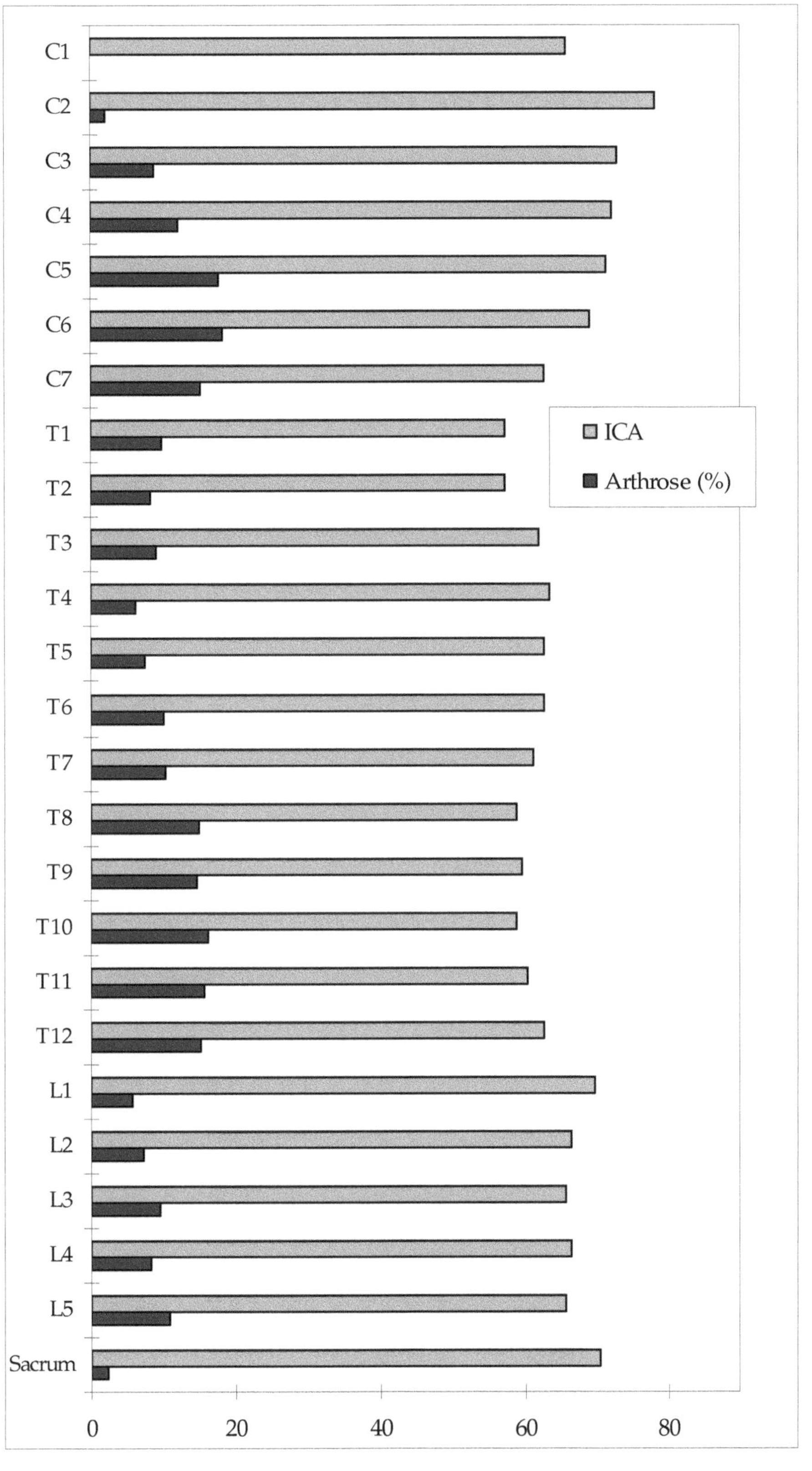

Figure 2.38 : ICA et répartition de l'arthrose au niveau de la colonne vertébrale

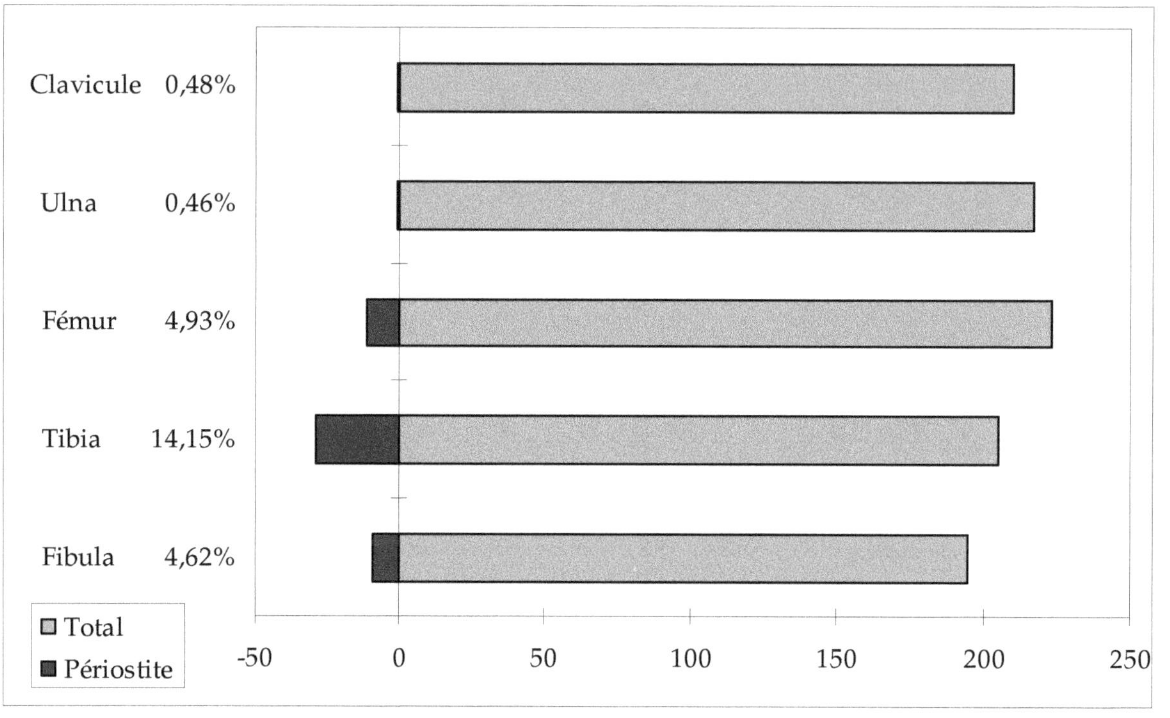

Figure 2.39 : Répartition des périostites observées dans la série paléodémographique de l'Observance

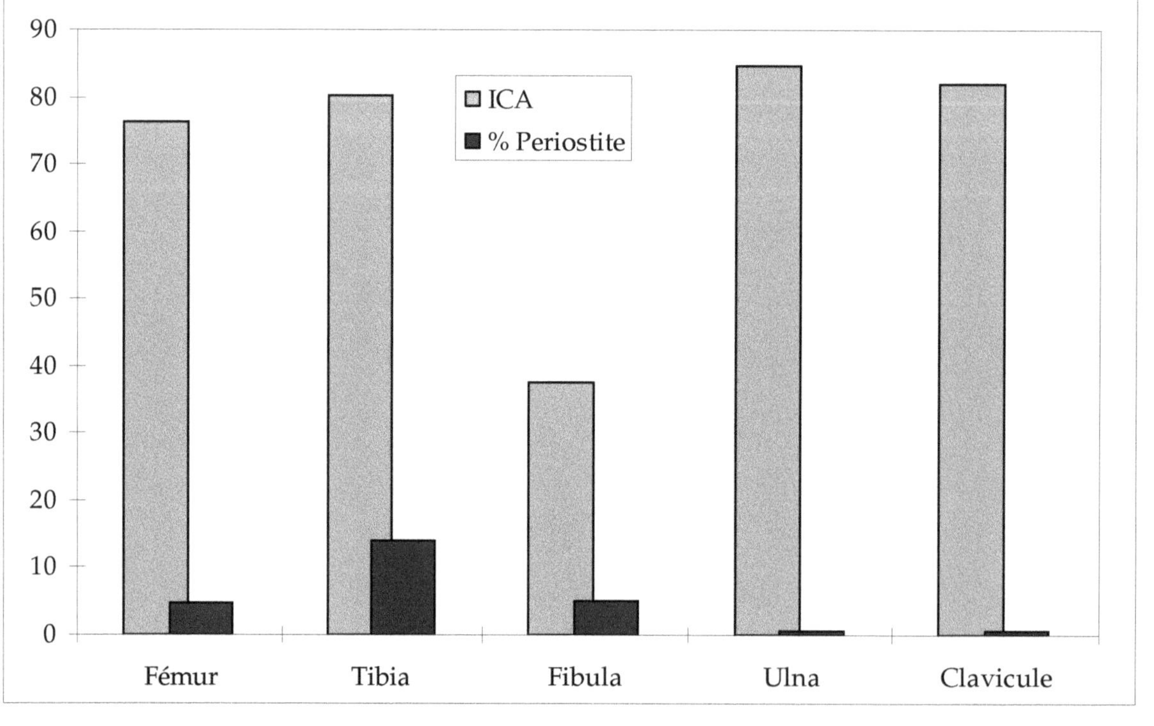

Figure 2.40 : ICA et répartition de périostites observées dans la série de l'Observance

- les fémurs présentent une ostéophytose sous-périostée postérieure épaisse avec élargissement de la région diaphysairo-métaphysaire distale.

- les tibias et les fibula sont porteurs d'une ostéophytose sous-périostée lamellaire.

Il s'agit donc au total de l'association d'une atteinte vertébrale et de réactions périostées au niveau des os des membres inférieurs, avec une ostéo-arthrite interphalangienne. Ces aspects sont évocateurs d'une infection. Cependant il est difficile d'en affirmer au niveau macroscopique le caractère spécifique (par exemple tuberculose) ou non spécifique.

Le sujet SP 21 présente au niveau du tibia gauche un renflement irrégulier dans la partie métaphyso-épiphysaire distale évoquant un possible cas d'ostéomyélite. Les clichés radiographiques montrent un trouble du modelage du tiers inférieur de la partie diaphysaire à type d'élargissement symétrique avec un épaississement marqué de la corticale et avec une réduction du calibre du fût diaphysaire. L'irrégularité de la corticale externe doit s'interpréter en termes taphonomiques. Ces aspects permettent de formuler l'hypothèse d'une ostéite chronique. Bien évidemment, aucune orientation sur l'infection causale n'est possible.

Sur le squelette SP 45 US 150, les fémurs et les deux tibias présentent un élargissement de la partie diaphyso-métaphysaire distale, à type d'image en flacon d'Erlenmeyer. Les radiographies des fémurs, à droite comme à gauche, confirment cet aspect "évasé" des régions métaphysaires et permettent d'observer un trouble du modelage de la jonction diaphyso-métaphysaire inférieure avec amincissement de la corticale. La corticale sus-jacente ne présente pas de particularité. Les clichés radiographiques des tibias montrent une irrégularité de la corticale de la diaphyse sans autre anomalie significative. Cette observation est à mettre en relation avec un cas probable de dysplasie métaphyso-diaphysaire. Il s'agit d'une maladie très rare, à déterminisme génétique, de transmission autosomique récessive et de bon pronostic vital (possible faiblesse musculaire, risque fracturaire plus élevé et *genu valgum* fréquemment associés).

La sépulture SP 48 US 166 montre une déformation de la diaphyse fémorale gauche à type d'aplatissement antéro-postérieur. La radiographie révèle sur les deux pièces un épaississement cortical diaphysaire avec irrégularité externe. Par place, mise en évidence d'un épaississement périosté. Pour les tibias, on note une déformation de la partie proximale à type d'incurvation à concavité interne. Cet ensemble est à interpréter comme une séquelle modérée de rachitisme, probablement commun. Cette pathologie est à mettre en relation, pour cette époque, soit avec des carences alimentaires (aliments dépourvus de vitamine D, régime alimentaire pauvre en calcium, consommation de céréales non traitées) soit avec une carence solaire, les deux facteurs étant fréquemment associés et pouvant témoigner de conditions de vie difficiles.

Le squelette SP 50 révèle au niveau de l'examen macroscopique une calcification de l'anneau fibreux du disque intervertébral pouvant correspondre à une chondrocalcinose ou une discarthrose commune débutante, consolidée.

Le sujet SP 52 US 183 présente au niveau du radius droit une déformation de la métaphyse distale évoquant une possible fracture-tassement métaphysaire ancienne. L'analyse radiographique révèle un trouble de modelage de la métaphyse inférieure très probablement lié à des remaniements post fracturaires. Il s'agit d'une localisation relativement fréquente, survenant principalement lors d'une chute sur la main. Chez le sujet âgé ostéoporotique, une simple chute de sa hauteur est suffisante. Chez le sujet plus jeune, un traumatisme plus violent est nécessaire (chute d'une plus grande hauteur). Dans ce cas le caractère bien consolidé de la fracture et l'aspect un peu tassé évoquant un type "en bois vert" pourrait indiquer une survenue de la fracture à un jeune âge.

La sépulture SP 63 montre une ouverture importante de l'angle cervico-diaphysaire du fémur gauche, le droit est plus altéré mais semble également ouvert. L'angle cervico-diaphysaire mesuré est compris entre 145 et 150°, définissant une *coxa valga.* Cette anomalie, plus fréquemment observée chez la femme, est associée à des anomalies de développement de la cavité cotyloïdienne dans le cadre d'une dysplasie de hanche, facteur familial de prédisposition de la coxarthrose.

Le squelette SP 75 US 68 montre une fusion des 3ème et 4ème vertèbres cervicales qui évoque un bloc vertébral cervical, d'allure *a priori* congénitale. Par ailleurs, on note des signes dégénératifs au niveau atlo-odontoidien et au niveau du disque inter vertébral entre les 6ème et 7ème vertèbres cervicales, avec syndesmophytose à droite. L'analyse radiographique, de face et en vue axiale révèle les éléments suivants :

- Atlas: discret bec ostéophytique des facettes articulaires inférieures,
- Axis: discret bec ostéophytique des facettes articulaires supérieures. Présence d'une enthésopathie calcifiante de la dent dans sa partie latérale.
- C3-C4: l'aspect radiographique de la fusion correspond à celui d'un bloc vertébral congénital. Les facettes articulaires supérieures du bloc présentent des signes d'arthrose.

En résumé, ce sujet présente une anomalie congénitale liée à un défaut de segmentation vertébrale, de localisation typique, associée à une cervicarthrose.

Le sujet SP 83 montre au niveau des tibias une incurvassions métaphyso-épiphysaire proximale. Le cliché radiographique du tibia gauche montre un remaniement de la structure du tiers supérieur de la diaphyse avec hyperostose corticale et irrégularité de la face externe de la corticale (cette dernière est en relation probable avec l'altération taphonomique d'origine végétale -racines, rhizomes- affectant les corticales de cette série). Il témoigne également d'une anomalie de la structure de l'os spongieux au niveau métaphysaire supérieur et au niveau du fût diaphysaire à type de microfragments très denses. L'hypothèse de la présence de résidus telluriques est probable. D'autre part, une lacune corticale métaphysaire supérieure apparaît. On retrouve sur le cliché radiographique du tibia droit une irrégularité de la corticale diaphysaire sans trouble du modelage.

Ces aspects sont à interpréter, comme pour le SP 48 en tant que séquelles de rachitisme carentiel.

La sépulture SP 85 témoigne au niveau du fémur gauche d'une dimorphie coxo-fémorale, avec apparente brièveté du col fémoral. Celle-ci peut-être éventuellement mise en relation avec une séquelle d'épiphysiolyse.

Le squelette SP 92 présente au niveau du pariétal droit, une embarrure crânienne consolidée, située à proximité de la suture pariéto-temporale droite. L'embarrure est constituée par une dépression allongée verticalement, avec un aspect en V. Le point le plus profond de cette dépression correspond à un éperon intracrânien faisant une saillie de 10 mm dans l'endocrâne, la dépression exocrânienne de l'embarrure pouvant être estimée à environ 20 mm par rapport à la convexité normale de la voûte crânienne dans cette région . Le cliché radiographique confirme la séquelle d'embarrure avec éperon osseux marqué sur le face endo-crânienne. La localisation de l'impact est classique et correspond à un coup de revers pour un assaillant droitier ou un coup droit pour un gaucher. L'instrument contondant est un objet lourd, peut être triangulaire. Le caractère de l'embarrure semble indiquer qu'il possédait un faible tranchant ou bien qu'il y a eu une protection interposée qui aurait atténué l'effet tranchant de l'arme (casque). Il est possible, sur le plan clinique, que cette embarrure avec éperon intracrânien ait été suivie d'une comitialité séquellaire (épilepsie temporale). Ce cas souligne l'existence de violences probablement guerrières à mettre en relation avec une période historique troublée (guerres de religion). Pour le sujet SP 93 US 342, le radius gauche, fragmentaire, présente une apposition engainante nette dans la portion distale de la diaphyse. Le cliché radiographique atteste effectivement de la présence d'une ostéophytose périostée épaisse de la diaphyse. L'étiologie exacte de cette périostite, très probablement d'origine infectieuse, ne peut être établie.

Enfin, la sépulture SP 98 atteste d'une anomalie du scaphoïde gauche se présentant en deux parties. Cet aspect correspond, plutôt qu'à une pseudarthrose post-traumatique, à un trouble de la fusion des deux noyaux d'ossification du scaphoïde (scaphoïde et os central du carpe), seul os carpien à posséder deux points d'ossification.

En résumé, en dehors des pathologies proprement congénitales, cette série des Fédons laisse entrevoir des traumatismes, dont un cas crânien s'inscrit vraisemblablement dans un contexte de guerre (coup d'épée, de hache...). Cette série révèle également des signes de carence alimentaire et solaire compatible avec des épisodes de disette et de renfermement des jeunes enfants, peut-être associée avec une consommation excessive de céréales mal préparées. Elle montre également l'existence de pathologies infectieuses éventuellement spécifiques, telle la tuberculose. En ce qui concerne les séries de l'Observance et du Délos, la rareté des pathologies rencontrées témoigne de la « bonne santé » de ces individus, ce qui est finalement peu surprenant pour des échantillons constitués en quelques semaines dans un contexte d'épidémie de peste.

Au final, nous avons donc rencontré que peu d'atteintes osseuses, y compris dans la prévalence de lésions d'origines dégénératives. Ces résultats sont différents de ceux obtenus lors de l'étude de séries paléodémographiques issues par exemple de cimetières paroissiaux, mais témoignent également au niveau paléopathologique de l'originalité des séries de peste qui sont constituées d'individus morts en "bonne santé".

TROISIÈME PARTIE

ARCHIVES HISTORIQUES ET DONNÉES BIO-DÉMOGRAPHIQUES

Dans cette partie nous envisagerons de traiter les données historiques en tant que support de l'étude archéo-anthropologique. Il n'est nullement question pour nous de réécrire dans ces pages une histoire des épidémies de peste en Provence. Les aspects historiques que nous développerons, parfois de façon relativement précise, auront pour seule ambition de replacer l'événement épidémique dans son contexte chronologique et spatial. Ainsi, chaque fois que nous avons utilisé des documents qui sont habituellement ceux de l'historien ou du démographe, c'est afin de comprendre et d'expliquer les données observées sur le terrain ou obtenues en laboratoire.

1- HISTORIQUE DES ÉPIDÉMIES

Durant l'Ancien Régime, la peste fut une composante essentielle de la société française: *"tout homme de 25 ans a, au moins une fois dans sa vie, connu la peste"* (Biraben, 1975). La peste, *"grand personnage de l'histoire d'hier"* (Bennassar, 1969), est l'archétype mythique de l'épidémie et de la contagion, le symbole même de ce que l'on pourrait appeler un *Ancien Régime du Mal.* Toutefois, par rapport à cette période d'histoire politique, la Seconde Pandémie pesteuse a une chronologie qui lui est propre dont le point de départ se situe en 1348 et le point d'arrivée, tout au moins pour la France, se place en 1720-1722 (Hildesheimer, 1993). En France, entre 1347 et 1536, J. N. Biraben (1975) a pu identifier vingt-quatre poussées principales, secondaires ou annexes de peste en 189 ans, soit en moyenne une poussée tous les huit ans. Entre 1536 et 1670, on ne compte que douze flambées épidémiques, soit une tous les 11,2 ans environ. Après cette date, la maladie semble disparaître, pour refaire une apparition ultime et violente en Provence entre 1720 et 1722 (Delumeau, 1978).

La première moitié du XVIIème siècle, marqua le paroxysme des épidémies de peste qui touchaient alors l'ensemble du royaume de France, comme la quasi-totalité des régions européennes (Chaunu et Gascon, 1977). Nous insisterons notamment dans cette période sur l'épidémie, de 1628-1632 aux allures véritablement pandémiques. Après 1650, la peste se mit à reculer, puis curieusement à disparaître ou presque (Goubert et Roche, 1984). Durant le dernier tiers du XVIIème siècle, la France connut la fin des épidémies implacablement récurrentes et dévoreuses d'hommes.

Cette disparition du fléau épidémique fut, tout au moins pour partie, le résultat de mesures administratives strictes (utilisation des billets de santé, développement des lieux de quarantaine, création de lieux d'observation des personnes suspectes, isolement des malades, mise en place de cordons sanitaires...): *"On ne peut rien contre la peste si ce n'est la cantonner. Le cantonnement de la peste est une des plus grandes victoires de l'Europe classique"* (Chaunu, 1966). La mise en place de cet arsenal sanitaire explique la bipartition du monde occidental face à la peste (Biraben, 1975); dans les régions nord-occidentales de l'Europe, où ces mesures furent prises précocement, la peste recula à partir du milieu du XVIIème siècle ; en Europe sud-orientale, où ces mesures ne furent prises qu'à partir de 1837, la peste persista jusqu'au premier tiers du XIXème siècle (Mollaret, 1997).

1.1. – Les épidémies de pestes en Provence au XVIème, XVIIème et XVIIIème siècles

Les sources historiques évoquant les épidémies de peste en Provence pour les XVIème, XVIIème et XVIIIème siècles sont à la fois très nombreuses et le plus souvent incomplètes. Reconstituer les événements épidémiques dans un cadre régional demande un dépouillement exhaustif de l'ensemble des sources, incluant celles relatives aux petites communautés, rurales ou urbaines, souvent rares ou fragmentaires. L'ensemble de ces communautés représente cependant une minorité importante de l'effectif total des habitants d'une province, comme du nombre des victimes en période de mortalité.

Depuis 1998, nous avons entrepris ce récolement de données, notamment pour l'actuel département des Bouches-du-Rhône, et cela soit dans le cadre de travaux universitaires que nous avons dirigés (Szabo de Edelenyi, 2000 ; Grigoriev, 2001), soit dans le cadre de collaborations avec d'autres collègues (Séguy et Signoli, sous presse).

Ceci explique sans doute qu'à ce jour, aucune étude alliant chronologie systématique, diffusion régionale et impact démographique n'ait été réalisée pour les épidémies de peste en Provence. Cette carence n'est toutefois pas propre à la Provence et se retrouve pour l'ensemble des régions de France et au-delà d'Europe.

Notre objectif dans le cadre de cette approche n'est évidemment pas de combler ce vide, il se limitera simplement à dresser un cadre chronologique général des principales phases épidémiques dans notre zone d'étude.

L'histoire de la peste en Provence, pour les trois siècles qui constituent la période Moderne suit la chronologie générale de cette maladie qui fut établie précédemment pour l'ensemble des régions de l'Europe occidentale.

Les rythmes épidémiques se caractérisent par une omniprésence du fléau au XVIème siècle et un très net recul de celui-ci à partir de la seconde moitié du XVIIème siècle. La généralisation des mesures d'isolement a fait reculer la peste dès le milieu du XVIème siècle. Toutefois, l'existence de périodes troublées a permis à la peste d'effectuer des retours massifs lors des Guerres de Religion (entre 1575-1599), ou pendant la Guerre de Trente Ans (entre 1625-1649), le cas de la communauté de Carpentras traduisant bien le reflet épidémique de cette répartition temporelle des épisodes militaires (*Figure 3.41*). L'épidémie des premières années du XVIIIème siècle ne fait qu'exception, bien qu'il ait totalement occulté, du fait même de son anachronisme, le souvenir des crises plus anciennes, mais toutes aussi sévères. Du fait de son acuité, cette crise démographique a également masqué la mémoire d'épidémies plus récentes (comme par exemple le choléra ou la fièvre jaune au XIXème siècle).

Les phases épidémiques du XVIème siècle sont assurément les plus mal connues. Dès le début du siècle, la peste sévit dans les communautés d'Aix-en-Provence et d'Avignon (1502), puis frappa la ville de Marseille deux années plus tard. Le grand port méditerranéen fut cruellement touché: l'art des médecins fut inutile, les consuls abandonnèrent la cité. L'épidémie ravagea la ville jusqu'en 1508: *"à cause de l'impéritie des Médecins et de la négligence des Magistrats"* (Papon, 1786).

A partir de 1521, la peste embrase toute la province, s'éteignant quelques mois en un lieu, se rallumant dans d'autres villes, elle reste toutefois présente dans la région pendant plus d'une douzaine d'années. Les populations d'Aix-en-Provence, Avignon, Carpentras, Marseille, Nîmes et Orange subissent d'importantes ponctions démographiques (Biraben, 1975).

En 1541, la peste réapparaît avec violence dans de nombreuses communautés de la province.

À partir de 1579 et jusqu'en 1592, la peste sévit sans discontinuer dans toute la région, opérant des prélèvements récurrents sur les populations. Présente pour quelques mois dans telle ville, l'infection gagne d'autres communautés pour revenir ensuite à son point de départ: *"Comme elle ne cessait que par intervalles, sans jamais s'éteindre..."* (Papon, 1800). Cette situation endémique est, sans aucun doute, à mettre en corrélation avec le contexte politique de la fin du XVIème siècle où des guerres opposent Catholiques et Protestants. La région, militairement coupée en deux, est alors traversée par des troupes rivales qui s'affrontent sans cesse pour la possession des différentes communautés urbaines et rurales de la province (Emmanuelli, 1991). A l'évidence, les déplacements de troupes ont alors joué un rôle majeur dans la diffusion des maladies épidémiques sur des populations civiles affaiblies par des épisodes de disette associés à des perturbations climatiques: *"Les pluies excessives qui avaient régné dans le printemps, suivies de chaleurs insupportables, occasionnèrent la grande peste. Elle fit des ravages pendant près de huit ans. Elle commença par Grasse et Cannes et s'étendit peu à peu jusqu'à Marseille. La famine accompagna le fléau"* (Bouche, 1785).

En juillet 1579 *"une horrible peste ravagea la Provence"* (Fabri de Peiresc, s. d.). En octobre 1579, la peste toucha la ville de Cannes. A la fin du mois de novembre, 400 Cannois avaient déjà succombé. Un registre notarial évoque des pestiférés dictant leur testament de la fenêtre ou de la porte de leur maison et des témoins refusant de signer *"por ne s'infester de peste qu'est en ce lieu"*. L'épidémie cessa dans cette ville à la fin de juin 1580, après avoir emporté 1 600 personnes (Jeancard, 1950). Cette année là, le fléau désola l'ensemble de la Provence. Sa violence fut telle qu'elle fut appelée *Grande peste,* tant du fait de son étendue (presque aucune ville ou village de la province n'y échappa) que de sa durée (de juillet 1580 à août 1581, à Aix-en-Provence) et de la mortalité qu'elle entraîna. Le témoignage émouvant de H. Bouche (1661) montre l'extrême gravité de l'épidémie de peste de 1580: *"...que le vulgaire a qualifié de nom de Grande ; ainsi que j'ay souvent oüy dire en mes jeunes ans aux personnes qui étaient de ce temps-là: désignant ordinairement leurs actions avec cette particularité ; du temps de la grande peste "*. Les ravages démographiques de la peste furent, durant cette période, multipliés par la virulence d'une épidémie de grippe, appelée coqueluche (J.-N. Biraben, com., pers.).

A la fin de l'année 1579, au Conseil tenu le 20 décembre (Archives de la ville de Marseille, BB 45, f° 7) le premier consul Pierre Caradet annonça que la peste était signalée à Gênes et sur le littoral de la Méditerranée. Il proposait de prendre des mesures préventives. Au début de 1580, la contagion éclate dans la ville: *"Cette infernale Dire commença au mois de février de l'an octantième du siècle"* (De Nostredame, 1613). A partir du 20 avril, les progrès de la peste furent effrayants, il mourrait 400 à 500 personnes par jour (Duprat, 1914). L'infirmerie installée à Saint-Lambert (Archives de la ville de Marseille, BB 39) fut rapidement débordée. Des forçats furent employés pour l'inhumation des pestiférés (Archives de la ville de Marseille, CC 426). Les difficultés de ravitaillement, liées à la peste, entraînèrent une famine: *"La plupart des pauvres gens étaient contraints de broutter de l'herbe"* (Ruffi, 1642). D'après R. Ruffi (1642), on compta plus de 30 000 victimes, le notaire Balthazar Renozi, dans son *"Registre et Protecolle de l'an 1580"*, réduit ce chiffre à 24 000 victimes, pour Bouche (1661) l'épidémie emporta 20 000 habitants (Carrière, 1987 ; Reynaud, 1987). Mais tous les auteurs s'accordent sur le fait que l'épidémie reprit, à Marseille, dès l'année suivante.

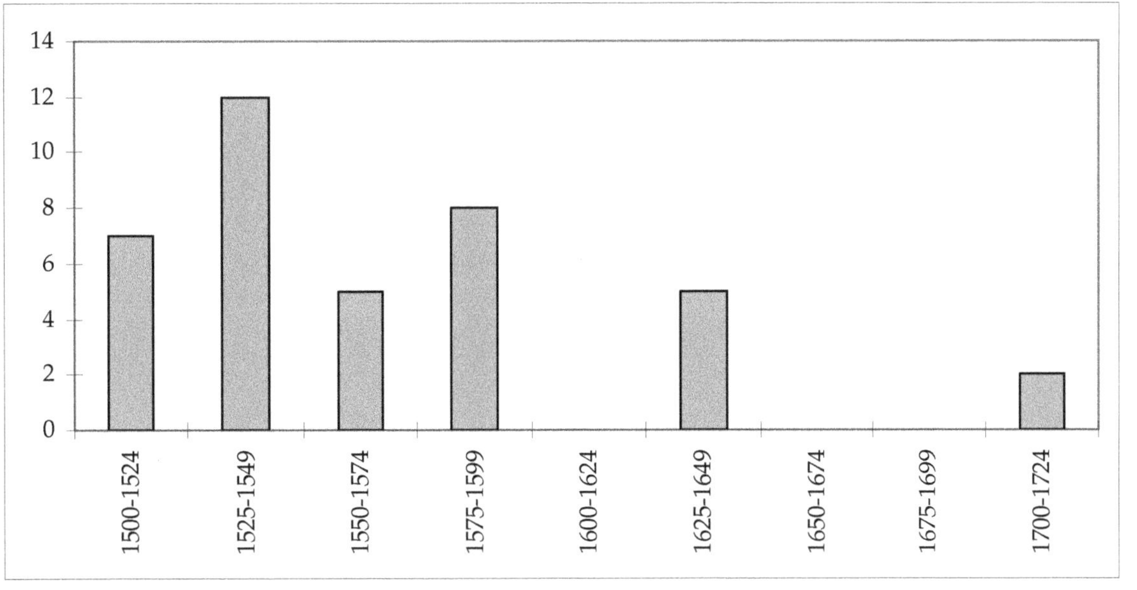

Figure 3.41: Impact de la peste sur la ville de Carpentras de 1500 à 1724. Cette communauté eût soit à se protéger, soit à faire face à des épidémies de peste durant 32 années au XVIe siècle, cinq années au XVIIe siècle et trois années au XVIIIe siècle (Dubled, 1969 et 1981).

De Marseille, la contagion passa à Aix-en-Provence, où elle fit rapidement de grands progrès: 12 à 15 décès par jour au début octobre 1582, 29 morts quotidiens à la mi-octobre, 70 (décès par jour) au début novembre (Papon, 1786). Au total, elle emporta de 8 000 (Bouche, 1785) à 8 500 personnes (Papon, 1786). L'historien J.-S. Pitton (1666) rapporte les signes de cette épidémie et montre la confusion diagnostique des médecins du XVIème siècle face aux différentes maladies. Ce témoignage est d'autant plus essentiel que J. S. Pitton était lui-même médecin.

La mortalité fut si grande à Aix qu'on ne trouvait plus personne pour inhumer les victimes. Comme à Marseille, l'isolement de la ville du fait de la *Contagion* provoqua d'importantes difficultés de ravitaillement: *"Cette peste était accompagnée de la famine, qui achevait de perdre ceux que la première épargnait, et obligea nos habitants de saouler leur ventre de racines et autres herbes qu'on trouvait..."* (Pitton, 1666).

Entre 1587, la peste frappe de nouveau la ville d'Aix: *"La Contagion qui avait cessé par intervalles, mais qui n'avait jamais été extirpée depuis plusieurs années, reprit à Aix une force nouvelle"* (Papon, 1786). La population aixoise trouva un responsable à cet état endémique de la Contagion. *Un scélérat,* Italien, habillé en Hermite, espion du roi l'Espagne, concourut, lit-on chez les historiens du XVIIème et du XVIIIème siècle, à la faire durer, guérissant ceux qu'il voulait, empoisonnant les autres en imbibant le marteau de la porte d'une mortelle composition. Ce personnage fut emprisonné, puis brûlé à Aix, en place des Prêcheurs, le 23 décembre 1588. *Sa maîtresse fut fouettée* trois jours durant par tous les carrefours de la ville (Pitton, 1666 ; Bouche, 1785).

La peste apparut ensuite à Digne et, de là, se répandit dans la vallée de Barcelonnette, fit de nombreuses victimes à Sisteron, Forcalquier, Manosque et Valensole (Bouche, 1785).

Entre 1587 et 1589, la peste frappe Aix-en-Provence, Apt, Avignon, Brignoles, Draguignan, Marseille, Nîmes, Tarascon, Toulon (Biraben, 1975). La ville d'Aix-en-Provence fut affectée de novembre 1586 à janvier 1587, puis de nouveau de juin à octobre 1587 (Bouche, 1661). Marseille se trouva contaminée à partir de novembre 1587, en trois jours la ville se vida et la peste fit peu de victimes, au mois de février 1588 les habitants revinrent en ville. Mais, une nouvelle flambée épidémique se manifesta à la mi-mars et dura jusqu'à la fin du mois de mai 1588 (Ruffi, 1642). En 1589, la ville de Saint-Maximin fut touchée à son tour (A. C. BB 7). Le Conseil embaucha un parfumeur (f° 345) et acheta une terre pour enterrer les pestiférés (f° 408). Les communautés de Lambesc (A. D. B-d-R 129 E BB 1), de Gardanne (A. D. B-d-R 148 E GG 10), de Peynier (A. D. B-d-R 147 E GG 6) ou d'Aubagne (A. D. B-d-R 135 E GG 28) en furent également victimes. Au début de l'année 1598, la peste se propagea à Marseille obligeant la chambre de justice à se retirer sur Aubagne pour quelques mois (Fabri de Peiresc, s. d.).

En 1621, la peste venue du Levant contamina la communauté de Martigues. Malgré la violence de l'épidémie, le Parlement d'Aix empêcha que les habitants de cette ville puissent sortir des limites de leur terroir. Cette décision semble avoir empêché la diffusion de l'épidémie (Bouche, 1661).

Entre 1629 et 1630, la peste contamina Aix-en-Provence, Apt, Arles, Avignon, Beaucaire, Carpentras, Forcalquier, Marseille, Nîmes, Orange, Toulon (Biraben, 1975).

En Provence, Digne fut la première communauté atteinte et 7 000 à 8 000 de ses habitants succombèrent. L'épidémie débuta au commencement du mois de juin 1629. Le rythme des décès s'accéléra rapidement: 40 par jour au début juillet, 100 vers le milieu du mois, 160 décès à la fin de juillet. Pendant la durée de la Contagion: *"...il ne régna d'autres maladies que la peste"* (Papon, 1786).

Aix-en-Provence se trouva contaminée à partir de la fin du mois de juillet. Martigues refusa alors de recevoir les Aixois par rancune de l'attitude du Parlement lors de l'épidémie de 1621. Face à la violence de l'épidémie, les institutions provinciales quittèrent la ville: la Grande Chambre du Parlement se réfugia à Salon, la Tournelle et le Bureau des trésoriers généraux à Pertuis, la Cour des comptes à Toulon puis à Brignoles, les Officiers du Siège à Trets. Au total et malgré le départ de nombreux Aixois, la peste fit 10 000 à 12 000 victimes, entre juillet 1629 et septembre 1630. La peste se manifesta également à Marseille, à partir de février 1630 et provoqua la fuite de 30 000 habitants: *"La foule était si grande aux portes de la ville, que plusieurs personnes y furent étouffées"* (Papon, 1786). Le nombre de morts pour cette épidémie n'est pas exactement connu, mais il fut considérable (Papon, 1786). Afin de faire cesser le fléau qui ravageait la ville: *"Léon de Valbelle Sieur de la Tour Premier Consul et Nicolas de Gratian second Consul, pour apaiser l'ire de Dieu firent voeu de fonder aux dépens du public une Maison des Filles Repenties, ce qui fut effectée depuis"* (Ruffi, 1642).

En 1649 la peste, apportée par un vaisseau venant de Barbarie, se propagea dans la ville de Marseille du fait de fausses déclarations faites par un capitaine de navire. L'épidémie sévit dans la ville de juillet 1649 à janvier 1650, environ 8 000 Marseillais trouvèrent la mort (Papon, 1786). Entre 1649 et 1650, l'épidémie se répandit en Provence: Aix-en-Provence, Arles, Aubagne, Beaucaire, Marseille, Nîmes, Tarascon en furent victimes (Biraben, 1975). Toutes les communautés de la côte furent touchées (Bouche, 1785). A Aix la peste fut: *"apportée par des femmes de débauche venues de Marseille, au début elle n'attaque que le petit peuple"* (Pitton, 1666).

En 1664, elle sévit de nouveau à Aix-en-Provence, Marseille, Toulon et Cuers. La découverte du décès d'un artisan avec un charbon sur les reins, dans une rue du quartier des Tanneurs, entraîna une panique de la population aixoise. Mais au total cette épidémie fit semble-t-il peu de victimes (Pitton, 1666).

1.2. – La peste de 1590 à Lambesc

L'histoire de l'épidémie de peste qui toucha la ville de Lambesc en 1590, s'inscrit dans l'histoire générale des poussées épidémiques récurrentes et nombreuses qui frappèrent, au-delà de la Provence, l'ensemble du royaume durant cette période. Les documents d'archives des communes provençales évoquent l'omniprésence de la maladie dans toute la province au XVIème siècle.

Comme nous l'avons vu précédemment, à la fin du XVIème siècle la Provence se trouvait au coeur des conflits militaires opposant Catholiques et Protestants, ainsi que de nombreuses factions échappant le plus souvent à tout contrôle. En 1590, ces guerres fratricides prirent une dimension nouvelle, du fait de l'intervention d'armées étrangères, notamment celles du duc de Savoie, gendre du roi d'Espagne Philippe II (Emmanuelli, 1991). La chronologie exhaustive des épisodes militaires de cette période étant inutile dans cette étude, nous nous limiterons à citer les événements qui encadrent l'année 1590 et qui concernèrent directement la ville de Lambesc. En juillet 1589, le lieutenant général de la Province, La Valette, en opposition avec le Parlement d'Aix prit et pilla Lambesc (Pitton, 1666): *"La Valette tomba sur Lambesc et ne fit grâce de la vie aux habitants qu'à condition qu'ils abandonnent leurs maisons au pillage"* (Papon, 1786). Au printemps 1593, la ville est de nouveau prise par les troupes du duc d'Épernon (Fabri de Peiresc, s. d.). Enfin, en février 1594, Lambesc est de nouveau le théâtre d'affrontements (Fabri de Peiresc, s. d.).

L'ensemble des données historiques relatives à l'épidémie de peste de 1590 à Lambesc repose sur les excellentes recherches réalisées par P. Rigaud (Rigaud 1996 ; Rigaud, 2005), dans le cadre de la fouille du cimetière des Fédons.

L'épidémie qui toucha Lambesc, en 1590, semble avoir débuté au mois d'avril. Cette précision chronologique repose sur une lettre écrite par l'un des consuls de la ville (A. D. B-d-R 129 E FF 16). Le 18 mai, l'assemblée du Conseil communal prend les premières mesures: établissement d'une infirmerie, engagement d'un *"visiteur de contagion"*, rédaction d'une liste de médicaments et projet d'engagement d'un chirurgien ainsi que de deux corbeaux (appelés ici *barras*). Toutefois, les documents d'archives attestent l'expulsion de personnes pour l'infirmerie, dès le 1er mai 1590. Le Conseil du 28 mai engagea le Sieur Léonard Biolles, apothicaire (sur les mêmes bases que celles qui lui furent attribuées lors de la dernière épidémie) et confirma l'emplacement d'une infirmerie dans une zone éloignée de la ville, dans le quartier de Farriol, à la bastide des Fédons (A. D. B-d-R 129 E BB 1). Le 30 mai, un acte passé entre six consuls de la ville et le médecin marseillais Bertrand Vassal confirme ce dernier comme médecin de l'infirmerie moyennant une rémunération de 100 écus d'or.

Le 14 juin, un homme reçoit salaire afin d'acheter des *forquettos* (c'est-à-dire des fourches de bois) pour les cabanes qui vont être construites autour de l'infirmerie.

Dans la première quinzaine du même mois, deux femmes sont engagées comme chambrières sur la base de onze florins par mois. A ce personnel viennent s'adjoindre des *estubayris* (désinfecteurs), des *guides* (personnes chargées de conduire les suspects de contagion vers les infirmeries) et des *barras* (enterreurs). L'ensemble de ce personnel étant nourri et logé sur place.

Le Conseil du 18 juin pris la décision d'emprunter de l'argent, auprès du Sieur Cappeau de Marseille, pour l'achat de médicaments afin de *"satisfere aux mallades du mal contagieus"* (A. D. B-d-R 129 E BB 1) et d'engager deux nouveaux *barras*.

La fin de l'été semble marquer un recul de l'épidémie, la communauté commence à régler le personnel qu'elle avait engagé et peut-être à s'en débarrasser. Le 15 août, l'apothicaire Léonard Biolles, reçoit un salaire de 13 écus et 36 sous pour ses trois mois de service.

La fin de l'épidémie semble pouvoir être datée du mois de septembre 1590 d'après le courrier d'un des Consuls de la ville (A. D. B-d-R 129 E FF 16).

L'identité des malades et des victimes de l'épidémie n'est connue que de façon très fragmentaire, par l'intermédiaire de deux listes. Un premier document: *"Recors de ceulx qui sont morts de la contagion"* (A. D. B-d-R 129 E CC/56 1), rédigé entre le 1er et le 26 mai 1590, fait état de 11 décès (cinq enfants: deux garçons et trois filles ; six adultes: deux masculins et quatre féminins). Le second document: *"Roole de ceuls qui ont este mis dehors"* (A. D. B-d-R 129 E CC/56 2) dont la rédaction s'est faite entre le 26 et le 28 mai, atteste la mort de huit personnes (quatre individus masculins et quatre sujets féminins) sans que les âges soient précisés.

1.3 – La peste de 1720-1722 en Provence

1.3.1. – L'épidémie de peste de 1720-1721, à Marseille

Au début du XVIIIème siècle, Marseille est une grande ville, la deuxième ou la troisième du royaume de France par le nombre de ses habitants. Un dénombrement de la Provence, effectué en 1716 (B. N., mss fond fr 8906), lui en attribue 88 645, ville et terroir compris (c'est-à-dire sur tout le territoire de la commune, *intra* et *extra muros).* A ce chiffre, il faut ajouter ce que représentait la population de l'Arsenal des galères: officiers, équipages et chiourmes, le tout regroupant environ 10 000 personnes. Au total, il convient de retenir un nombre total d'habitants proche de 100 000 âmes (Carrière et *al.*, 1968 ; Biraben, 1975).

En 1720, Marseille est une ville économiquement prospère, l'un des plus grands ports de la Méditerranée et le 1er du Royaume de France. Ses navires commercent avec les pays d'Afrique du Nord (la Barbarie) et avec les régions situées à l'Est du bassin méditerranéen (les Échelles du Levant). Du fait de ses activités commerciales, Marseille a pris l'habitude de cohabiter avec les maladies contagieuses. Depuis plusieurs années déjà, les autorités municipales ont mis en place un système sanitaire complexe afin de protéger la ville et d'éviter la diffusion de maladies contagieuses dans le royaume (Panzac, 1986). Ainsi, on peut dire que sous l'Ancien Régime, Marseille était la véritable capitale sanitaire de la France (Hildesheimer, 1987).

L'organisation du complexe sanitaire marseillais est considérée, au XVIIIème siècle, comme la meilleure d'Europe: *" Il seroit à souhaiter, pour la communication des nations entre'elles, ainsy que pour le bien de l'humanité et des navigateurs, que tous les lazarets de la Méditerranée fussent assimilés à celuy de Marseille, et mieux s'il étoit possible "* (Lettre du duc de Praslin, 17 octobre 1768, A. D. B-d-R C 4464). Une étude réalisée par F. Hildesheimer (1978) montre l'efficacité du système sanitaire marseillais: entre 1700 et l'épidémie de 1720, elle a recensé seize cas de peste au lazaret de Marseille dont aucun ne réussit à franchir les limites des Infirmeries.

Les institutions formant le complexe sanitaire se répartissaient en trois lieux essentiels: le Bureau de la Consigne, le Lazaret, et l'île de Pomègue. Le Bureau de la consigne, ou Bureau de santé de Marseille, crée vers 1640, se trouvait à l'entrée de l'actuel Vieux port, près du fort Saint-Jean. Il était dirigé par des Intendants de santé, désignés pour six ans et au nombre de seize à partir de 1654 (Villeuve-Bargemont, 1821-1829). Ces Intendants étaient d'anciens échevins, négociants, ou capitaines au long cours ayant terminé leur carrière (Panzac, 1986). Le Lazaret de Marseille appelé également *"Grandes Infirmeries"*, fut construit à partir de 1663 au quartier d'Arenc (au Nord de la ville et hors les murs) en remplacement des infirmeries de peste qui, depuis 1558, étaient installées au port de Saint-Lambert (quartier actuel des Catalans). Le lazaret avait des dimensions importantes, couvrant près de 18 hectares, il était entouré de murailles, renforcées de tours et se composait de sept secteurs séparés les uns des autres.

Lors de l'arrivée d'un navire, le capitaine approchait en canot vers l'Intendance sanitaire. A distance, les Intendants de garde procédaient à son interrogatoire: nom du navire, nom du capitaine, nationalité, provenance, cargaison, passagers, état de santé des membres de l'équipage et des passagers, rencontres et incidents survenus durant la traversée... Ensuite, les papiers du bord étaient saisis par les intendants, avec de longues pinces et trempés dans du vinaigre. Le document le plus important pour les intendants était la patente de santé, son contenu fixant la durée et les conditions de la quarantaine. L'établissement et la fixation des quarantaines dépendaient de cinq facteurs (Hildesheimer, 1980a): le point de départ du navire, la nature de sa patente, l'état sanitaire à son bord, les éventuels incidents survenus au cours du voyage et la nature de la cargaison. Les patentes offraient des renseignements d'autant plus crédibles qu'elles émanaient des consuls, des vice-consuls ou des personnages dépositaires de la fonction consulaire (Filippini, 1989). La quarantaine du navire et de son équipage commençait aussitôt que le déchargement complet de toutes les marchandises aux Infirmeries était terminé.

Les marchandises suspectes étaient déballées, remuées, retournées au vent par les portefaix afin de constater si elles étaient porteuses de Contagion. Un garde des infirmeries, introduit dans l'enclos des pestiférés, vérifiait la guérison de ces derniers. Membres de l'équipage, portefaix et gardes constituaient donc le matériau humain employé pour s'assurer de l'absence du *"levain de peste"*, tribut payé souvent au fléau pour en préserver le plus grand nombre (Hildesheimer, 1980 ; Anonyme, 1731).

En 1720, la peste fit un retour dramatique à Marseille, introduite par un navire qui échappa au système de la quarantaine ; 50 000 Marseillais périrent sur l'autel du négoce et l'extension de l'épidémie à la Provence et au Gévaudan se poursuivit durant deux ans (Mollaret, 1997).

Parti le 22 juillet 1719 pour Smyrne, le Grand Saint-Antoine revint à Marseille le 25 mai 1720. Ce navire, commandé par le capitaine J.-B. Chataud, d'une portée de 7 000 quintaux, fut construit en Hollande et appartenait depuis 1717 à un négociant marseillais: Jean Chaud, parent de l'Échevin J.-B. Estelle. Ayant accosté dans plusieurs ports des Échelles du Levant où la peste sévissait, son équipage fut contaminé. Durant le voyage de retour, un passager, sept matelots et le chirurgien du bord décédèrent très rapidement. Vraisemblablement, le navire a été infecté à deux reprises: une première fois par un passager turc, décédé le 5 avril, deux jours après son embarquement à Tripoli ; une seconde fois, par des balles de coton chargées à Sour, le 5 février et qui, à leur arrivée à Marseille, contamineront six portefaix chargés de les ouvrir. Lors de sa dernière escale, au port de Livourne, les autorités sanitaires, au vu des nombreuses morts suspectes durant la traversée, interdirent l'accostage du navire et lui délivrèrent une patente brute. Le capitaine Chataud fit alors une escale de nuit, en fraude, au Brusq (près de Toulon) afin de prendre contact avec les armateurs du navire. Le Brusq se trouvait exactement à la limite des zones incombant aux juridictions des bureaux sanitaires de Marseille et de Toulon (Hildesheimer, 1980b).

La cargaison, estimée à 100 000 écus, appartenait à de grands bourgeois marseillais qui avaient prévu de l'écouler, en juillet, à la foire annuelle de Beaucaire (Contestin, 1989). Les propriétaires de ces marchandises (notamment les échevins J.-B. Estelle, B. Dieudé, J.-B. Audimar: Archives départementales, Amirauté IX B 165, jugement du 8 décembre 1723) décidèrent d'user de leur influence pour réduire au maximum la quarantaine du navire afin de permettre un débarquement plus rapide des passagers et des marchandises. Les surcharges et les ratures faites, sur les registres du bureau de la Santé, aux déclarations du capitaine J.-B. Chataud attestent d'une quarantaine abusivement écourtée (Mourre, 1963; Carrière et *al.*, 1968 ; Biraben, 1975).

Le 27 mai 1720, un matelot du Grand Saint-Antoine mourut aux Infirmeries. Son corps fut examiné par le chirurgien Gueirard qui déclara ne trouver aucun signe de contagion. Le 13 juin 1720, un garde de santé du vaisseau, toujours en quarantaine, décéda à son tour. Gueirard déclara qu'il était mort de vieillesse. Le lendemain, les passagers du navire de J.-B. Chataud quittèrent les Infirmeries après une quarantaine de neuf jours seulement, et pénétrèrent dans la ville ; certains quittant même Marseille: l'un d'entre eux se rendra à Paris, un autre en Hollande. Cette attitude du chirurgien des Infirmeries et cette décision de mettre un terme à la quarantaine des passagers du Grand Saint-Antoine sont d'autant plus surprenantes que si l'on se réfère au témoignage de Pichatty de Croissainte (1721) plusieurs navires, en provenance des ports de Levant où Chataud avait accosté, arrivèrent à Marseille entre le 31 mai et le 28 juin avec des patentes brutes.

Entre le 23 et le 26 juin, les décès se succédèrent: un mousse d'abord, puis deux portefaix, et enfin un commis. Le chirurgien Gueirard diagnostiqua chez le mousse *"un transport au cerveau causé par des fièvres malignes"*.

C'est le 20 juin 1720 que la maladie frappa pour la première fois dans la ville. Marie Dauplan, dite *"la Jugesse"*, habitant rue Belle-Table, mourut en quelques heures avec un charbon sur la lèvre. Les échevins, avertis par le chirurgien de la Miséricorde qui la pansait, envoyèrent le sieur Gueirard qui diagnostiqua un *"charbon ordinaire"*. Le 28 juin, Michel Cresp, tailleur à la place du Palais, et sa femme, furent emportés en quelques heures par une *"fièvre maligne"*. Trois rues étaient déjà contaminées, mais encore aucune précaution sanitaire n'avait été prise. Le 1er juillet, deux femmes, Eygazière et Tanouse, résidant rue de l'Escale, moururent subitement. L'une avec un charbon sur le nez, l'autre avec des bubons. Dans les heures qui suivirent plusieurs habitants de la rue furent atteints. Dans le même temps, la peste continuait de faire des victimes aux Infirmeries: le 7 juillet, deux portefaix purgeant les marchandises du Grand Saint-Antoine tombent malades, Guérard observe des tumeurs à l'aine mais ne croit pas à la peste ; le 8 juillet, un autre portefaix de Chataud est atteint et présente une grosseur à la partie supérieure de la cuisse. Guérard demande les avis complémentaires d'autres confrères. Trois Maîtres chirurgiens visitent les malades et diagnostiquent la peste (Pichatty, 1721).

Le 9 juillet, rue Jean Galant (près de la place de Lenche), un enfant de treize ou quatorze ans, nommé Issalène, fut atteint. Les Docteurs Peyssonnel, père et fils, vinrent au chevet du mourant, leur diagnostic fut formel: *il s'agit de la peste.* L'enfant mourut et sa sœur tomba malade. A la nuit tombée l'échevin Moustier fit évacuer les habitants aux Infirmeries. La maison fut murée. Le 11 juillet, dans la même rue, un nommé Boyal, venu du Levant et sorti depuis quelques jours des Infirmeries d'Arenc, mourut à son tour, avec un bubon à l'aisselle. Moustier fît porter le corps aux Infirmeries afin qu'il soit enterrer dans de la chaux vive. Le 12 juillet, les échevins ordonnèrent à tous les bâtiments et à toutes les marchandises venant du levant avec une patente brute d'aller faire quarantaine à l'île de Jarre. Par ailleurs, la décision fut prise que toute personne ayant eu communication avec les pestiférés serait conduite dans les Infirmeries.

C'est à la suite d'un très violent orage, dans la nuit du 21 au 22 juillet 1720, que la peste éclata dans la vieille ville. Le 23 juillet, fut une hécatombe ; quatorze personnes succombèrent dans la rue de l'Escale. Médecins et chirurgiens examinèrent les malades. Pour les uns il ne s'agissait que d'une *fièvre maligne,* pour les autres les morts étaient dues à une *fièvre contagieuse ou pestilentielle,* mais aucun ne fut affirmatif sur un diagnostic de peste. Les échevins envoyèrent ces malades aux Infirmeries ou les séquestrèrent dans leurs maisons. Le 27 juillet, huit de ces malades moururent. Moustier les fît enlever et enterrer dans la chaux vive. Les membres de leurs familles furent transférés aux Infirmeries, le tout à la faveur de la nuit. Le 28 juillet, d'autres personnes de la rue de l'Escale tombèrent malades et décédèrent, Estelle prenant le relais de Moustier ordonna l'enlèvement et les fît enterrer dans la chaux vive. Entre le 29 juillet et le 7 août, les échevins multiplièrent leurs expéditions nocturnes et cela d'autant plus que des malades apparaissaient dans d'autres quartiers de la ville.

Après plus d'un mois de morts suspectes et répétées, les Échevins de Marseille n'osaient toujours pas appeler le mal par son vrai nom, espérant encore pouvoir arrêter sa progression. Les collectivités qui le purent, fermèrent leurs portes et s'isolèrent du reste de la ville: l'Arsenal des Galères, l'abbaye de Saint-Victor, le fort Saint-Jean, la citadelle Saint-Nicolas. Les gens de condition s'enfuirent dans leurs bastides du terroir, le peuple qui redoutait d'être conduit dans les Infirmeries, fuit le plus loin possible. Le 30 juillet, les Échevins décidèrent d'enfermer les indigents de la ville et d'expulser environ trois milles mendiants étrangers. Le même jour, un arrêt du Parlement d'Aix-en-Provence mis Marseille en interdit: *"Cet Arrêt défend tout commerce avec la Ville de Marseille, ordonne de brûler les meubles transportés à Aix depuis peu, de fermer les portes de cette Ville, de barricader le faubourg, d'établir des Gardes Bourgeoises, de chasser les Juifs venus de Marseille"* (Sénac, 1744).

Mais, déjà plus de dix milles personnes avaient quitté Marseille répandant la maladie dans toute la Provence ; la décision de mettre en place un cordon sanitaire n'intervint que le 4 août, et il ne fut réellement étanche qu'à partir du 20 août. Dans la ville, la situation s'aggrava rapidement. Le 2 août, sur le conseil des médecins Sicard, père et fils, la municipalité décida durant trois jours consécutifs d'effectuer un embrasement général des remparts, des rues et des places. Chacun devait faire brûler une once de soufre dans chaque pièce de son appartement, afin de purifier l'air de la ville, censé, comme l'affirmait Hippocrate, apporter l'épidémie pestilentielle. A neuf heures du soir les feux furent allumés: *"c'est un spectacle qui paraît magnifique de voir un circuit de muraille si grand, si vaste, si étendu tout illuminé, et si la Ville guérissait par là elle guérirait certainement d'une manière bien réjouissante et bien agréable "* (Pichatty, 1721).

Le même jour le marquis de Pilles prit les décisions suivantes: la rue de l'Escale sera fermée, des compagnies de cinquante hommes seront levées pour enterrer les morts et transporter les malades, les médecins et les chirurgiens seront mis aux gages de la Ville. Ils porteront des sarrots de toile cirée, la ville lance un emprunt. Le Sieur Boüys, premier Commis des Archives, sera établi Caissier pour effectuer les payements journaliers.

A la suite de ce gigantesque et inutile autodafé médical (Biraben, 1975), la pénurie de bois dans la ville entraîna des difficultés dans la gestion du quotidien. Les échevins furent obligés de taxer le pain à dix-huit deniers la livre afin de calmer le peuple. Cette agitation lança l'épidémie, le nombre des morts qui était d'environ cinquante par jour le 1er août, atteignit presque une centaine de décès quotidien quatre jours plus tard. Les cadavres, jusque là emportés la nuit dans une relative discrétion, furent enlevés en plein jour: *"Malgré ces dispositions, la maladie va toujours son train ; elle prend d'un jour à l'autre de nouveaux accrossemens ; on ne distingue plus les rues infectées ; le feu de la contagion a rpis par tout, & le nombre des morts est si fort augmenté que les nuits ne sont pas assez longues pour les enlever tous ; on ne peut plus garder pour le Public les ménagements ordinaires ; il fallut se résoudre à porter les morts de jour ; ils ne peuvent même être enlevés un à un ; on prend de force les chevaux & les tombereaux des Bourgeois, on engage tous les gueux & vagadons à servir de corbeaux, on fait ouvrir de grandes fosses hors de la Ville ; les tombereaux vont de jour par les rues, & le bruit funebre de leur cahot, fait déjà frémir les saints & les malades ; enfin on voit déjà dans toute la Ville les tristes appareils d'une Contagion déclarée"* (Bertrand, 1779).

Le peuple, mis en chômage par la fermeture des ateliers et des commerces, se trouva réduit à la mendicité. Cent cinquante commissaires furent répartis dans les quartiers pour veiller au ravitaillement des plus pauvres. Le 8 août, les hommes qui ramassaient les cadavres, les "corbeaux" manquaient déjà et l'on dû utiliser des mendiants pour les remplacer.

Les cimetières étant pleins, la décision fut prise de faire creuser des fosses communes. En tout, il y eut vingt sept fosses, ayant environ 2,50 mètres de profondeur sur 3,50 mètres de large et de 5 à 40 mètres de long (Duranty et Gaffarel, 1911 ; Carrière et *al.*, 1968 ; *Figure 3.42*): *"On désigna une terre hors de la Ville, entre les portes d'Aix et de la Joliette, dans laquelle on ouvrit deux fosses de dix toises de long et autant de large, et de quatorze pieds de profondeur. Ce ne fut pas sans peine que l'on obligea des paysans à y travailler: il fallut que M. Moustier l'Echevin, homme d'un zele infatigable, y fût en tête "* (Bertrand, 1779).

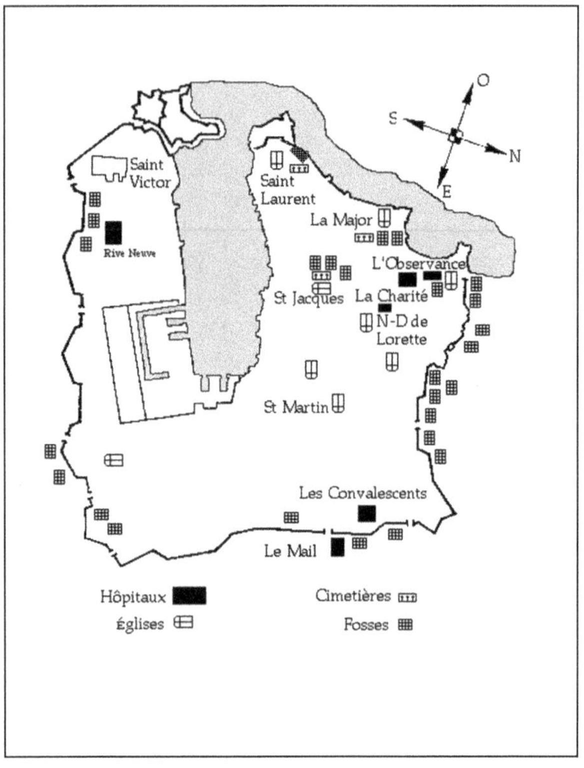

Figure 3.42 : Emplacement des hôpitaux, églises, cimetières et fosses, à Marseille, durant l'épidémie de 1720-1722 (d'après Carrière et al., 1968).

Le 9 août, les civières ne suffisant plus, on commença à mettre en service des tombereaux. Le 10 août, l'épidémie s'étendit à la ville entière, tous les quartiers furent atteints sauf celui de Rive-Neuve que le chevalier Roze avait fait totalement isoler.

Le 15 août, arriva de Montpellier une commission médicale envoyée par le Régent, afin de déterminer la nature du mal qui ravageait Marseille ; après vingt-quatre heures d'examens et d'autopsies, leur diagnostic fut clair: c'était la peste. Trois jours après, on placarda dans la ville qu'il s'agissait d'une *"fièvre maligne contagieuse"* afin d'éviter d'accroître la terreur des Marseillais (Dulieu, 1958 et 1983 ; Bossy, 1978). Le 20 août, les "corbeaux" faisant de plus en plus défaut (un "enterreur" ne travaillant en moyenne que deux jours, le troisième il était mort), l'Arsenal des galères accepta de "prêter" vingt-six invalides pour aider les "corbeaux" ; tous furent morts ou malades dès le 23 août. A la fin du mois d'août, il mourrait environ sept cent personnes par jour. Mais c'est au début de septembre que la peste atteignit son paroxysme, le nombre des morts dépassant les mille personnes par jour: *"... on vit alors mourir mille personnes par jour et tous les attaqués étaient dans deux fois vingt-quatre heures autant de cadavres dans les rues"* (Roux, 1754).

Sur deux cents forçats qui furent cédés par les galères le 1er septembre pour servir de "corbeaux", douze seulement servaient encore le 6 septembre. Les malades, malgré le dévouement héroïque de nombreux marseillais et médecins venus de tout le royaume, manquaient de soins et de nourriture.

L'hôpital des enfants, Saint-Jacques de Galice, se trouvait dans une situation catastrophique. Dans le couvent de Notre-Dame de Lorette, où étaient recueillis les nouveau-nés orphelins, on tenta de suppléer au manque de nourrices en leur donnant du bouillon et de la panade. Ces deux établissements hospitaliers connurent un taux de mortalité particulièrement élevé. Le 22 mai 1721, le père Giraud nota dans son journal que sur les 6 000 enfants recueillis à l'hôpital de Saint-Jacques et au couvent de Notre-Dame, une cinquantaine seulement avaient survécu (Giraud, 1721).

Le quartier de Rive-Neuve, encore épargné par la contagion, fut touché à son tour à partir du 30 août. Dans les rues de la vieille ville, il y eu bientôt sept à huit milles cadavres qui s'entassaient (Biraben, 1975).

Gentilshommes, bourgeois, notables, chanoines, négociants, avocats, notaires, commissaires de quartier et certains médecins s'enfuirent ou se retirèrent dans leur maison du terroir. Seule une poignée de responsables restèrent à leur poste: les quatre Échevins ; Capus, l'Archivaire de la municipalité ; Pichatty de Croissainte, le Conseiller orateur de la Municipalité et Procureur du Roi et de la police ; Cardin-Lebret, Intendant de Provence et Rigord, son subdélégué ; Gérin, le Lieutenant Général de l'Amirauté ; Mgr de Belsunce, l'évêque de la ville et le chanoine Bourgerel. En l'espace d'un mois, Marseille était devenue un immense mouroir.

Rapidement, le personnel médical fît défaut (Ammar, 1986). Malgré le rappel à l'ordre des Échevins prononçant exclusions et déchéances, sur les douze médecins agrégés de Marseille, trois partirent dès le début de la contagion, et sur les huit qui restèrent au moins en partie à leur poste, cinq contractèrent la peste dont deux guérirent. Trois seulement restèrent actifs pendant toute la durée de l'épidémie. Quant aux chirurgiens, il en mourut vingt-cinq sur les trente que comptait Marseille avant la peste. Pour les uns comme pour les autres, on dû faire appel aux volontaires étrangers à la ville. Dix-sept médecins et chirurgiens furent envoyés par le gouvernement, quelquefois assez tard, ou seulement pour quelques mois ; sept furent engagés par contrat. Deux médecins, Gayon père et fils, vinrent volontairement, sans contrat, dès le 13 août, mais ils moururent: le père à son poste à l'hôpital des Convalescents le 30 août et le fils le 12 septembre.

Si les chanoines de Saint-Victor s'enfermèrent dans leur abbaye, à l'exception de Bourgerel qui fut victime de la contagion en visitant les malades, dans l'ensemble le clergé se montra dévoué aux malades. Le père jésuite Millet resta avec les reclus de la rue de l'Escale où il mourut au bout d'un mois, le 2 septembre. L'évêque, Mgr de Belsunce, fît également preuve d'un grand courage et d'une grande générosité, dépensant une partie de sa fortune personnelle pour secourir ses paroissiens.

Décidée le 5 septembre, annoncée aux Échevins le 12 du même mois, la nomination du Marquis de Langeron, chef de l'escadre des galères, comme commandant en chef fut vécue par beaucoup de contemporains comme la raison principale du recul de l'épidémie. Toutefois, des reprises de l'épidémie se manifestèrent à la fin du mois de septembre 1720 (quatre cents morts par jour), à la mi-octobre (plus de cent morts par jour), à la fin octobre (encore une centaine de morts quotidiens).

Le 27 octobre 1720, l'hôpital des Convalescents fut fermé. Du 6 au 15 novembre une reprise de la maladie emporta encore une cinquantaine de personnes par jour, après quoi, un seul tombereau qui se déplaçait dans toute la ville suffit à enlever les deux à six victimes quotidiennes. Le recrutement des médecins étrangers fut alors inutile. Le 1er décembre, l'hôpital de Rive-Neuve fut fermé, et si vers la mi-décembre, un accroissement du nombre des malades fît craindre une reprise, on se rendit vite compte, par le nombre des guérisons, que la maladie avait beaucoup perdu de sa virulence. A la fin de l'année, il n'y avait plus que deux ou trois nouveaux malades par jour, que l'on transportait à l'hôpital du Mail.

Le nettoyage de la ville commença dès la fin de septembre par l'enlèvement des ordures, l'incinération de tous les objets et vêtements des pestiférés, et enfin la désinfection des maisons contaminées: le 13 décembre, elles furent toutes marquées d'une croix rouge, puis parfumées et blanchies à la chaux.

L'année 1721 marqua un apaisement de l'épidémie. La maladie ne cessant de reculer, les hôpitaux se trouvèrent rapidement inutiles: les uns après les autres ils disparurent ou furent utilisés pour d'autres malades que les pestiférés. La Charité cessa d'être hôpital de peste en février 1721 et c'est l'hôpital du Mail qui abrita les derniers pestiférés. Au mois de juillet de la même année, cet hôpital fut démoli. En janvier 1721, les corbillards furent de nouveau utilisés. Le 19 février, la Chambre de Commerce reprit ses délibérations, interrompues depuis le 19 juillet 1720. Enfin, le 19 août le dernier malade fut hospitalisé. Le 20 août 1721, les églises furent rouvertes et le 29 septembre, après quarante jours sans nouveau malade, un *Te Deum* solennel fut célébré. Une seconde quarantaine de vérification suivit immédiatement, du 1er octobre au 9 novembre, aucun incident n'étant survenu, la ville fut totalement déconsignée (De Langeron, 1722).

1.3.2. – Diffusion de l'épidémie en Provence

Rapidement de très nombreuses communautés provençales furent atteintes par la peste. L'épidémie se propagea, à l'Est, jusqu'aux villes et aux villages des contreforts des Alpes et à l'Ouest jusqu'aux communautés situées sur les premiers reliefs du Massif central. Dès le mois de juillet 1720, la peste sortit de Marseille. Le 21 juillet elle atteignit Cassis, le 1er août elle était à Aix-en-Provence et à Apt. Au 15 août, on comptait déjà une dizaine de localités atteintes dont certaines, comme Sainte-Tulle (près de Forcalquier), étaient très éloignées du foyer primitif de l'infection. A la fin du mois d'août 1720, neuf autres localités étaient frappées, dont Toulon où la contagion resta, dans un premier temps, limitée dans le cadre des Infirmeries. En septembre, alors que la défense contre le mal commençait tout juste à s'organiser, des réfugiés de Marseille l'apportèrent près de Digne (Biraben, 1975).

Certaines communautés encore épargnées par le fléau, mais ayant entendu des rumeurs de contagion en provenance de Marseille, décidèrent de s'enquérir directement de la réalité de la situation sanitaire auprès des autorités compétentes de la ville. C'est ce que firent, notamment, les consuls de la ville de Martigues en écrivant aux Échevins de Marseille, dès le 12 juillet 1720. Le 14 juillet, les Consuls de Martigues reçurent une double réponse, très rassurante, à leur lettre: un premier courrier rédigé par les quatre Échevins de Marseille et une seconde lettre écrite par les Intendants de la Santé de cette même ville. Le 16 juillet, les Consuls de la ville d'Arles qui s'inquiétaient également des rumeurs en provenance de Marseille, écrivirent aux Consuls de la Ville de Martigues afin d'avoir des informations plus précises. Ces derniers, mieux informés (nous développerons la raison de cela plus bas) que certains de leurs collègues des localités environnantes, décidèrent de les prévenir dès que la réalité de la contagion marseillaise serait confirmée. Dans les derniers jours du mois de juillet 1720, ils envoyèrent un courrier aux Consuls des communautés de Chateauneuf, Carry, Marignane, Rognac, Berre, Saint-Chamas, Istres et Saint-Mitre pour les informer de la situation sanitaire de Marseille.

Le 15 juillet, les Échevins de Marseille, pour des raisons commerciales, écrivirent aux officiers conservateurs de la santé de tous les ports d'Europe, que la contagion se trouvait canalisée dans les Infirmeries et qu'il n'y avait aucun malade dans la ville (Pichatty, 1721).

Toutefois, très rapidement la nouvelle selon laquelle Marseille est touchée par la peste se répand en Europe. Ainsi, ce fut par le *Daily Courant* du 10 août 1720 que les lecteurs anglais découvrirent que la peste était à Marseille. Par ailleurs, dans son journal, le *Daily Post* en date du 12 août 1720, Daniel Defoe ne manqua pas de remarquer la longueur du délai pris par les autorités marseillaises pour admettre officiellement la présence du fléau dans leur ville (Joyce, 1955). De nombreuses villes françaises ou étrangères furent également très attentives à l'état sanitaire de la cité phocéenne (Ricard, 1883 ; Monot, 1895 ; Wenger, 2003).

Inexorablement la progression du fléau se poursuivit. En octobre 1720, Pertuis fut touchée, les foyers d'Aix-en-Provence, de Marseille et d'Apt (Bruni, 1980) ne cessant de s'étendre, la peste fut confirmée à Bandol. En novembre, deux nouveaux foyers se déclarèrent en Provence: à Saint-Rémy-de-Provence (Bonnet, 1965)et en Arles. Très loin de là, à Corréjac en Gévaudan, des cas de peste furent constatés si loin derrière le cordon sanitaire qui gardait le Rhône que l'on refusa de croire qu'il puisse s'agir de cette maladie. En décembre, Tarascon fut touchée, c'est un habitant de Martigues, un certain Jean Simiot, poissonnier qui passe pour avoir introduit la peste dans la ville (Martin, 1911). Comme se fut le cas dans de nombreuses agglomérations où les autorités firent murer les deux extrémités de rues infectées - à Noves, rue de Gachon (D'Arve, 1898), à Aubagne, rue des Coquières, à Marseille, rue de l'Escalle – les consuls de Tarascon ordonnèrent que la traverse d'Arles soit murée le 4 janvier 1721 (Martin, 1911).

Dans le même temps, en Gévaudan les cas se multipliaient et étaient signalés à la Canourgue, le bourg le plus proche de Corréjac. En janvier 1721, le foyer de Bandol s'étendit à Toulon et à ses environs, alors qu'ailleurs, la peste cessait ou arrêtait sa progression. Entre février et mars 1721, sauf dans deux localités proches de Toulon, aucune nouvelle atteinte ne fut signalée (Biraben, 1975). Toutefois, la maladie restait virulente: la ville de La Valette touchée à partir de février 1721, perdit 1 068 habitants sur les 1 598 qu'elle comptait avant l'épidémie (Buti, 1996 ; Buti, 1997).

Au printemps 1721, dans beaucoup de paroisses où elle semblait près de s'éteindre, la peste reprit de la vigueur. Le Gévaudan, où les derniers décès remontaient au mois de janvier, connut une reprise épidémique. Dans une lettre qu'il envoya à Paris, l'intendant de Bernage explique qu'à Corréjac les habitants avaient fermé les maisons infectées puis, pensant que l'hiver les avaient purgées de la maladie, les ont ouvertes de nouveau au printemps: tous ceux qui y ont pénétré sont morts peu après, avec des bubons caractérisés, reconnus par un médecin envoyé de Rodez (A. N., G 1730, citée dans Biraben, 1975). A la fin du mois de mai 1721, de nouveaux villages furent frappés. Au même moment, la contagion franchissant le Rhône en Arles et se répandit en Camargue. La peur d'être atteinte par la Contagion gagna les autres provinces du royaume. À Paris deux consultations de médecins eurent lieu au Louvre, afin de savoir si le Roi ne devait pas quitter la ville. Des lits furent préparés à l'hôpital Saint-Louis pour le cas où l'épidémie gagnerait la capitale (Barbier, 1857). En juillet, la progression de la maladie resta aussi forte, mais en août en Provence, elle commença à faiblir pour cesser en septembre 1721. C'est à ce moment que la peste toucha les communautés du Comtat; Bédarride fut touchée le 15 août et Avignon le 17 août. Dans les deux mois qui suivirent, au moins dix-sept paroisses du Comtat furent atteintes (Sautel et Gagnière, 1940). De même en Gévaudan, où au milieu du mois d'août, les diocèses de Mende, de Viviers, d'Uzès et d'Alais furent infectés. Cette violente poussée ne se ralentit qu'avec les premiers froids de l'hiver tout en persistant dans de nombreuses localités (Biraben, 1975).

C'est au printemps 1722 que se produit la rechute tant redoutée. Outre qu'elle se réveilla dans quelques endroits où on la croyait éteinte, la peste redevient virulente dans les lieux où elle persistait encore. Le fléau se manifesta à nouveau à Marseille, en mai et la terreur fut à son comble. Le port fut à nouveau interdit par un blocus des relations commerciales qui se prolongea jusqu'à la fin de 1723.

Au total, l'épidémie partie de Marseille au début de l'été 1720 toucha 76 communautés et entraîna la mort de 104 526 personnes sur les 282 513 habitants qu'elles regroupaient (Biraben, 1975). Certaines communautés de la Provence, pourtant géographiquement situées au coeur des régions infectées n'ont quasiment pas, voire pas du tout, été touchées par l'épidémie. Ce fut notamment le cas des hameaux de la Treille et de la Nerthe, situés sur le terroir de Marseille, lors de l'épidémie de 1720-1722 (Biraben, 1991 ; Biraben, 1995). Ainsi, la ville de Lambesc n'eut à dénombrer qu'un seul décès par peste (Biraben, 1975). La communauté de Fuveau fut totalement épargnée par l'épidémie, comme en témoigne ces lignes écrites par le curé de cette paroisse dans le registre des naissances, mariages et sépultures de 1717 à 1739: *"Fin de l'année 1722 et fin de la contagion qui avait commencé à Marseille le 31 juillet 1720 et de laquelle ce lieu a été préservée par la grâce de Dieu et le secours de l'Archange St Michel notre patron et par la dévotion des fidèles au glorieux St Roch".*

1.3.3. – La peste à Aubagne

En 1720, la ville d'Aubagne, dépendante de la viguerie d'Aix-en-Provence, regroupe une population de 3 980 habitants répartie en 965 familles selon le dénombrement de 1716 (B. N. Mss fonds fr. 8906, f° 141). Aubagne fut touchée par une première vague épidémique du 15 août 1720 au 11 juillet 1721 (soit 330 jours). Une reprise épidémique fît sentir ses effets entre le 2 septembre 1721 et le 2 octobre 1721 (Biraben, 1975). Au total 2 114 personnes trouvèrent la mort lors de cette épidémie, soit 51,6 % de la population aubagnaise (De Villeneuve, 1826 et 1829).

À la fin du mois de juillet 1720, les Consuls d'Aubagne inquiets depuis plusieurs semaines des bruits de Contagion en provenance de Marseille, s'alarmèrent de l'arrivée massive de marseillais dans leur ville comme en témoigne un extrait de la séance du Conseil en date du 31 juillet (A. D. B-d-R 135 E BB 19): *"Auquel conseil a été représenté par les sieurs Consuls, et de la bouche dudit Sieur François Dejean premier Consul que sur le bruit de la contagion qu'on assure être dans la ville de Marseille une grande partie des habitants en sont sortis, et tous les jours il en arrive en cette ville qui viennent prendre retraite chez leurs parents et amis, ce qui est justement en voye, pour la communiquer en cette ville...".*

Lors de la même séance du Conseil de ville, les Consuls décident de la fermeture des portes de la ville. Par ailleurs, les murailles furent rehaussées du côté de Peypagan et du Pont de Reine afin d'empêcher toute escalade des remparts. Les portes et les fenêtres des maisons formant l'enceinte furent également bâties. Trois portes seulement restèrent ouvertes en étant gardées jour et nuit par les habitants de la ville.

Le 11 août, le conseil continue de prendre des mesures pour la protection de la communauté" *"face au soupçon de peste en la ville de Marseille"* (A. D. B-d-R 135 E BB 19), phrase qui témoigne de la connaissance de la réalité de la maladie qui touche le grand port voisin.

La peste fit sa première victime à Aubagne le 16 août dans l'hôpital. Le caractère de la maladie fut immédiatement reconnu par le docteur La Rouvière et le chirurgien Broc (Bartélemy, 1889).

Les Consuls s'installèrent dans le couvent de l'Observance. Six établissements hospitaliers ou infirmeries furent ouverts:

- La chapelle des Pénitents noirs, appelée également le Grand hôpital, à laquelle furent adjointes quelques maisons environnantes et une quarantaine de cabanes. La bastide, dite du Colombier, appartenant à la famille d'Albert fut réquisitionnée pour le logement des chirurgiens.
- Un autre établissement fut établi aux aires de Saint-Michel sur les terrains des Sieurs Antoine Cabasson et Jean-Jacques Blanc, pour la prise en charge des convalescents.
- Une structure fut installée au quartier du Revan, dans la bergerie de Sieur Gravier, pour le soin des personnes suspectes.
- A proximité de ce dernier établissement fut aménagé un lieu de quarantaine pour des convalescents.
- La maison du Sieur Joseph Rémuzat, située près de la paroisse, reçue les orphelins à la mamelle.
- Enfin, dans l'enclos de Saint-Barthélemy, une structure de fortune fut mise en place pour l'accueil des plus pauvres.

Ces six hôpitaux ou infirmeries ayant été installés hors la ville ou aux limites de celle-ci, l'hôpital Saint-Honoré, placé au centre de la ville, fermât ses portes. Entre le 21 juillet 1720 et le 14 décembre 1721, les recteurs de cet établissement ne se réunirent plus (Vincent, 1905).

Le 30 août, quatre commissaires furent nommés: Jean Joseph Monier, Jean Joseph Fabre, Joseph Poucel et Pierre Chaulan moyennant le salaire mensuel de 70 livres (A. D. B-d-R 135 E BB 19, f° 285): *"Lesquels commissaires se diviseront les cartiers de cette ville entre eux et seront tenus et obligés de visiter très exactement chaque jour leur cartier particulier et deux fois par jour quand ils le jugeront nécessaire et prendront rolle de touts les malades qui se fairont, des morts et avertiront et rapportetont le soir aux Consuls et au présent bureau...".*

La rapidité avec laquelle ces mesures furent prises ne pu empêcher une augmentation rapide des victimes en septembre et cela malgré la fuite de nombreux aubagnais dès les premières semaines de la contagion. Deux Intendants de la Santé seulement restèrent à leur poste (Jean de Seigneuret et Louis Gabriel), les autres ayant pris la fuite ou ayant succombé (Bartélemy, 1889).

Le 15 septembre, les Consuls de la ville (François Dejean, Christophe Etienne et François Ramel) décidèrent une prière publique pour la cessation du mal qui ravageait Aubagne: *"... le Conseil considérant que la contagion augmente considérablement pour tacher de calmer la colère du Seigneur justement irrité contre eux et le peuple de cette ville a délibéré de faire un voeu pour et au nom de la dite Commune, tel qu'il l'on projetté et de l'aller prononcer au pied du Maître autel de l'église paroissiale"* (A. D. B-d-R 135 E BB 19, f° 290).

En septembre la peste fait des ravages dans la ville: *"Depuis le jour de la maladie de Mt Ventron (Maître Chirurgien, le 24 septembre) on n'a plus pu tenir le controlle ni des malades ni des morts, et il y a avant 55 malades, le 25 septembre 57 malades, le 26 septembre 60 malades et l'on a du deffendre l'entrée des nouveaux malades aux infirmeries"* (A. D. B-d-R 135 E GG 43).

A la fin du mois de septembre, on dû dénombrer la mort de trois chirurgiens, d'un garçon chirurgien et de vingt-cinq infirmiers, porteurs de malades et corbeaux dans l'hôpital installé dans la chapelle des Pénitents noirs (A. D. B-d-R 135 E BB 19, f° 292).

En octobre, la peste fut tout aussi virulente (25 morts par jour), les Consuls ordonnèrent l'évacuation de la ville. Les corbeaux inhumèrent les victimes dans de grandes tranchées creusées autour des aires du Passon, puis recouvrirent celle-ci d'une couche de chaux vive (Bartélemy, 1889).

A la fin du mois d'octobre, quatre chirurgiens de plus avaient succombé, deux se trouvaient atteints du mal. Les

Aubagnais ne pouvaient plus compter que sur deux chirurgiens pour soigner les malades. La ville fit donc appel à une aide médicale extérieure et embaucha notamment le Maître chirurgien Pierre Combet sur la base d'un traitement mensuel de 700 livres.

Les difficultés financières liées au ravitaillement de la ville devenant de plus en plus en importantes, les Consuls prirent la décision de se saisir des animaux errants et de s'emparer de tout argent ou billet de banque trouvé dans les maisons des décédés. Ainsi, dans la maison de François Maudine, dont toute la famille fut victime de la contagion, furent découvertes 2 156 livres et 12 sous ; chez le Sieur Imbert les soldats récupérèrent 839 livres. Ces sommes furent remises au trésorier et restituées aux ayant droits, aux lendemains de l'épidémie (Bartélemy, 1889).

Le mois de décembre fut encore marqué par 200 décès. En janvier 1721 ce chiffre tomba à 59. Les mois de l'hiver confirmèrent ce recul de la peste. Mais au printemps une reprise épidémique se manifesta rue des Cauquières, puis dans les rues voisines. Les Consuls firent murer les deux extrémités de la rue des Cauquières et diriger les malades vers l'hôpital installé dans la chapelle des Pénitents noirs.

Ce ne fut que le 2 septembre 1721 que l'on enregistra le dernier cas de peste. Aubagne sortit de la quarantaine de santé, le 10 décembre (Alezais, 1907), la ville fut déclarée libre de toute épidémie par le Marquis de Langeron le 29 décembre 1721 (Bartélemy, 1889).

Selon le mémoire rédigé par les Consuls d'Aubagne, puis envoyé au Parlement d'Aix-en-Provence, l'épidémie avait touché 509 maisons de la ville et 222 habitations de la campagne emportant 2 114 personnes. L'acte déclaratif du rétablissement de la santé, rédigé en 1721, révisa ces chiffres à la baisse faisant état de 1721 décès (399 hommes mariés ou veufs, 451 femmes mariées ou veuves, 408 garçons et 463 filles). Les dépenses occasionnées par la contagion s'élevèrent à 151 650 livres et s'ajoutèrent aux 240 000 livres de dettes antérieures (Bartélemy, 1889).

1.3.4. – La peste de 1720-1721, à Martigues

En 1720, la ville de Martigues, dépendante de la viguerie d'Aix-en-Provence, regroupait une population de 5 888 habitants et 1387 familles, selon le dénombrement de 1716 (B. N. Mss fonds fr. 8906, f° 142). Comme les responsables des autres villes de Provence, les Consuls de Martigues sont rapidement informés de la situation sanitaire de Marseille.

Le 27 juillet, une lettre en provenance de Marseille évoque la mort d'une quinzaine de personnes habitant la rue de l'Escale. Le soir même, le bureau de santé de Martigues est réuni et décide d'envoyer un de ces intendants à Marseille afin de vérifier la validité des informations. Le 31 juillet, *"cet intendant rapporta que non seulement il était mort quinze personnes à la rue de l'escale, mais encore plusieurs autres en divers quartiers de cette ville, qu'on en attribuait la cause aux marchandises pestiférés qu'un des vaisseaux arrivé de Seÿde en Syrie sur les côtes du Levant avait apporté"* (Mignacco et *al.*, sous presse).

Immédiatement, le Conseil municipal envisagea la mise en place de mesures afin d'éviter que la ville ne soit touchée par la contagion.

Ce ne fut que le 7 août, que les consuls de Martigues reçurent un courrier officiel des responsables marseillais les prévenant que la *Contagion* avait atteint la ville. Le 13 septembre, le Conseil nomma des commissaires, des médecins, et des chirurgiens pour faire la visite des malades qui pourraient être suspects de *Contagion.* Le quartier de Jonquières fut fermé pour éviter l'entrée d'hommes et de marchandises en contrebande.

Quelques jours plus tard, le 14 octobre, les membres du Conseil municipal acceptèrent les services d'un médecin de la ville, le docteur Fabre, pour visiter les éventuels malades. Lors de la même réunion, ils envisagèrent de réquisitionner divers bâtiments religieux appartenant aux frères Capucins de la ville (à Jonquières et à Ferrières) afin que ceux-ci puissent servir d'infirmeries. Mais la contagion menaçait de plus en plus de la ville.

Dès les premiers jours de novembre, le registre des sépultures de la paroisse de Jonquières (A. C. Mart. G.G. 32) fait état de quatre décès dont les actes portent la mention *"mort subitement* ". Deux précisions peuvent être apportées sur ce dernier constat:

- d'une part, dans la période allant du 1er janvier 1718 au 1er novembre 1720, aucun des actes de décès de cette même paroisse ne portait une telle mention,
- d'autre part que ces *"morts subites"* semblent aller en s'accélérant puisque la première est en date du 4 novembre, et que les trois suivantes sont datées du 6ème jour de ce même mois.

La lecture du folio 149 de ce même registre (A. C. Mart. G.G. 32) des sépultures de l'année 1720 enlève tout doute éventuel sur la nature du mal qui se répand dans la ville. Sans plus tarder, ce même 9 novembre, les responsables municipaux réunissent un Conseil général afin de mettre en place toutes les mesures pour faire face à la contagion.

A la mi-novembre, les malades augmentèrent rapidement: il mourut de quarante à cinquante martégaux par jour. Les problèmes rencontrés dans la gestion de l'épidémie à Marseille se retrouvent à Martigues: mort ou fuite des responsables, manque de "corbeaux", urgence à inhumer les victimes. On nomma des fils de corbeaux afin qu'ils prennent la place de leurs pères décédés et ensevelis dans les fosses (Abbatino, 1981): *"Approbation de Pierre*

Barnard fils pour conduire les corbeaux de Jonquieres en remplacement de son pere... ".

Les cimetières ne suffisant plus, il fut nécessaire de creuser des fosses pour les pestiférés, hors de l'enceinte de Ferrières mais surtout à Jonquières, près du couvent des capucins, dans le quartier Saint Lazare. Au fur et à mesure de leur utilisation, les fosses sont remplies de chaux que l'on fait venir de la communauté voisine de Saint-Chamas. Le 19 novembre, les malades étant chaque jour plus nombreux, des cabanes furent construites, en l'espace de deux ou trois jours, dans le jardin du couvent des capucins de Ferrières. Le lendemain, la chapelle Sainte-Anne fut réquisitionnée, le Sieur Louis Micaëlis y fut établi comme chirurgien. Dans les semaines qui suivirent, trois autres établissements hospitaliers furent ouverts pour le service des pestiférés: le monastère des dames religieuses ursulines sous le titre de la Présentation pour les femmes et les filles convalescentes, l'hôpital Saint-Jacques pour les hommes et le couvent des Capucins. Ainsi au début de décembre six infirmeries de peste, pouvant accueillir environ cent trente personnes chacune, fonctionnaient à Martigues.

Un des problèmes, parmi les plus urgents, que les Consuls eurent à régler résidait dans le fait de trouver du personnel médical en nombre suffisant. Dès les premiers jours de la contagion le médecin Fabre, les chirurgiens Pierre Bayon et Joseph Boyer ainsi que l'apothicaire Beaumont acceptèrent de s'enfermer aux Infirmeries de la ville pour servir les malades. Le personnel médical de Martigues, durement éprouvé par l'épidémie, reçu l'aide de trois chirurgiens étrangers: Bernard Fontibus envoyé de la Cour, Jean Roubin de la ville de Dinan en Bretagne, Damian Savari originaire d'Amiens et venant des armées de sa Majesté. Les consuls écrivirent au docteur J.- B. Bertrand, natif de Martigues, pour qu'il vienne soigner ses concitoyens. Celui-ci répondit que les Échevins de Marseille ne voulaient pas qu'il quitte la cité. Dans une seconde lettre, J.-B. Bertrand envoya à Martigues un mémoire pour soigner la maladie et désinfecter les maisons.
A la mi-janvier, les parfumeurs commencèrent à purifier les maisons. Le 15 avril 1721, débuta une première quarantaine observée dans la ville et dans le terroir.

Ce n'est qu'au mois de juin 1721 que la ville de Martigues fut totalement délivrée de la peste et cela après une période de quarantaine suffisamment longue afin de vérifier la bonne santé des habitants. Le 24 juin, les infirmeries de peste se trouvant vides de malades, une messe solennelle en action de grâces fut chantée dans les paroisses des quartiers de l'Ile et de Ferrières.

Au total, entre le début de la contagion (novembre 1720) et sa fin (le 13 juin 1721) 225 jours s'étaient écoulés durant lesquels 3 500 personnes furent atteintes par le fléau (Biraben, 1975), 2 150 d'entre elles trouvèrent la mort (De Villeneuve, 1826 et 1829), soit un taux de mortalité de 36,7 %.

1.3.5. – La rechute épidémique de 1722, à Marseille

C'est au printemps 1722 que se produisit une rechute épidémique à Marseille. Le 4 mai 1722, un homme mourut subitement dans la rue de la Croix-d'Or, de *mort suspecte* (Carrière et *al.*, 1968). Trois autres décès eurent lieu, dans la maison de l'emballeur Berne. Une femme fut également frappée de *mort subite* près de l'Hôtel de Ville, puis deux autres personnes moururent, l'une à la Grand Rue, l'autre dans le quartier des Augustins (Fabre, 1829). La population marseillaise crut alors à un retour du fléau. Aussitôt, l'abbaye de Saint-Victor, la citadelle Saint-Nicolas et le fort Saint-Jean s'isolèrent. Les galères se retirèrent du port pour s'enfermer dans l'arsenal (Carrière et *al.* 1968). Les écoles, les églises, les couvents et les magasins fermèrent leurs portes (Figarella, 1979). Dès le 11 mai, l'Échevin Moustiers réunissait le Conseil de la Ville (A. M. Mars., registre des Délibérations, 1er janvier 1722, f° 60), et lui présentait que des morts précipitées ayant eu lieu ces derniers jours, on pouvait craindre un retour de la *Contagion* dont Marseille se croyait délivrée depuis dix mois (Alezais, 1907).

Les Échevins prirent aussitôt la décision de faire ouvrir les magasins sous peine de trois mois de prison et de confiscation des marchandises en faveur des hôpitaux. L'enchaînement des événements de 1720 se renouvela: la rue de la Croix-d'Or désormais isolée, entra dans l'histoire de la peste comme la rue de l'Escale, deux années auparavant (Carrière et *al.* 1968). Les autorités s'efforcèrent, pour leur part, de calmer les esprits. Mais les habitants sortirent de la ville, certains allant même jusqu'à tenter de franchir les barrières d'isolement où les soldats avaient pourtant l'ordre de tirer (Fabre, 1829). Le marquis de Branca, commandant militaire de la Provence, écrivit le 9 mai 1722 au marquis de Pilles, à Marseille: " *Il ne faut absolument laisser sortir personne de Marseille et de son terroir. J'ai ordonné à tous les villages pour leur défendre d'aller à Marseille"* (Figarella, 1979). Les malades furent dirigés vers la Charité. Le Couvent des Observantins fut de nouveau réquisitionné (du 10 mai au 16 septembre, A. M. Mars., GG 349), pour les malades douteux et pour les quarantaines (Carrière et *al.*, 1968). Lors de la rechute du printemps 1722, chaque maison religieuse de Marseille devait envoyer à tour de rôle deux confesseurs pour une durée de quinze jours (Biblio. M. Mars., ms. 49 066, f° 15 v°). Les Trinitaires et les Observantins se partagèrent le mois de juillet, en succédant aux Carmes. Les Servites prirent la relève des Observantins et servirent à la Charité durant la première moitié du mois d'août. Les deux Servites quittèrent la Charité le 16 août sans avoir confessé un seul malade. Ils furent, pour cette raison, dispensés de la quarantaine ordinaire de trente jours et libre de regagner immédiatement leur communauté. Les Capucins confessèrent deux victimes de la peste. A la fin du mois d'août 1722, ils quittèrent la Charité, observant une quarantaine de dix-huit jours. Aucun ordre religieux ne fut désigné pour les remplacer (Borntrager, 1969). Les derniers cas furent enregistrer dans le terroir de Marseille:

"Comme la plupart des malades sont enlevés de Château-Gombert, ce quartier semble être le lieu que les restes de la maladie ont choisi pour se cantonner " (Roux, 1754).

La peur d'un retour épidémique sévère fut grande, comme en témoigne les dimensions des fosses et la hâte avec laquelle elles furent préparées. Cinquante paysans furent recrutés pour creuser, dans les jardins du couvent de l'Observance, une grande fosse pouvant contenir vingt mille cadavres (Fabre, 1829 ; Boudin, 1852 ; Carrière et *al.*, 1968).

Avec la frontière sanitaire terrestre assurée par le Royal Roussillon, les régiments de Flandre et de Brie et des bateaux qui croisaient en mer depuis Carry jusqu'à l'île de Riou, Marseille fut bien plus isolée qu'en 1720 alors qu'il n'y eut que vingt à trente victimes par semaine. Dès le début du mois de juillet les cas se firent rares. L'archiviste Capus (A. M. Mars., *registre de peste où sont contenues les ordonnances de police faites par les échevins, les Délibérations, lettres du Roi... pour la Contagions de 1720-1722)* résume ainsi la rechute épidémique: *"Le renouvellement du mal contagieux n'a point fait de progrès dans la ville, quoyqu'il aye duré depuis le mois de may 1722 jusques au 16 du mois d'aoust suivant, ce n'a pas esté une rechute de la première peste, mais une nouvelle peste qui est venue d'Avignon. Elle a particulièrement paru dans la rue de la Croix-d'Or, où il y a eu plusieurs maisons infectées, mais par la miséricorde de Dieu et par les bons ordres quil y a eu, le mal n'a pas fait de grands ravages, n'estant pas mort dans trois mois que le mal a duré, deux cent cinquante personnes atteintes ou suspectes de la maladie contagieuse ".*

Le nombre de victimes dû à cette rechute est très variable selon les auteurs mais il ne dépasse jamais le millier de victimes: 250 victimes pour l'archiviste Capus, environ 100 personnes décédées pour le Père Pacifique: *"Cette rechûte causa plus d'épouvante que la peste de 1720 et le bruit que s'en repandit par tout fut mille fois plus grand que le mal, puisqu'il ne mourut de la peste qu'environ cent personnes"*. Les historiens du XIXème siècle et du début du XXème siècle, qui purent faire des recherches sur la base de documents aujourd'hui disparus (incendie de 1941) donnèrent des estimations très variables: 216 malades, 101 victimes et 400 à 500 quarantenaires pour Roux (1754) ; 260 malades dont 66 guérisons et 194 décès pour Mery et Guindon (1848) ; 260 personnes atteintes par la maladie pour Dubois et *al.* (1913) ; 194 victimes selon Busquet (1945). Des recherches plus récentes ont estimés l'impact démographique de cette rechute épidémique à 174 décès (Carrière et *al.,* 1968) ; 700 personnes touchées pour Colonna d'Istria (1968).

Nos recherches effectuées sur les papiers de l'Intendant de Provence Cardin-Lebret, pour la période allant de janvier à décembre 1722 (B. N. Fr 8921, Fr 8922 et Fr 8923), confirment l'estimation faite par Mery et Guindon (1848). On peut raisonnablement retenir, pour cette rechute, un nombre total de victimes compris entre 250 et 300 personnes (*Figure 3.43*).

2 – LES THÉORIES MÉDICALES

Lors de l'épidémie de 1720-1722, les membres des différentes équipes médicales s'affrontèrent sur la notion fondamentale de la contagiosité de la peste. En effet, cette notion conditionnant les mesures préventives et thérapeutiques de l'époque (utilisation des infirmeries, utilisation des costumes de médecin de peste, déclaration et transport des malades dans les hôpitaux, isolement des membres de la famille du pestiféré, mise en quarantaine des localités touchées par la contagion...), il était indispensable de confirmer ou d'infirmer la contagiosité de la maladie (Hildesheimer et Gut, 1993).

Toutefois, l'épidémie provençale du début du XVIIIème siècle ne fut pas la première occasion à ce type de querelle. Selon l'Abbé Papon (1786), la peste qui frappa Aix-en-Provence en 1629 fit des: *"...ravages d'autant plus rapides, que les Médecins disputaient long-temps sur les causes et la nature du mal, les uns prétendaient qu'il était contagieux ; les autres le niaient..."*.

Dans cette querelle médicale, que l'on retrouve donc au début du XVIIIème siècle, deux "écoles" s'affrontèrent. D'une part les partisans de la haute contagiosité de la peste, parmi lesquels se retrouvaient la plupart des médecins marseillais, sous la conduite du docteur Jean-Baptiste Bertrand. D'autre part les représentants de la médecine officielle et universitaire conduits par Pierre Chirac, Premier Médecin du Régent, et le Professeur François Chicoyneau, Chancelier de la Faculté de Médecine de Montpellier, défenseurs de la non-contagiosité de la peste.

Cette querelle a donné naissance à une véritable littérature de la peste, où les hypothèses sitôt émises par l'un des membres de l'une des deux tendances se trouvaient immédiatement réfutées par les défenseurs de la thèse opposée. Il serait utile, mais sans doute trop long, de dresser la liste complète de cette littérature. Nous nous contenterons dans cet ouvrage d'indiquer les références bibliographiques que nous avons consulté (Astruc, 1721 ; Astruc, 1724 ; Bertrand et Michel, 1721 ; Bertrand, 1721 ; Bertrand, 1723 ; Boyet 1721 a et b ; Chicoyneau et *al.*, 1720 ; Chicoyneau et *al.*, 1721a et b ; Chicoyneau, 1721 ; Chirac, 1750 ; Deidier, 1721 ; Deidier, 1726 ; Gavet, 1722 ; Goiffon, 1721 ; Goiffon, 1722 ; Hecquet, 1722 ; Pestalozzi, 1721 ; Peysonnel, 1722 ; Sénac, 1744).

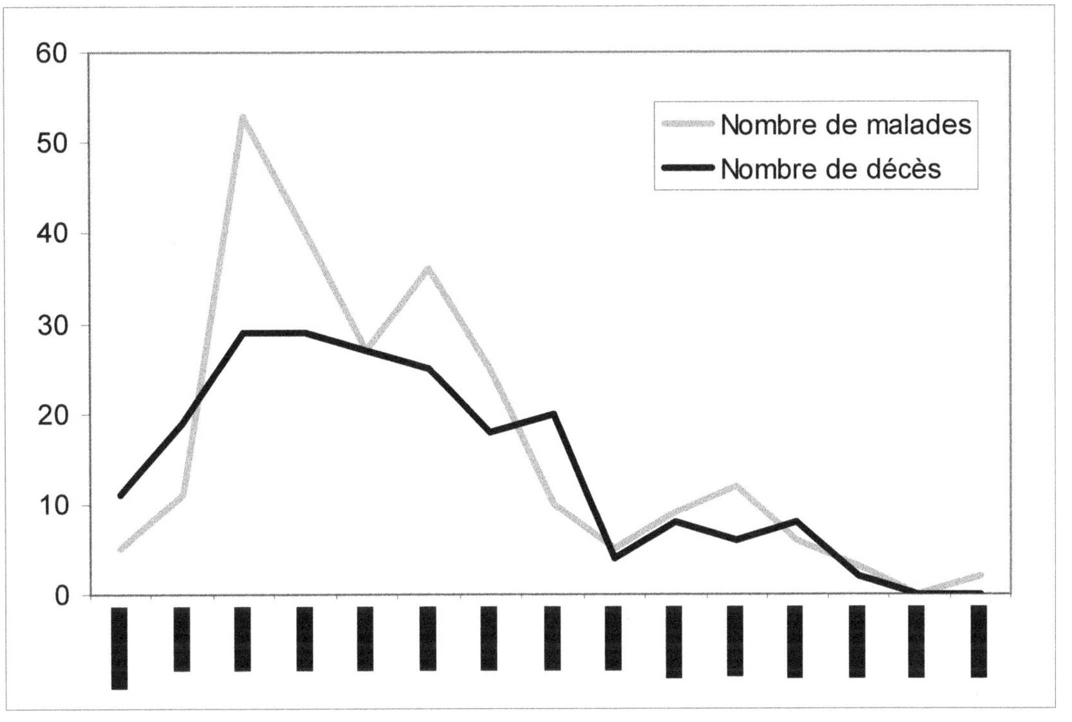

Figure 3.43 : Importance mensuelle de l'impact épidémique de la rechute de 1722, à Marseille, évalué sur la base des documents conservés à la Bibliothèque nationale dans le Fond Lebret.

2.1– La théorie contagionniste

Dès 1546, Frascator avait affirmé dans son *Traité sur les maladies contagieuses* l'existence de très petits organismes vivants et invisibles capables de se reproduire et de se multiplier. Pour cet auteur, ces petits organismes étaient par ailleurs responsables de la syphilis et de la tuberculose. Les conséquences de cette théorie dans la mise en place de mesures administratives destinées à lutter contre les épidémies furent très importantes puisque, ce n'est qu'au XVIème siècle, après les écrits de Fracastor et les affirmations de Boekel, attribuant la peste survenue à Hambourg en 1563 à un navire venu d'Orient, que l'institution des lazarets se développa largement dans les grands ports des régions nord-occidentales de l'Europe (Hildesheimer, 1978).

En 1659, le Père jésuite Athanase Kircher crut voir de minuscules vers dans le sang des pestiférés, il écrivit: *"La peste n'est rien d'autre qu'une multitude d'animalcules et de vers flottant dans l'atmosphère et qui, lorsqu'ils sont aspirés à l'intérieur du corps par le jeu de la respiration (...) finissent par ronger la chair et les glandes"* (Kircher, 1659).

Cette idée du *contagium vivum,* développée, au XVIème siècle et au XVIIème siècle (Singer et Singer, 1914), Fracastor (1546) et Kircher (1659) l'ont sans doute empruntée à Thèrence Réatin (dit Varron) qui la mentionna dans son *"De re rustica"* dès la première moitié du Ier siècle av. J.-C. (Varron, 1843).

Les Docteurs J.-B. Bertrand et J.-B. Goiffon soutinrent que la peste ne pouvait être due à un venin que véhiculerait l'air, mais à un agent animé dont la multiplication permettrait la propagation du mal sans que celui-ci ne perde de sa vigueur. Le Docteur Goiffon écrivit (1722): *"Il y a plus à craindre du côté des habits, des meubles et des marchandises... Une seule personne, quelquefois des haillons.... a donné naissance à cette cruelle maladie qui a toujours commencé à se manifester sur peu de personnes, dans une seule famille d'où elle passe successivement de maison à maison et enfin dans toute la ville".*

Pour les médecins marseillais Bertrand et Michel (1721) la contagiosité de la peste ne faisait également aucun doute. Ils différencièrent clairement les conséquences démographiques des épisodes de disette, touchant essentiellement les groupes sociaux les plus démunis, de la mortalité par peste ponctionnant plus indistinctement dans toutes les composantes de la société.

Dès le début du XVIIIème siècle, J.-B. Bertrand et J.-B. Goiffon soupçonnèrent que la peste pouvait être véhiculée par des insectes: *"La différence qu'il y a entre nos insectes domestiques et ceux de la peste, c'est que ces derniers sont invisibles et si petits qu'ils éludent la vivacité des yeux les plus pénétrants. L'imagination ne saurait atteindre jusqu'où va la petitesse de ces insectes"* (Bertrand, 1723). Ce à quoi le Docteur Goiffon (1721a) ajouta d'une manière que l'on pourrait presque juger aujourd'hui prophétique: *"...de meilleurs microscopes arriveront peut-être à les monter..."*.

Dans la polémique entre tenants de la contagion et défenseurs de la non-contagion de nombreux médecins s'impliquèrent par leurs écrits. Le Docteur Peyssonnel (1722) se rangea aux côtés de son collègue J.-B. Bertrand et écrivit une *"Dissertation sur les opinions anciennes et nouvelles touchant la peste"* dans laquelle il réfuta les théories anticontagionnistes d'un médecin toulonnais, le Docteur Boyer (1721a).

Comme le montre déjà l'attitude du Docteur J.-B. Goiffon, en poste à Lyon, le "camp" des contagionnistes n'était pas uniquement composé de médecins marseillais. Inversement, les médecins montpelliérains n'étaient pas tous des anticontagionnistes. Ainsi, Jean-Baptiste Astruc (chirurgien de peste de la ville de Montpellier de 1710 à 1762), partisan de l'extrême contagiosité de la peste, s'opposa à ces confrères languedociens et écrivit qu'il n'y avait d'autres moyens de se préserver de la peste que de prendre la fuite (Astruc, 1721 et 1724).

2.2 – La théorie positiviste

Pierre Chirac (Professeur à la Faculté de Médecine de Montpellier, puis de Paris, Premier Médecin du Régent, Surintendant du Jardin des Plantes) était le maître de la Médecine française en 1720. Il nia rapidement le diagnostic de peste, ainsi que la notion de contagiosité de la maladie qui frappait Marseille: *"Ce n'est qu'une fièvre maligne causée par la mauvaise nourriture du petit peuple. Il n'en faut pas davantage pour causer une maladie aussi considérable, et la preuve de cela c'est qu'il n'y a eu jusqu'à présent que le bas peuple qui en ait souffert"* (Chirac, 1750).

Pour le médecin du Régent, il était inutile de chercher d'autres causes à la maladie qui ravageait Marseille que les carences tant quantitatives que qualitatives de l'alimentation des habitants les plus pauvres et les plus nombreux. Par ailleurs, l'origine de cette maladie, issue de la colère de Dieu, ne pouvait qu'échapper à la compréhension des hommes.

Dans le sillage de Pierre Chirac, une grande partie de l'école montpelliéraine confirma l'inutilité de chercher des traitements médicaux à une maladie d'origine divine: *"Il est inutile de chercher des remèdes pour combattre une cause primitive dont aucun mortel n'a encore pu découvrir et ne découvrira jamais la nature"* (Chicoyneau, 1721).

Le Chancelier François Chicoyneau défendit une théorie anti-contagionniste et aériste considérant que la propagation de la maladie venait de l'air qui pouvait se trouver infecté par des *"exhalations et vapeurs pernicieuses qu'il reçoit de la terre ou des eaux et les rend aux animaux "* (Chicoyneau et *al.*, 1721 a).

Pour ce médecin et ses confrères, la maladie ne pouvait se développer qu'à la faveur de la misère, de la mauvaise alimentation et de la peur qu'inspirait la maladie *"préparée, pour ainsi dire, portée par ces fléaux"* et cela semblait se confirmer puisque les quatre médecins de la mission montpelliéraine, dont il était le chef, n'avaient nullement souffert de la peste, bien qu'ils aient été en rapport permanent avec les pestiférés.

Niant la contagion, les médecins montpelliérains procédèrent à une démarche auprès des malades tout à fait différente de celle des médecins marseillais, ne craignant pas d'approcher les pestiférés, s'asseyant sur les lits, touchant les bubons et faisant les autopsies de nombreux cadavres sans protection particulière. Le 12 août 1720 le chirurgien Soulier (membre de l'équipe montpelliéraine) pratiqua l'ouverture de trois cadavres de pestiférés dans une salle de l'Hôpital des Convalescents. Un extrait de son rapport d'autopsie montre l'importance que ce praticien accordait à la peur de la contagion dans la diffusion de la peste: *"Je n'ouvris pas la tête et ne fouillai point dans leur entrailles tant à raison de la grande infection du lieu où je travaillais, et où quantité d'autres cadavres étaient entassés par monceaux, que du défaut et des commodités et des instruments nécessaires en pareil cas ; soit encore, que dans ces commencements l'imagination d'un novice en fait de peste, fût frappée un peu trop vivement par les funestes idées de la prétendue contagion"* (Chicoyneau et *al.* 1720).

Cette attitude des médecins montpelliérains ne manquera pas d'impressionner la population marseillaise. Mais, les résultats de leurs traitements ne s'avérèrent pas plus efficaces que ceux indiqués par leurs collègues contagionnistes comme l'atteste ce courrier des échevins à l'Intendant de Provence Cardin-Lebret, en date du 27 septembre 1720: *"Avec cela, ils n'ont de bon jusqu'à présent qu'à donner de l'occupation à nos tombereaux. Ils ne savent que saigner et il n'est pas une saignée que n'ait été mortelle. Monsieur de Langeron fut contraint hier, de les prier de changer de batteries. Dieu veuille qu'ils le fassent ou qu'ils ne fassent rien"*.

A la suite des membres de la mission médicale dirigée par F. Chicoyneau, d'autres médecins qui se trouvaient au service des pestiférés, soit à Marseille, soit dans d'autres communautés atteintes par la contagion, choisirent d'opter pour une approche non-contagioniste de la peste: *"Je vois...qu'on manie les effets et les hardes des morts..., qu'on transporte et refait les matelas sur lesquels ils ont expiré sans que la peste s'en prenne à ceux qui sont employés à ces fonctions"* (Lettre du Docteur Mailhes dans une lettre au Doyen de l'Université de Cahors, in Sénac, 1744).

"Le meilleur préservatif c'est de vivre sobrement et de ne manger que des aliments de bon suc " (Lettre du docteur Fabre de Martigues, in Sénac, 1744).

Le Docteur Boyer (1721b), médecin de la marine à Toulon écrivit une *"Réfutation des anciennes opinions touchant la peste"* dans laquelle il affirmait que la peste n'était ni un fléau de Dieu, ni une maladie contagieuse et qu'il s'agissait même d'un mal tout à fait curable.

2.3 – Les travaux d'Antoine Deidier

Membre de la mission médicale montpelliéraine envoyée par Pierre Chirac, le Professeur Antoine Deidier vint à Marseille à la mi septembre 1720. Aussitôt, il dressa un tableau terrifiant de la situation dans la ville.

Antoine Deidier fut tout d'abord un partisan de la non-contagiosité de la peste: *"Cette maladie n'a pas été importée du Levant et n'est pas disséminée par la contagion"* et s'attacha à démontrer, pendant les premières semaines de son séjour à Marseille que la peste sévissait dans la ville avant l'arrivée du Grand Saint-Antoine (Masson-Bessière, 1991). Cette attitude l'opposa rapidement au Docteur J. – B. Bertrand.

Cependant, assez rapidement A. Deidier se rangea du côté des contagionnistes, et se désolidarisa de ses collèges languedociens en refusant de signer avec eux les écrits médicaux et les rapports d'autopsies. Il fut même en désaccord complet avec le reste de l'équipe, et donc avec P. Chirac, ce qui entraîna sa disgrâce, malgré ses liens de parenté avec le Chancelier Chicoyneau (Dulieu 1983): *"Je resserre en peu de mots toute la force de ma preuve. Toute maladie qui a un moyen immanquable de se communiquer est certainement contagieuse: or telle est la peste ; donc elle est certainement contagieuse"* (Discours de A. Deidier lors de l'ouverture solennelle de l'Ecole de Médecine de Montpellier, le 22 octobre 1725, in Sénac, 1744).

Deidier entreprit un certain nombre d'expériences, à l'hôpital du Mail et dans l'apothicairerie des Révérends Pères Réformés de Marseille (entre février et mai 1721, avec l'aide des Docteurs Robert et Rimbeaud) qui firent de lui un véritable précurseur en matière de transmission des maladies contagieuses et qui l'amenèrent à conclure: *"La peste de Marseille n'est autre chose qu'une éruption critique, épidémique et contagieuse de bubons, de parotides, de pustules, de charbons et d'exanthèmes, toujours capables de donner la mort et qui fait principalement parmi la populace, des ravages étonnants"* (Deidier, Discours académique du 22 octobre 1725).

Le Professeur Deidier procéda à de très nombreuses expériences tant sur les vivants que sur les cadavres et constata que la peste pouvait être contractée par inoculation grâce aux bistouris des chirurgiens souillés de pus de bubons et le démontra expérimentalement sur les animaux. Il porta également une attention particulière à la bile des cadavres de pestiférés qu'il considérait comme un des réservoirs de la maladie. Après prélèvement de cette bile, il provoqua la maladie sur des animaux.

A la suite de ces expériences, A. Deidier voulu s'assurer que l'inoculation d'autres *"fièvres malignes"* ne pouvaient pas provoquer des effets similaires. Dans ce but il effectua, à l'hôpital Saint-Eloy de Montpellier, une série d'expériences à partir de la bile prélevée sur des sujets décédés de maladies autres que la peste (Masson-Bessière, 1991).

Ne se contentant pas uniquement d'inoculer la maladie d'un cadavre humain à un chien, Antoine Deidier expérimenta également la transmission de la maladie entre deux animaux, d'un chien malade à un animal sain: *"Pour vous exposer mon sentiment sur la contagion de la peste, je commence par vous avoüer qu'on ne sçaurait douter que cette maladie ne se puisse communiquer, depuis que j'ai trouvé la maniere de la transplanter d'un sujet à un autre, non-seulement d'un cadavre humain à un chien, mais d'un chien à un autre chien..."* (Lettre de Monsieur Deidier à Monsieur Montresse, du 6 juillet 1721).

L'ensemble de ces expériences permit à Deidier de tirer les conclusions suivantes (Willimson, 1952 ; Masson-Bessière, 1991):

- des injections intraveineuses de bile de pestiférés faites sur des chiens entraînent chez ces derniers des symptômes évoquant ceux de la peste,
- des injections intraveineuses de bile de personnes mortes d'autres "fièvres malignes" que la peste faites sur des chiens n'entraînent chez eux aucun symptôme pouvant évoquer ceux de la peste,
- des injections intraveineuses de bile de chiens morts de la peste faites sur des chiens sains entraînent chez ces derniers des symptômes évoquant ceux de la peste.

De ces expériences faites à partir d'éléments prélevés sur des cadavres humains et leurs inoculations à des chiens vivants, il ne restait qu'un pas à franchir au Professeur Deidier pour expérimenter la contagiosité interhumaine de la peste en tentant d'inoculer les germes pestilentiels d'un cadavre de pestiféré à un homme vivant et en apparence en parfaite santé. Ce projet, Antoine Deidier l'eut comme l'atteste les deux documents qui suivent, mais il ne fut pas exécuté: *"...que s'il était permis de tenter ces expériences sur des hommes condamnés à mort, la peste se transmettrait d'homme à homme, à peu près par la même raison qu'on transplante la petite vérole ; avec cette différence que je ne crois pas que le pus des pestiférés donnât la peste, comme celui des vérolés donne la petite vérole"* (Lettre écrite par Monsieur Deidier, du Grau de Palavas, le 6 juillet 1721, à Monsieur Montresse), et encore: *"D'où je conclu que si la peste se communique ainsi d'une chair hétérogene à l'autre, cela se ferait encore plus vîte à l'égard d'une chair homogène, en faisant de son consentement, et de l'autorité des Juges, avec promesse de lui donner la vie s'il en réchappait, la même injection dans la veine d'un criminel condamné à mort"* (Discours de A. Deidier lors de l'ouverture solennelle de l'Ecole de Médecine de Montpellier, le 22 octobre 1725).

Si le Professeur Deidier défendit la thèse de la contagiosité de la peste, il évoqua également l'influence aggravante de facteurs socio-économiques sur la propagation de la maladie: *"Cependant je crois que la disette, la cherté des vivres, les mauvais aliments, l'horreur, le désordre et la crainte, ont pour le moins autant concouru à la production de cette maladie, que le susdit Vaisseau"* (Lettre à Monsieur Montresse, Docteur en Médecine, Agrégé en l'Université de Valence, le 23 novembre 1720).

Malgré les travaux du Professeur Antoine Deidier, puis ceux d'autres précurseurs, comme le docteur István Weszprémi au milieu du XVIIIème siècle (Magyar, sous presse), le débat sur la contagion de la peste se poursuivit bien au-delà de l'épidémie provençale de 1720-1722. Il resurgit notamment au XIXème siècle lorsque certains groupes socio-économiques voulurent faire disparaître le carcan que représentaient le système sanitaire. De nombreux médecins défendirent alors la thèse de la non-contagiosité de la peste (Clot-Bey, 1851 et 1866), comme d'autres épidémies d'ailleurs.

3 – LES RECHERCHES HISTORIQUES

Cette partie concerne plus spécifiquement les données historiques relatives aux sites d'inhumations des victimes.

3.1 – Méthodologie

3.1.1 – L'Observance

Une des problématiques principales de notre étude consistait à identifier la date précise du creusement et du remplissage de la fosse découverte au printemps 1994, à l'angle de la rue de l'Observance et de la rue Leca. Pour cela, il était donc indispensable d'effectuer des recherches dans les dépôts d'archives et dans les fonds anciens des différentes bibliothèques de la ville de Marseille, du département des Bouches-du-Rhône et même au niveau national. Dans cette quête, notre objectif était double:

- d'une part, connaître ce qu'était la réalité topographique de cette partie de Marseille au XVIIIème siècle,
- d'autre part, tenter de trouver dans les documents de l'époque ou chez des auteurs anciens, les éléments nécessaires qui permettraient d'effectuer notre datation.

Nous avons trouvé de précieuses indications aux Archives municipales de la ville de Marseille en consultant les registres des copies des lettres écrites par Messieurs les Échevins à Monseigneur l'Intendant, aux Consuls des villes de cette Province, aux avocats, procureurs et autres personnalités, entre le 12 septembre 1720 et le 1er juin 1722 (série BB 305). La série FF 292, nous a été également fort utile, puisqu'elle rassemble les pièces concernant les relations entre les autorités de la ville de Marseille et le personnel médical engagé par la municipalité durant l'épidémie. Enfin, nous avons consulté, souvent avec profit, mais en regrettant la disparition de nombreuses pièces, toutes les liasses des séries GG (Santé) concernant soit la fourchette chronologique étudiée, soit des établissements hospitaliers ou des communautés religieuses.

Dans les recherches effectuées aux Archives départementales des Bouches-du-Rhône nous avons essentiellement travaillé sur les documents relatifs à l'implantation topographique des bâtiments du Couvent de l'Observance (liasses 1 Q 663 et P 4 1810) et sur des feuillets du portefeuille Marchand où se trouvaient représentés les bâtiments du Couvent de l'Observance.

Enfin, les fonds anciens de la Bibliothèque de la Faculté de Médecine, de la Bibliothèque municipale de Marseille et de la Bibliothèque du Musée d'Histoire de Marseille nous ont permis d'avoir accès à des ouvrages originaux, bien souvent écrits par des contemporains de l'épidémie et tout à fait indispensables à la réalisation de ce travail et dont les références sont incorporées à notre bibliographie.

3.1.2 – Le Délos

Les recherches historiques concernant ce charnier ont été menées aux archives municipales de la ville de Martigues dans les séries suivantes: BB 25 (Registre des délibérations générales de la Commune de Martigues du 3 octobre 1717 au 3 juin 1726), BB 56 (Correspondance reçue par les consuls de Martigues entre 1720 et 1721), CC 266 (Trésorerie générale de Martigues, pièces justificatives pour la période 1720-1721), EE 7 (Gardes des portes de la ville en 1720), FF 18 (Rapport sur les maisons en ruine à la suite de la peste), GG 16 (Registre de la paroisse de l'Ile de 1718 à 1728, baptêmes, mariages et sépultures), GG 32 (Registre de la paroisse de Jonquière de 1718 à 1728, baptêmes, mariages et sépultures), GG 122 (Prophylaxie de la peste, visite des navires et désinfection des marchandises, traités avec les chirurgiens, distribution de secours, rôles des décès entre 1721 et 1723). La Bibliothèque des Archives de la ville de Martigues disposant d'ouvrages d'auteurs contemporains de l'épidémie ou d'historiens (Bertrand et Michel, 1721 ; Papon, 1786 ; Gaffarel et Duranty, 1911), nous les avons également largement utilisés.

3.1.3 – Les Fédons

Ces recherches ont été réalisées par P. Rigaud (Rigaud, 1996 ; Rigaud, 2005). Les documents supportant cette étude, issus des Archives départementales (Bouches-du-Rhône) ont été précédemment présentés.

3.2 – Résultats

3.2.1 – L'Observance

L'attribution à la peste des inhumations exhumées dans la fosse découverte au printemps 1994 reposait initialement sur les données archéologiques. Le contexte archéologique dans lequel se trouvaient ces squelettes (charnier, chaux) identifié dès l'étude d'impact (Mellinand, 1994) évoquait manifestement une épidémie de peste. En effet, en plus de l'utilisation caractéristique de la chaux, le grand nombre des corps fouillés correspondait à des décès simultanés et était fortement évocateur: il ne s'agissait ici ni d'un massacre de population civile, ni manifestement d'un banal cimetière d'hôpital. De très rares maladies infectieuses sont responsables d'épidémies aussi meurtrières, en dehors de certains hauts pathogènes viraux qui n'ont jamais concerné l'Europe. La peste est la seule maladie infectieuse à la fois hautement contagieuse, à très forte létalité puisque emportant 55 % des malades en moins d'une semaine dans la forme bubonique. La létalité est de 100 %, en moins d'une semaine, pour les formes pulmonaires. Dans ce contexte, une épidémie de peste était la seule à pouvoir expliquer une telle accumulation de corps.

La ville de Marseille ayant connu de nombreuses épidémies de peste depuis l'Antiquité (Papon, 1786 ; Dubois et *al.*, 1928 ; Biraben, 1975), il nous fallait dater précisément le creusement et le remplissage de cette fosse. Il aurait pu s'agir notamment d'un charnier creusé au XVIIème siècle, la ville ayant alors connu deux grandes épidémies de peste, l'une en 1630, l'autre en 1649-1650.

La datation du charnier de la rue Leca a pu être effectuée par les recherches en archives, sur lesquelles nous reviendrons plus loin et par l'étude des fragments de céramiques, trouvés dans le remplissage de la fosse, confirmant que le creusement de celle-ci a été effectué au début du XVIIIème siècle (Abel, 1994). Il s'agit donc d'un charnier de la Grande peste de Marseille, responsable de plusieurs dizaines de milliers de victimes de juillet 1720 à août 1721, suivie d'une discrète rechute de mai à juillet 1722.

Dans les recherches historiques, afin d'identifier la fosse de la rue Leca et le moment précis de son creusement, nous avons rencontré un certain nombre de difficultés. Celles-ci sont liées à la disparition de documents sur lesquels, sans aucun doute, les historiens du XVIIIème, du XIXème et du début du XXème siècles avaient pu s'appuyer. Le 22 janvier 1941, à la suite d'un feu de cheminée, les archives qui étaient entreposées dans les combles de l'Hôtel de Ville ont, en partie, brûlé. De ce fait, nous avons donc dû travailler sur des sources parfois très abîmées, en sachant que certaines liasses ont à jamais disparu lors de cet incendie. Parmi les documents qui ont complètement été détruits, il faut regretter la disparition des liasses de feuillets comportant des listes de malades et de victimes admis dans les différents établissements hospitaliers marseillais, notamment à l'Hôpital de la Charité et à l'Entrepôt de l'Observance en 1720 et 1721. Seuls quelques feuillets, très fragmentaires, concernant les admissions faites au Couvent de l'Observance, durant le printemps 1722, ont échappé aux flammes et se trouvent actuellement conservés aux Archives municipales de Marseille (côte GG 349).

Toutefois les recherches en archives et dans les sources historiques de la ville, permettent d'affirmer que le charnier, découvert lors de l'opération archéologique de la rue Leca, se trouve sur les terrains qui appartenaient, au début du XVIIIème siècle, au couvent de l'Observance.

Les Frères Mineurs, que l'on appelait Frères de "l'Étroite Observance" ou "Observantins", parce qu'ils observaient strictement la règle de Saint-François, s'installèrent à Marseille en 1424 (Bouyala d'Arnaud, 1959). Ils s'établirent d'abord dans une petite maison proche de la Major et construisirent ensuite, à partir de 1432, un couvent sous le vocable de Saint-Bernardin, près de la porte de l'Ourse: *"En l'an 1432, Julien de Remezau gentilhomme de Marseille donna charitablement aux Religieux de l'Ordre de Saint-François de l'Observance trois jardins qu'il avait dans la Ville près de la porte de l'Ource, pour y édifier une Église et un Couvent"* (Ruffi, 1642).

L'église du Couvent de l'Observance fut consacrée en 1542 et s'écroula en partie en 1746, les religieux entreprirent alors la construction d'un nouveau sanctuaire, mais dont la construction devait rester inachevée (Jullien, 1893 ; Ganay, 1933 ; Bertrand, 1980).

Les Observantins, qui étaient connus pour avoir des voix exceptionnelles, profitèrent de la protection de Catherine de Médicis dont le confesseur appartenait à cet ordre et qui devint ensuite évêque de Marseille (Bouyala d'Arnaud, 1959). L'église du couvent de l'Observance était une des grandes églises à tombeaux de Marseille au XVIIème siècle (Bertrand, 1973): 42 tombeaux se trouvaient dans le presbytère, 97 dans les chapelles latérales, 143 dans la nef, 55 dans le narthex et le vestibule (Archives départementales des Bouches-du-Rhône, 37 H 3). C'est dans l'église du couvent des frères de l'Observance que se trouvaient les tombeaux de Pierre de Libertat qui assassina le consul Charles de Casaulx et de Pierre Puget (Lagrange, 1868). Dans cette église était également conservé le crâne hydrocéphale du fils du notaire Borghini, remarquable par sa grosseur (Méry et Guindon, 1847 ; D'Astros et Bonnifay, 1897 ; D'Astros et Bonnifay, 1924 ; Bertrand, 1980 ; Spitéry, 1983). Les éléments composant le mobilier de cette église sont assez mal connus.

Le couvent des Observantins devint bien national à la Révolution et fut vendu comme tel. L'acte d'enchères imposa, aux acquéreurs des terrains, l'obligation d'ouvrir une rue qui devait utiliser un ancien passage du couvent, dit passage de la Pharmacie. Cette rue ne fut percée qu'en 1808 sous le nom de rue de la Comète (Bouyala d'Arnaud, 1959).

D'après plusieurs plans de Marseille des XVIIème et XVIIIème siècles, en particulier ceux de Nicolas de Fer (1702), de l'Atlas des places fortes de France (10 nivôse de l'an XII) et du plan de P. Demarest (établi entre 1802 et 1824), la localisation du chantier de la rue Leca se situe dans son ensemble dans les jardins du Couvent de l'Observance. Les jardins et les bâtiments conventuels sont parfaitement visibles sur un plan cadastral dressé lors de la vente du couvent comme bien national pendant la Révolution, en 1792.

Les bâtiments du couvent furent réquisitionnés, en octobre 1720, comme établissement hospitalier pour les pestiférés: *"Le 20 octobre, l'ayant encore cantité de malades dans les hôpitaux, mais ne mourains pas tropt. Il n'an guérisoit cantité, on fit un autre hôpital, parce que celuy du Jeu de mail on l'aporta ausy ceux du terroir, et ne pouvant pas tous les loger, on fit don in autre decouvant des Observantins, et deux ou trois religieux qu'avoins resté en vie, les loga dans le couvant des pères Jacobins, autrement les prêcheurs ..."* (Mémoire ou livre de Raison d'un bourgeois de Marseille).

C'est d'une part pour leur grande superficie, mais aussi pour leur localisation à la limite Nord de la ville que ces jardins ont été exploités, semble-t-il à plusieurs reprises, pour enterrer des victimes de l'épidémie de peste au début du XVIIIème siècle. Les historiens du début du XXème siècle mentionnent le creusement de fosses en ce lieu, dès l'automne 1720: *"Comme les funèbres convois ne discontinuaient pas, Langeron ordonna encore de creuser une autre fosse, mais celle-là très profonde, vingt-deux toises de long sur huit de large et quatorze pieds de profondeur, dans le jardin des Observantins. Cent cinquante paysans, commandés par un officier des galères, Soissans, y travaillèrent sans relâche, et bientôt le travail fut achevé"* (Gaffarel et Duranty, 1911).

Par ailleurs nos recherches en archives nous ont permis de trouver un billet daté du mois de novembre 1720 (A. M. Mars., série GGL 371) signé de l'échevin Moustier confirmant l'utilisation de ce lieu pour l'inhumation des pestiférés, au mois de novembre 1720 et dont le texte est le suivant:

"Le sieur Bouys payera sur le présent billet au Sr demandeur (?) chargé du soin de la fosse de l'Observance la somme de nonante livres à compter de ses appointemens qui seront dans la suite réglés à Marseille ce 2 novembre 1720.
Moustier"

L'hypothèse d'une fosse ouverte en septembre 1720 est préférentiellement considérée dans le rapport d'étude de C. Castrucci (1994), sur la base d'un document rapportant un ordre du Marquis de Langeron concernant le creusement d'une fosse "profonde" dans le jardin des Observantins dont les dimensions (22 toises sur 8 toises pour 14 pieds de profondeur) semblent correspondre approximativement à celles de la fosse fouillée (notons toutefois que les limites Est et Ouest de cette dernière ne sont pas connues). Nous avons retrouvé les mêmes dimensions de fosse citées dans l'ouvrage de Papon de 1786, comme étant celles de la plus grande des quatre fosses que le Marquis de Langeron ordonna d'ouvrir en septembre 1720, mais elle n'est accompagnée d'aucune indication topographique.

A contrario, des données historiographiques (Fabre, 1829 ; Boudin, 1852) font état du creusement de fosses dans les jardins du couvent de l'Observance lors du retour de l'épidémie au printemps 1722: *"Cinquante paysans en ouvrent dans les Jardins de l'Observance, pouvant contenir 20 000 cadavres. Elles ne servirent pas: 20 à 30 décès par semaine et déclin rapide dès le début de juillet"* (Carrière et *al.*, 1968).

Gaffarel et Duranty (1911) sont encore plus précis sur le sujet: *"Le 18 mai* (1722), *voici qu'on creuse dans les jardins du couvent de l'Observance des fosses gigantesques pour recevoir les cadavres ".*

Nous savons, par ces mêmes sources, que le Couvent de l'Observance fonctionnait comme "entrepôt" ou infirmerie de quarantaine dès le début du mois de mai 1722.

Par ailleurs, un autre billet de paiement extrait par nous des archives de la Ville de Marseille (GGL 371) confirme l'inhumation en fosses de cadavres de pestiférés, à l'Observance, durant le printemps 1722:

"Hôpital de l'Observance
Le sieur Bouys donnera trente Livres à Antoine Soulies pour le salaire d'un mois qu'on lui avance sur son emploi qu'il a d'avoir soin de faire enterrer les morts aux fosses de l'Observance. Marseille le 24 mai 1722
Remuzat"

Ce document, signé de l'Échevin Remuzat, indique indirectement le décès de malades à l'Hôpital de l'Observance et/ou à la Charité et leur inhumation dans "les" fosses du Couvent des Observantins. On peut s'interroger sur le pluriel utilisé: y avait-il plusieurs fosses ou s'agit-il d'une tournure pour désigner une vaste fosse de remplissage progressif ? La question se pose par ailleurs, vu les données d'archives, quant au nombre total de fosses ouvertes dans ces mêmes jardins de l'Observance entre 1720 et 1722.

Si, comme C. Castrucci (1994) dans son rapport, l'on retient l'hypothèse de la date de septembre 1720 pour le creusement de cette fosse et son utilisation, il est surprenant de constater que cette grande fosse (plus de 30 mètres de long sur environ 10 mètres de large) n'a pas été totalement remplie: ceci est d'autant plus étonnant que le nombre des décès quotidiens, à la fin du mois de septembre 1720 est de 400 morts par jour, puis de 100 morts par jour tout le mois d'octobre, de 50 morts par jour pendant la première partie de novembre et de six morts par jour à la fin novembre. Ceci représente une approximation de près de 8 000 morts entre la date du creusement de la fosse et l'accalmie hivernale de l'épidémie, vers la mi-décembre. Faut-il alors supposer que cette grande fosse n'aurait été remplie qu'en dernier ? Pourquoi aurait-on rapidement fermé un aussi vaste charnier presque vide alors que l'épidémie couvait *a minima* et pouvait à nouveau flamber au printemps ? (La première phase de l'épidémie de peste ne se termine véritablement qu'en août 1721).

Par contre les historiens signalent clairement, pour 1722, la dissociation entre le creusement de vaste(s) fosse(s) à cet endroit, au mois de mai et le petit nombre de victimes. Par ailleurs, ils soulignent le fait que ces fosses furent refermées quasiment vides (Fabre, 1829 ; Boudin, 1852 ; Gaffarel et Duranty, 1911).

L'analyse des données de la fouille de cette fosse permet d'apporter un élément important pour parvenir à dater avec précision le creusement et l'utilisation de celle-ci puisqu'elle fait apparaître trois données:

- d'une part, la fosse est très largement surdimensionnée par rapport au contenu, ce qui indique un creusement prévisionnel. L'estimation de la capacité totale de la fosse est hasardeuse du fait de l'absence de certitude concernant les limites Est et Ouest. Cependant en considérant la densité moyenne des corps dans la partie Est (la partie la plus densément occupée), le fond de la fosse dans les limites fouillées, pouvait accueillir environ un millier de cadavres. Ce chiffre est à multiplier par la profondeur de la fosse et peut conduire à une première approximation d'un minimum de 10 000 corps. Une telle discordance entre le "contenant" et le "contenu" est difficilement explicable dans un contexte d'explosion épidémique brutale et massive, telle qu'elle est décrite durant l'été et l'automne 1720, jusqu'au mois de novembre. Pendant la période de paroxysme, les fosses sont creusées pour enterrer un nombre de cadavres déjà constitué ou en cours de constitution rapide et ou l'on récupère à fin de charnier, des éléments existants (fortins de la Tourette, caveaux d'églises...). Ainsi, le 25 janvier 1721 le caveau de l'église des Observantins est plein de cadavres de pestiférés. L'édifice doit être aéré et les murs passés à la chaux (A. M. Mars., GGL 325). Le creusement prévisionnel d'une si grande fosse, aussi pessimiste, ne se conçoit qu'en cas d'expérience récente d'une épidémie d'ampleur considérable. Ce contexte se retrouve soit à la fin de 1720 où des mesures prévisionnelles ont pu être prises après le paroxysme d'août et de septembre (plus d'un millier de décès quotidien), soit en 1722 lors de la rechute épidémique de mai à juin.
- d'autre part, lors de la fouille, nous avons pu constater que la totalité des individus enterrés dans cette fosse ne portaient ni vêtement, ni chaussures, ni aucun objet personnel au moment de leur inhumation, contrairement aux inhumations des tranchées de Martigues par exemple. Seuls des fragments de linceuls, conservés par la chaux, ont été retrouvés. Cette constatation semble indiquer que toutes ces victimes aient donc transité par une structure hospitalière et qu'aucune d'entre elles ne soit morte à son domicile. Une telle prise en charge hospitalière des personnes atteintes de la peste ne peut se concevoir que dans le cadre d'une épidémie limitée tout au plus à quelques centaines de personnes. Il est impensable d'envisager celle-ci lors d'une phase première de paroxysme épidémique,
- enfin, la répartition des corps et leur faible nombre relatif (mais la limite Est n'est pas connue et nous ne disposons donc pas de la totalité des corps) semblent, par ailleurs, témoigner d'une épidémie très courte ou tout du moins d'une fin d'épidémie. En effet, trois zones apparaissent clairement dans le remplissage de cette fosse:
- une zone Est, à forte densité, de type charnier classique avec empilement des corps et regroupement de ceux-ci (déchargement de tombereaux ?),
- une zone centrale, de faible densité, avec individualisation des inhumations,
- une zone Ouest, à densité presque nulle, avec quelques individus espacés, localisés au bord sud de la fosse.
- Ce mode de remplissage de la fosse d'Est en Ouest est la traduction des trois étapes principales d'une épidémie de peste:
- explosion épidémique avec un nombre important de décès simultanés (les cadavres sont amassés, certains jetés, dans la partie Est de la fosse),
- période de décroissance épidémique (les corps correspondant à des décès plus espacés dans le temps sont disposés individuellement dans la partie centrale de la fosse),
- fin de l'épidémie laissant vide la partie Ouest de la fosse qui est ensuite totalement comblée.

La coexistence, au sein d'une même fosse, de ces trois différentes phases indique plus un processus épidémique très court qu'une fin d'épidémie. En effet, plusieurs mois séparent les phases de pleine épidémie de la fin de celle-ci en 1720 et 1721: cette hypothèse suppose donc une ouverture prolongée de la fosse pendant plusieurs mois. Contrairement à la période de 1720-1721 couvrant au total onze mois, la résurgence de 1722 n'a duré que deux à trois mois. Cet argument plaiderait donc pour l'attribution de la fosse à l'année 1722.

Nos recherches en archives permettent d'apporter un dernier argument en faveur d'une attribution de ce charnier à l'année 1722. A la suite de la réquisition du couvent, les observantins envoyèrent aux autorités municipales un mémoire, en neuf points, afin que celles-ci prennent financièrement en charge les dégâts occasionnés par l'aménagement des bâtiments en infirmerie: bris de vitres, destruction de mobilier... (A. M. Mars., GG 349). Deux sollicitations des religieux de l'Observance nous paraissent importantes:

-4° *"Pour les terres et dommages du jardin",*
-6° *"Pour le dommage du grand puit dont la source a été gattée et les eaux devenues impotables par la communication quelles ont avec les fosses qu'on a fait dans le jardin".*

Or, la fouille de sauvetage de la rue Leca a mis en évidence, à la limite Sud-Ouest de la fosse, un puit. La construction de celui-ci, en gros appareil, fut datée de la fin de la période médiévale par les archéologues présents sur le terrain. Nous avons tout lieu de penser qu'il puisse s'agir de la source d'eau potable devenue inutilisable, du fait de la proximité des cadavres de pestiférés, pour les religieux à la fin de l'année 1722.

Par ailleurs, les parcelles utilisées comme jardins par les religieux semblent être celles correspondantes à l'emprise de la fosse.

3.2.2- Le Délos

Lors de nos recherches dans les différents dépôts d'archives, nous n'avons malheureusement trouvé aucun document relatif au creusement des fosses où furent enterrés les pestiférés de Martigues. Il nous est donc impossible de dater avec précision le moment de l'ouverture de ce charnier. Toutefois, une relation anonyme rédigée aux lendemains de l'épidémie apporte un élément d'une précision relative (Mignacco et *al.*, sous presse). Les malades étant chaque jour plus nombreux dans le quartier de Jonquières, à partir de décembre 1720, il devient de plus en plus difficile de les transporter vers les infirmeries situées dans les deux autres quartiers. Le 15 décembre 1720, le couvent des Capucins de Jonquières fut réquisitionné par les autorités de la ville, pour l'accueil des pestiférés de cette paroisse. Il semble raisonnable de penser que le problème du transport des victimes vers les fosses de Ferrières (ouvertes dès le début de l'épidémie) fut résolu par le creusement d'une zone d'inhumation située à proximité du nouvel établissement hospitalier.

Nous avons cependant trouvé, dans les Archives de la ville Martigues, un feuillet faisant état du nombre des morts de la ville affligée de la peste depuis le mois de novembre 1720 jusqu'au 8 juin 1721. Ce document, qui fait un inventaire des victimes dans les trois paroisses de la communauté et cela rue par rue, totalise 2 134 morts (1 106 pour la paroisse de Jonquières, 610 pour celle de l'Ile et 418 pour celle de Ferrières).

Parallèlement à ce travail, nous avons consulté les registres de baptêmes, mariages et sépultures des trois paroisses de la ville. Ainsi, nous avons pu comptabiliser 657 actes de décès de personnes mortes de la peste entre le début du mois de novembre 1720 et la fin du mois de mai 1721 pour la paroisse de l'Ile, 260 pour celle de Ferrières et 1070 pour celle de Jonquières. A la suite de ces recherches, il convient de faire plusieurs constatations:

- durant cette période, tous les actes de décès du registre des sépultures de la paroisse de l'Ile, sans aucune exception, portent les mentions *"mort de la peste"* ou *"a été enseveli par les corbeaux étant mort de la peste"*,

- une distorsion importante apparaît entre le nombre total des personnes décédées de la contagion et le nombre des décès enregistrés par les prêtres des trois paroisses, puisque 147 personnes qui sont mortes de la Contagion n'ont pas été inscrites dans les registres des sépultures,

- les curés des trois paroisses n'ont pas été victimes de la peste puisqu'ils ont tenu les registres pour des périodes allant bien au-delà de la contagion. Il n'y a donc pas eu d'arrêt dans l'enregistrement des décès du fait de la mort des responsables de paroisses.

L'ensemble de ces constatations nous montre les difficultés extrêmes rencontrées par les responsables pour tenir à jour et de façon exhaustive un état des morts de la peste. Ce macabre recensement était pourtant souhaité, avec beaucoup d'insistance, par les autorités de la province. L'Intendant de Provence Cardin-Lebret en fit de multiples demandes aux responsables des différentes communautés touchées par la peste. Mais ce n'est le plus souvent, qu'aux lendemains de l'épidémie qu'il fut effectué, comme en témoigne cette note rédigée par le curé Roussin trouvée dans le registre des baptêmes, mariages et sépultures de la paroisse de l'Ile (A. M. Mart., série GG 16):

« S'en suit la continuation des noms des ports de la peste, dans leurs maisons de la ville, dans les infirmeries, et dans les bastides ou maisons de campagne, qui ne sont pas écri dans le dénombrement précedent, ne nous aient été connût que par le rolle que nous ont donnée les ecrivains des infirmeries et par le denombrement exact que nous en avons fait maison par maison, et le mieux qui nous a été profitable à la fin de la Contagion, quoique presque tous ceux de la ville aïent été par nous constattés et communiés dans leur maisons auparavant d'être conduit aux infirmeries, ledt. denombrement aïent été par

nous fait pour remédier au peu d'ordre que les écrivains des infirmeries avaient donné dans leurs journaux soit en oubliant d'écrire la plus part des personnes qui y mouraient, soit en écrivant que le seul nom des morts, sans marquer, ny leur age, ny leur qualité, ny le nom de » leurs peres et meres, ou ceux des maris et des femmes, ce qui est la cause que le denombrement n'est pas aussi fidele et complet que le précédent. Lequel denombrement nous avons signé au bas de chaque page pour luy donner toute la force que la validité d'un registre public requiert, Roussin, pretre, Granier prieur de l'Isle ».

3.2.3 – Les Fédons

Les recherches effectuées par P. Rigaud (1996 et 2005) ont permis de cadrer avec précision la date d'utilisation d'une infirmerie de peste au hameau des Fédons: printemps-été 1590. Conjointement à cet établissement hospitalier de fortune (les matériaux utilisés pour la construction ne semble pas avoir été envisagée pour perdurer au-delà de l'épidémie), un cimetière a été créé pour recevoir les victimes de la peste.

Les recherches historiques ne permettent pas de dresser un bilan précis de l'épidémie. Deux listes de victimes ont pu être retrouvées, mais sont incomplètes: elles ne couvrent que le mois de mai 1590 et le nombre de décès inscrits est inférieur au nombre de corps exhumés lors de la fouille anthropologique.

Enfin, les documents d'archives ne permettent pas de connaître l'issue de cette épidémie: Est-elle restée confinée dans le cadre de l'infirmerie des Fédons ? Ou au contraire, s'est-elle débondée dans la ville de Lambesc, rendant impossible une gestion de la contagion dans le cadre clos de l'infirmerie des Fédons ? L'absence de document nous semble plutôt plaider en faveur de la première hypothèse.

4 – DÉMOGRAPHIE HISTORIQUE

4.1 – Méthodologie

Dans le cadre de nos travaux portant sur l'étude des caractères de démographie historique liés à l'impact des périodes de forte mortalité sur les populations du passé, nous avons effectué des recherches sur les documents d'archives de trois communautés du département des Bouches-du-Rhône: Marseille, Martigues et Aubagne. En ce qui concerne les deux premières villes, les recherches ont été menées sur des documents conservés tant aux Archives municipales, qu'aux Archives du département. Pour la ville d'Aubagne, la totalité de notre étude s'est faite sur la base de pièces originales déposées aux Archives départementales des Bouches-du-Rhône. Afin d'évaluer, ou de vérifier, certaines données démographiques, nous avons utilisé des pièces conservées à la Bibliothèque nationale, département des manuscrits et cela pour les trois communautés précédemment citées.

Le dépouillement de chacun de ces documents a été fait sur la base d'un logiciel spécialement conçu à cet égard, *Paléodémo,* permettant une gestion simultanée tant des données de démographie historique que des données de paléodémographie.

Pour chaque personne, les données recueillies ont été saisies sur une fiche informatique individuelle comportant les rubriques suivantes: numéro de l'individu, patronyme, prénom, sexe, date et lieu de naissance, date et lieu de décès, numéro d'identification du père, numéro d'identification de la mère, profession, cause du décès, commentaires divers.

Sur ce même logiciel, l'importance des unions a également pu être appréhendée par la saisie informatique des données d'archives sur une fiche particulière: numéro de l'union, date et lieu de l'union, numéro d'identification de l'époux, numéro d'identification de l'épouse, date de la fin de l'union, commentaires divers.

La collecte des données individuelles s'est faite sur des fiches reprenant la méthodologie élaborée par Fleury et Henry (1985), avec comme variante principale l'association sur une même fiche informatique des renseignements issues de l'acte de baptême et de l'acte de décès. Au total environ 10 000 fiches individuelles ont été élaborées pour les différentes communes étudiées.

Dans un second temps et pour chacune des populations étudiées, l'ensemble des ces données furent traitées selon les possibilités de calcul de ce logiciel et les résultats ont été représentés sous une forme graphique: répartition par âge, pyramides par classes d'âges décennales, répartition par sexe, répartition mensuelle des décès, importance des liens familiaux ...

De façon générale, la même méthodologie d'étude a été appliquée à l'ensemble des échantillons démographiques afin de permettre d'éventuelles comparaisons. Toutefois, les caractéristiques de certains documents ont nécessité un traitement particulier afin qu'ils puissent être utilisés dans le cadre de notre problématique. Ce fut notamment le cas du dénombrement général de la population de Martigues, effectué durant le mois de janvier 1702.

Prenant comme point de départ les données obtenues à partir du dénombrement de 1702, pour chaque année civile nous avons retranché les individus décédés et ajouté les naissances intervenues. Cette méthode fut utilisée par R. Baehrel (1961) sur la base du dénombrement de 1702 effectué sur la commune d'Eyragues: *"Les nombres des baptêmes et des sépultures étant connus, on est tenté de reconstituer des groupes d'âges par leur intermédiaire. Le procédé a toujours été déconseillé ; ceux qui naissaient dans une localité, disait-on, la quittaient parfois, et ceux qui y étaient ensevelis n'y avait pas tous vu le jour. Raisonner ainsi, ce n'est pas penser en statisticien ; celui-ci ne renoncera pas à dessiner sous prétexte que la ressemblance pourrait ne pas être parfaire"* (Baehrel, 1961).

Ce travail nous a permis de dresser, au 1er janvier de chaque année, une pyramide des âges de la population de Martigues. Afin de limiter les erreurs relatives à une surreprésentation des âges multiples de cinq et plus encore de dix, nous avons réalisé ces pyramides selon les grandes classes d'âges suivantes: 0 à 9 ans, 10 à 19 ans, 20 à 29 ans, 30 à 39 ans, 40 à 49 ans, 50 à 59 ans, 60 à 69 ans, 70 et plus.

4.2 – Résultats

4.2.1 – Martigues

Les recherches de démographie historique portant sur la communauté de Martigues ont été réalisées aux Archives Municipales de la commune de Martigues à partir de deux types de documents:

- le dénombrement général de la population des trois paroisses de Martigues effectué en janvier 1702,
- les registres paroissiaux (B.M.S.) tenus par les membres du clergé des trois paroisses (Ferrières, l'Ile, Jonquières) *intra-muros* de la communauté urbaine de Martigues, pour la période allant de 1702 à 1760.

4.2.1.1. – Le dénombrement de 1702
En janvier 1702, un dénombrement des habitants fut effectué sur ordre de l'Intendant de Provence Cardin-Lebret, afin de permettre une nouvelle répartition de la Capitation. Ce dénombrement, qui est conservé aux Archives Municipales de la commune de Martigues sous la côte CC 390, se compose de cinq cahiers:

- un cahier pour la paroisse de Ferrières, portant le titre: *"Cartier de Ferriere estat de la capitation de cette presante année 1702, du 9 janvier 1702",*
- un cahier pour la paroisse de l'Ile, dont le titre est: *"Estat et denombrement des habitans et familles du cartier de lisle pour la capitation de l'année 1702, comencée le 16 janvier",*
- un cahier pour la paroisse de Jonquières, portant le titre: *"Estat du denombrement des familles du cartier de Jonquière et de son terroir",*
- un cahier faisant le dénombrement des gens de conditions (conseillers, nobles et membres du clergé...). Toutefois, il faut noter que l'on retrouve la quasi totalité des identités de ces personnes dans les cahiers de leur paroisse respective,
- un dernier cahier portant le titre: *"Mémorial des noms et surnoms des chefs de famille du Martigues".*

Pour les trois paroisses de la ville, ce dénombrement qui a été effectué rue après rue, maison après maison, mentionne pour chaque famille l'identité, l'âge et la profession du chef de famille ; l'identité et l'âge de son épouse ; le nombre des enfants, tout en précisant le prénom et l'âge de chacun d'entre eux, ainsi que leur éventuelle activité professionnelle. Parfois, les identités et les âges d'autres personnes, parents (frères, soeurs, père ou mère de l'un des conjoints) ou domestiques vivants sous le même toit, sont également mentionnées.

Ces données générales sont éventuellement complétées par des renseignements individuels quant à l'état de "santé" des individus: *estropié, aveugle, inocent, etc* ; ou relatif à la situation socio-économique: *nourri charitablement, pauvre, indigent, mendiant son pain, etc.*

Ce dénombrement ayant un but fiscal, les professions (matelot, patron de tartane, au Service du Roy...) ou les états (travailleur dans son bien, veuve...) marqués dans la marge des cahiers ont été barrés au fur et en mesure que les identités étaient reportées sur les registres de la Capitation. Pour les individus ou les ménages les plus démunis, dont la situation socio-économique ne permettait pas qu'ils paient la Capitation, la mention "*pauvre*" notée dans la marge n'a pas été biffée d'une croix par les fonctionnaires des services du fisc, au fur et à mesure qu'ils effectuaient le relevé général (Raufast et Reynaud, 1981).

Toutefois, plusieurs types de réserves doivent être apportées à la valeur globale de ce document. La première concerne le caractère fiscal de celui-ci:

"... *tout dénombrement fiscal est par nature partiel et sujet à la fraude, tellement était grand le souci des communautés d'échapper aux impositions, souci partagé par tous leurs membres"* (Guillaume et Poussou, 1970). Par ailleurs, l'enregistrement des individus les plus jeunes et pas encore sevrés ne semble pas complet. D'autre part, il apparaît que ce document soit incomplet et cela à plusieurs titres (Paoli, 1971):

- les trois villages du terroir de Jonquières ont été partiellement ou pas du tout dénombrés,
- il en est de même pour le terroir de Ferrières,
- quelques feuillets de la paroisse de l'Ile sont peut-être manquants et certaines rues semblent être absentes de ce dénombrement,
- le dénombrement pour la capitation de 1702 est, en principe, une "recensement" individuel et nominatif de la population de droit et non de la population de fait, tous les étrangers à la paroisse (même les Provençaux), en sont exclus. Lors du dénombrement de 1765, les étrangers à la communauté ont été comptés et représentaient 2 % pour Martigues (6,4 %

pour Aubagne, 2,8 % pour Marseille: J.-N. Biraben, com., pers.).

Malgré l'ensemble des réserves qualitatives que l'on peut apporter à ce dénombrement, la valeur d'un tel document – quelques dix-huit années avant que ne débute une épidémie de peste particulièrement meurtrière – est d'une extrême importance dans l'optique d'une étude de démographie historique traditionnelle, mais plus encore dans le cadre d'une recherche démographique qui tente d'appréhender l'impact de crises démographiques et plus particulièrement celui de l'épidémique de peste de 1720-1721.

4.2.1.2. – Les registres paroissiaux

A partir des données issues du dénombrement de 1702, nous avons tenté de percevoir quelles étaient les grandes évolutions démographiques caractérisant la communauté de Martigues entre 1702 et 1760. Pour réaliser cette recherche nous avons entrepris une étude minutieuse des registres paroissiaux de la ville à partir des données microfilmées aux Archives départementales des Bouches-du-Rhône. Dans un second temps, les résultats obtenus ont été vérifiés sur les documents originaux conservés aux Archives Municipales de Martigues.

Ces recherches nous ont permis de repérer et de quantifier, année après année, les phénomènes les plus marquants de l'évolution démographique de la population martégale.

Après avoir cerné, avec la plus grande précision possible, ce qu'était le profil démographique de la population martégale avant l'épidémie de peste de 1720-1721, nous avons essayé de démontrer comment la peste avait affecté la population de cette petite communauté urbaine.

Le choix de mener une étude de démographie historique de ce type sur la ville de Martigues s'explique doublement.

D'une part, des données d'archives concernant la thématique et les problématiques de notre travail sont particulièrement bien conservées, avec un dénombrement en 1702 et une remarquable tenue des registres paroissiaux durant l'épidémie de peste du début du XVIIIème siècle. Cette épidémie qui a touché de nombreuses communautés en Provence désorganisa, dans de nombreux cas, l'ensemble des structures administratives. A Marseille, par exemple, l'enregistrement des morts fut semble-t-il rapidement chose impossible. A cet égard Martigues fait figure de communauté "à part" puisque, durant tout le temps de l'épidémie (de novembre 1720 à juin 1721), les responsables ecclésiastiques parvinrent à tenir les registres paroissiaux. De plus, à la fin de la contagion, les desservants des trois paroisses de la ville ont entreprit une mise à jour des mortuaires.

D'autre part, avant même qui nous entreprenions cette étude de démographie historique en contexte épidémique, nous avions déjà "fait connaissance" avec la peste de 1720-1721 à Martigues dans le cadre d'une étude paléodémographique menée sur un échantillon de 39 individus inhumés dans des fosses de pestiférés, dites fosses du "Délos" (Signoli et *al.*, 1995).

Ainsi, l'ensemble des recherches conduites sur l'épidémie de peste de 1720-1721 à Martigues, va nous permettre de réaliser une étude comparée entre les données extraites des archives historiques et celles issues des archives biologiques (Signoli et *al.*, 2005a).

À partir de l'étude du dénombrement mis en place pour le rétablissement de la Capitation, nous avons pu constater que Martigues regroupait une population minimum de 5 666 habitants au 31 janvier 1702 , soit 2 747 individus masculins et 2 919 individus féminins. Ce dénombrement laisse également apparaître un total de 1 283 unions.

Sur ce total de 5 666 habitants dont nous avons retrouvé l'Etat civil dans les différents cahiers du dénombrement général, l'âge n'est précisément mentionné que pour 5 523 personnes. Pour 143 individus, il est totalement ou partiellement absent (87 femmes adultes, 20 enfants féminins, 29 hommes adultes et 7 enfants masculins). Le traitement de l'ensemble de ces données nous a permis de dresser la composition par classes d'âges décennales ainsi qu'une répartition prenant en compte l'âge et le sexe de la population de Martigues à la fin du mois de janvier 1702 (*Figure 3.44*).

Dans le but de vérifier la valeur des résultats démographiques que nous avons obtenus à partir de l'étude des cinq cahiers se rapportant au dénombrement de 1702 à Martigues, nous avons comparé ces derniers avec le travail effectué sur le village d'Eyragues (Bouches-du-Rhône). Afin d'asseoir la Capitation qu'elle devait également lever, la communauté d'Eyragues procéda en 1702 à un inventaire général de sa population. Les pièces d'archives relatives à ce dénombrement sont actuellement conservées aux Archives communales d'Eyrargues (côtes CC 28 et CC 29). La seule réserve qualitative qui puisse être apportée à la valeur générale de ce document a été relevée par l'auteur de cette étude: *"Tous "les enfant à la mamelle" ne furent certainement pas comptés, mais l'âge des autres habitants fut relevé"* (Baehrel, 1961).

La comparaison par classes d'âges des populations de Martigues et d'Eyragues montre une similitude très nette de leur répartition. La différence la plus marquante réside dans la valeur relative de la classe d'âges des 0-9 ans. Le sous-enregistrement des enfants non sevrés semble avoir été plus important encore à Martigues qu'il ne l'a été à Eyragues (*Figure 3.45*).

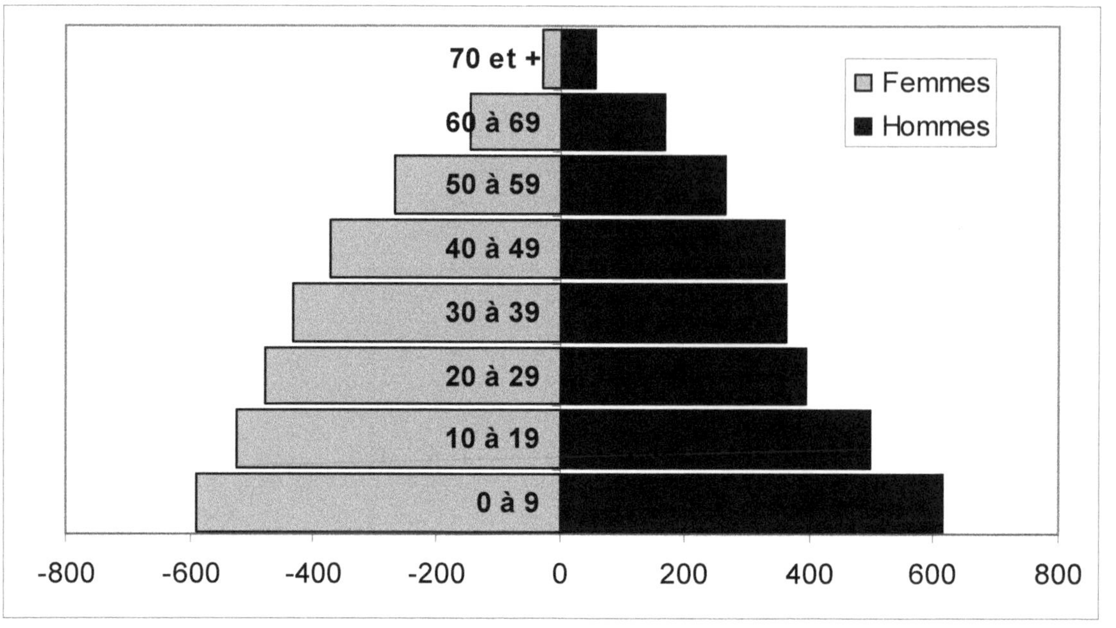

Figure 3.44 : Répartition, selon l'âge et le sexe, de la population de Martigues au 31 janvier 1702. Cette répartition est établie sur la base du dénombrement général des habitants de la ville (Archives communales de Martigues, CC 390).

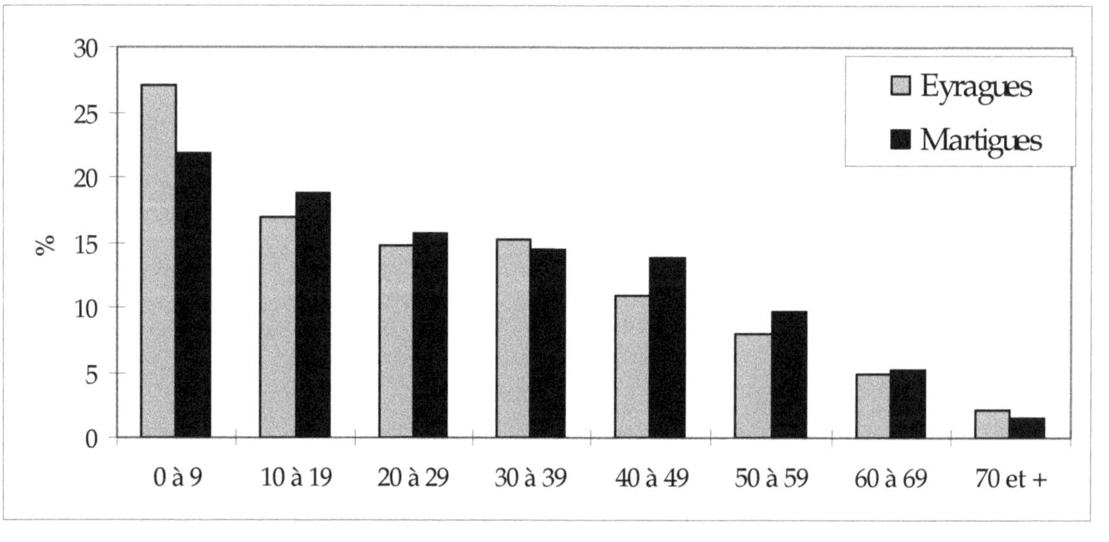

Figure 3.45 : Comparaison, par classes d'âges décennales, des populations dénombrées à Eyragues et Martigues en 1702. Cette comparaison montre une similitude entre les deux populations dans la répartition des différents groupes d'âges. La faiblesse de l'effectif des 0-9 ans, à Martigues, semble être due à un sous enregistrement des enfants de moins de 1 an.

Selon la méthode décrite précédemment, retranchement au jour le jour des décès et ajout des naissances, nous avons pu tracer l'évolution de la population de Martigues jusqu'à la veille de l'épidémie de peste. Cette méthode présente toutefois l'inconvénient de ne pas pouvoir prendre en compte l'influence des phénomènes migratoires. L'arrivée de personnes étrangères à Martigues semble toutefois pouvoir se résumer à l'installation de soldats invalides à la Tour de Bouc. Par contre, le départ de familles martègales, notamment vers Marseille au lendemain de l'épidémie de 1720-1722, est quasiment impossible à mesurer. Par ailleurs, nous pensons que de nombreuses femmes de Martigues avaient quitté cette ville afin de louer leurs services (probablement comme domestiques) dans les villes voisines, mais nous ne pouvons chiffrer l'importance de cette émigration.

Malgré les réserves qui peuvent être formulées sur les documents que nous avons utilisés et sur la méthode que nous avons développée dans ce travail, notamment du fait des deux difficultés évoquées ci-dessus (dénombrement incomplet, difficultés à percevoir l'impact des phénomènes migratoires), il semble que nos résultats annuels sur le nombre total d'habitants à Martigues soient acceptables. Un document d'archive, cité par J.-N. Biraben (1975), nous a permis de vérifier la validité de notre méthode, quatorze années après le dénombrement de 1702 et donc seulement quatre années avant que ne débute l'épidémie de peste.

En 1716, l'Intendant de Provence Cardin-Lebret demanda un dénombrement général des communes placées sous sa juridiction. Ce document conservé à la Bibliothèque nationale (Mss fonds fr. 8906, f° 141 à 161) ne livre pas le détail du dénombrement, il attribue simplement à la ville de Martigues un total de 1 387 familles et de 5 888 habitants. Pour la même année et la même communauté, notre étude nous a permis de dénombrer une population totale de 5 953 habitants (2 842 individus féminins et 3 111 individus masculins). L'écart relevé entre les deux résultats est donc faible, se limitant à 65 individus. Nous avons décidé de ne pas tenir compte de cette différence et ce d'autant que celle-ci peut avoir, en partie sinon en totalité, pour seule origine la période de l'année (que nous ne connaissons pas) où le dénombrement de 1716 a été réalisé.

Dans notre recherche visant à connaître l'effectif total de la population martégale à la fin de chaque année et sa composition, nous avons été confrontés à deux difficultés majeures:

- nous avons constaté, pour chaque année, une sous-représentation féminine régulière (c'est-à-dire pour la totalité des années dépouillées dans notre étude) pour les grands âges de la vie (70 ans et plus). Cette sous-représentation féminine nous a conduit à constater, pour certaines années, une somme de décès supérieure à l'effectif de cette catégorie. Pour la catégorie des 60-69 ans, le nombre des individus féminins est systématiquement inférieur à celui des sujets masculins, ce qui ne semble pas correspondre à la composition "normale" d'une population du dernier siècle de l'Ancien Régime. Nous envisageons plusieurs facteurs pouvant expliquer ce constat:

- des femmes absentes de Martigues (alors qu'elles étaient dans d'autres communautés, comme domestiques par exemple) n'ont pas été enregistrées lors du dénombrement de 1702, mais à la fin de leur vie elles sont revenues dans leur communauté d'origine et leurs actes de décès se trouvent dans les registres de catholicité des trois paroisses de Martigues,

- une surreprésentation des âges multiples de 5, et plus encore de 10, donnés par les martégaux lors du dénombrement de 1702 comme au moment du décès. Afin de limiter ce biais, lié aux sources elles-mêmes, nous avons regroupé nos échantillons démographiques selon des catégories d'âges décennales,

- une certaine "coquetterie" féminine peut avoir conduit certains individus à se rajeunir lors du dénombrement de 1702, alors que l'âge donné au moment de leur décès par les membres de la famille était plus "précis". Cette hypothèse nous semble se confirmer par la mise en parallèle des répartitions (selon l'âge déclaré en 1702) par les hommes et par les femmes (*Figure 3.46*).

En utilisant la méthode décrite ci-dessus (retranchement annuel des décès et ajout des naissances) et sans tenir compte de la marge d'erreur constatée lors de comparaison de nos résultats et de ceux livrés par le dénombrement de 1716, nous avons pu estimer la population totale de Martigues au 1er janvier 1720 (c'est-à-dire à la veille de l'épidémie de peste) à 6 031 habitants (2 869 individus féminins et 3 162 individus masculins, *Figure 3.47*).

Du fait de la bonne tenue des registres paroissiaux durant l'épidémie et de l'état récapitulatif des décès dressé après celle-ci, nous avons pu connaître les grands traits caractérisant cette population à la fin de l'année 1721 (*Figure 3.48*) qui ne comptait plus que 4 332 habitants (1 976 individus féminins et 2 356 individus masculins). Les registres de catholicité permettent de comptabiliser 1 989 décès (en tenant compte du fait que 12 individus ont été enregistrés à deux reprises) durant l'épidémie de peste (1 056 individus féminins, 918 individus masculins et 15 individus dont le sexe n'a pas pu être déterminé). Ce chiffre est toutefois en dessous des estimations faites aux lendemains de l'épidémie, citées par les historiens du XIXème siècle, qui rapportent un total de 2 150 victimes (De Villeneuve, 1826).

La comparaison des populations de Martigues pré- et post-épidémique montre, outre un effectif total inférieur de 1 699 individus à la fin de l'année 1721, une répartition par classes d'âges très différente. Les moins de 20 ans se trouvent surreprésentés, alors que les catégories adultes sont généralement sous représentées. Seule la catégorie des 30-39 ans garde une valeur relative similaire. Les individus les plus âgés semblent proportionnellement avoir été les plus touchés par la peste. Ce constat semble aller à l'encontre des témoignages des contemporains de l'épidémie qui soulignent la forte mortalité des enfants et des adultes dans la force de l'âge et à l'inverse le peu d'impact de la *Contagion* sur les personnes d'un âge avancé: *"La vigueur de l'âge et du tempérament, ne servaient qu'â rendre le mal plus violent et plus mortel, comme la faiblesse de l'âge, du sexe et du tempprérament, rendait plus susceptible de cette maladie ; aussi avons-nous vû les enfants et les femmes pris les premiers dans toutes les*

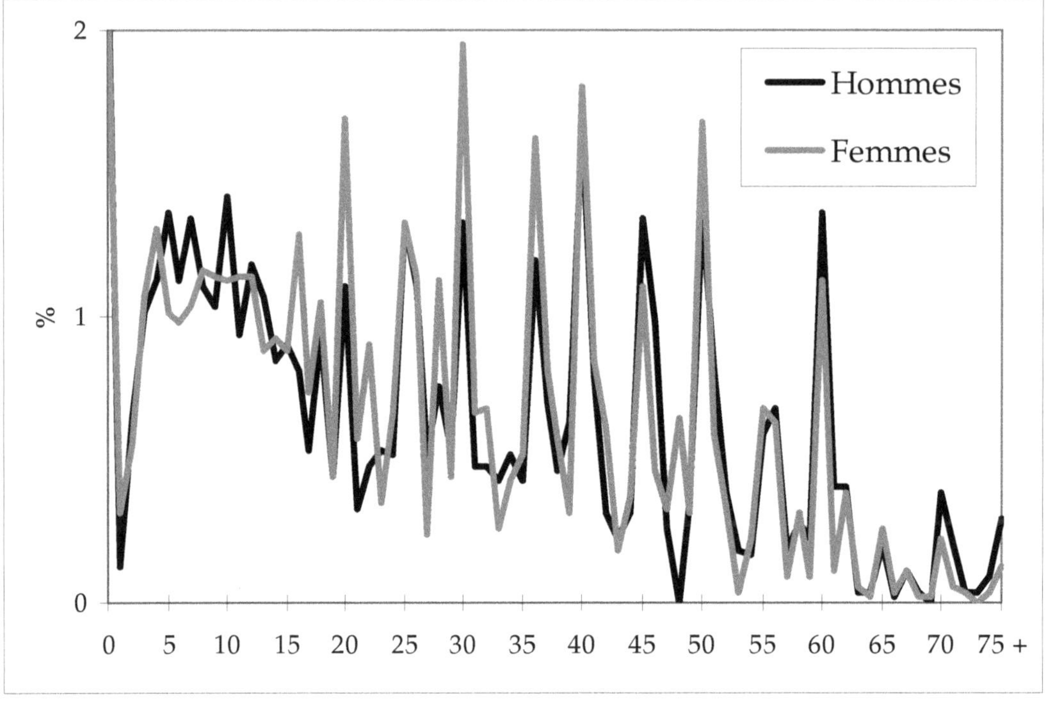

Figure 3.46 : Répartition par âges de la population de Martigues sur la base des indications relevées dans les cahiers du dénombrement de janvier 1702 (5 666 individus). D'une part, l'effet "d'arrondissement" de l'âge aux multiples de 5 et de 10 est patent sur ce graphique. D'autre part, cet effet "d'arrondissement" semble être (en proportion) plus important pour les individus féminins que pour les individus masculins.

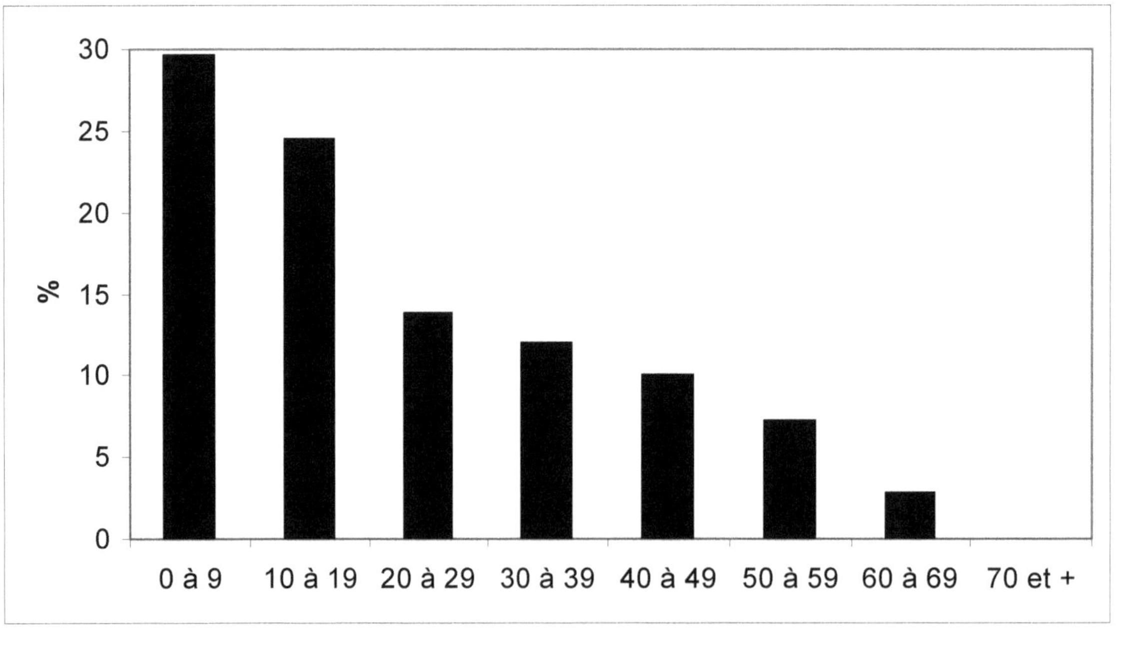

Figure 3.47 : Répartition par classes d'âges décennales de la population de Martigues, au 31 décembre 1719. Cette répartition est obtenue sur la base du dénombrement général des habitants de la ville (Archives communales de Martigues, CC 390) par ajout des naissances et soustraction des décès annuels

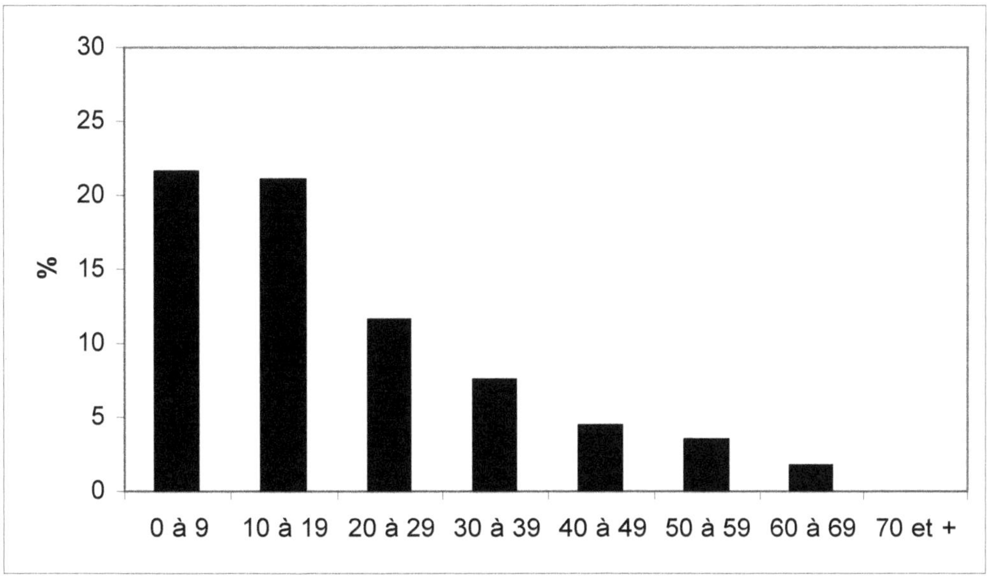

Figure 3.48 : Répartition par classes d'âges de la population de Martigues, au 31 décembre 1721. Cette figure témoigne de l'importance de la ponction démographique de la peste sur la population martégale.

familles, et sur-tout les femmes enceintes, qu'on a eu le chagrin de voir périr presque toutes. Ce mal n'a épargné aucun âge ; il a attaqué toute sorte de personnes, depuis les enfants à la mamelle jusques aux vieillards ; il a pourtant respecté, pour ainsi dire, ceux qui étaient dans un âge décrépit " (Bertrand, 1779).

L'analyse des 1 989 actes de décès, dressés pendant les mois d'épidémie, montre une proportion plus importante (+ 6,76 %) des individus de sexe féminin par rapport aux sujets masculins dans l'effectif total des décédés par peste (*Figure 3.49*).

Plusieurs raisons peuvent venir expliquer cette surmortalité féminine:

- Comme nous l'avons précédemment signalé, dans la population martégale, pré épidémique le nombre d'individus féminin est plus important que le nombre d'individus masculins (+ 3,04 %),

- Il y a bien sur la plus grande vulnérabilité des femmes enceintes à ce type d'infection. -Mais il y a surtout ici, la conséquence d'un phénomène culturel, propre aux pays de tradition judéo-chrétienne. Effectivement, quelque soit l'âge, le sexe et le niveau social du défunt, la toilette du mort est une affaire féminine. Bien évidemment, dans un contexte de très haute contagiosité cette originalité culturelle aura des conséquences démographiques notables. Selon nous, c'est cet aspect culturel qui explique la surmortalité féminine des sujets âgés de 20 et plus.

Du fait de la difficulté que nous évoquions précédemment (surreprésentation des âges multiples de cinq et de dix ; *Figure 3.50*), nous avons réparti l'échantillon démographique des victimes de l'épidémie dans des groupes d'âges décennaux.

L'étude de la partition de ces décès selon les différentes catégories d'âges témoigne d'une mortalité importante des individus les plus jeunes (moins de 20 ans) par rapport à l'ensemble de la population (*Figure 3.51*).

La répartition, selon les critères d'âge et de sexe, des victimes à *Yersinia pestis* (*Figure 3.52*) montre une surmortalité masculine (+ 2,14 %) chez les plus jeunes (0 à 9 ans). L'ensemble des autres groupes d'âges témoigne d'une surmortalité féminine moyenne de 1,35 % et qui culmine pour les 40-49 ans (+ 3,66 %). Cette analyse atteste également d'une régularité relative des décès masculins pour les individus dont l'âge oscille entre 30 et 59 ans (5,69 % pour les 30-39 ans, 5,64 % pour les 40-49 ans et 5,53 % pour les 50-59 %).

La communauté de Martigues fut frappée par la peste à partir du début de novembre 1720, les derniers décès dus à la contagion furent enregistrés au mois de juin 1721. La qualité des sources d'archives relatives à cette épidémie nous a permis de dresser un rapport mensuel du nombre des victimes. La figure 53 montre la rapidité avec laquelle la peste se diffusa dans cette population et la vitesse avec laquelle elle emporta 1 989 Martégaux. En deux mois, quasiment la moitié (46,79 %) de l'effectif total des décès par peste est déjà constituée, en trois mois cette proportion atteint presque les trois-quarts (71,36 %). Inversement, les deux derniers mois épidémiques n'exercent qu'une très faible pression démographique (respectivement 0,55 % et 0,25 %) sur l'ensemble de cette population.

Pour les trois paroisses *intra muros* de Martigues, les actes de décès relevés dans les registres de catholicité, rédigés pendant les mois d'épidémie et à la suite de celle-ci, nous ont permis de réaliser une étude quant à l'impact de la peste à l'intérieur des structures "familiales" qui composaient cette communauté.

Plusieurs études antérieures montrent que toutes les familles ne sont pas atteintes dans les mêmes proportions: à Hampton on Thames, on comptabilisa 119 décès en 1603, dont 99 dus à la peste ; mais les deux tiers de ceux-ci furent fournis par seulement 20 % des familles de la paroisse, plus de la moitié des cellules familiales n'étant pas touchées par la contagion (Poussou, 1978).

Après avoir listé, sur un logiciel de calcul, l'identité (patronyme, prénom, âge, sexe) des 1 989 victimes de l'épidémie, nous avons complété ces premières données par l'ensemble des renseignements que pouvaient nous livrer les actes individuels de décès (nom du père, de la mère, prénom des enfants, liens familiaux plus larges, profession, liens de domesticité, liens communautaires pour les religieux...). Le traitement de l'ensemble de ces données nous a permis d'appréhender, pour chaque victime de l'épidémie, le nombre de liens l'unissant à d'autres victimes de l'épidémie. Les résultats de cette étude sont présentés dans la *figure 3.54*. La lecture de celle-ci montre l'extrême importance des liens familiaux, ce terme doit être pris dans un sens large (parents ou beaux-parents vivant avec l'un des enfants, domestiques demeurant chez l'employeur, compagnons artisans résidant sous le même toit que le maître de la profession...) dans la constitution de l'effectif total des morts par peste. Pour 61,6% des victimes au moins un lien a pu être établi avec une autre victime.

Cette étude a également montré que 38,4 % des victimes semblaient ne présenter aucun lien "familial" avec d'autres personnes mortes de la contagion. Face à ce résultat, nous avons tenté de mieux cerner la réalité de la situation "familiale" de cette partie de l'échantillon total des morts de peste. Dans ce but, nous avons isolé l'ensemble de ces individus, puis nous les avons classés à l'intérieur des cinq catégories suivantes:

- *catégorie A:* Individus morts de peste dont l'identité est inconnue ou sur lequel nous n'avons que des renseignements "familiaux" très fragmentaires. L'absence de liens familiaux avec d'autres victimes est donc avant tout le résultat d'une carence d'information,
- *catégorie B:* Individus morts de la peste se trouvant dans l'une des trois situations qui suivent et qui ne semblent pas avoir communiqué la maladie à l'intérieur de la cellule "familiale":
- adultes mariés avec un habitant ou une habitante de Martigues et dont l'identité ne figure pas dans la liste des victimes,
- enfants dont aucun des deux parents n'a succombé à l'épidémie,
- individus dont au moins un frère ou une soeur a survécu à l'épidémie.
- *catégorie C:* Individus morts de la peste, mais veufs ou veuves avant celle-ci et n'ayant donc pas pu la communiquer ou être contaminés par le conjoint,
- *catégorie D:* Individus morts de peste ne pouvant pas ou que difficilement véhiculer la maladie dans leur cellule familiale: membres du clergé séculier, célibataires, étrangers venus seuls (notamment médecins, chirurgiens ou "corbeaux" étrangers à la ville de Martigues),
- *catégorie E:* Individus morts de peste employés comme domestiques, nourrices, enfants mis en nourrice et personnes en pension pour lesquels nous n'avons que des renseignements fragmentaires et donc une impossibilité à établir des liens avec d'autres victimes, bien que ceux-ci puissent exister.

Les résultats obtenus, représentés sous forme graphique dans la *figure 3.55*, montrent que la moitié (catégorie B: 50,13 %) des victimes de l'épidémie n'ayant aucun lien avec d'autres victimes vivaient pourtant dans le cadre d'une cellule "familiale" composée d'un ou de plusieurs autres membres à qui ils n'ont pas communiqué la peste. Pour les individus composant la catégorie D (4,85 %), nous pouvons considérer avec une quasi certitude leur impossibilité à transmettre la maladie dans un cadre "familial".

Ainsi donc, nos résultats montrent que 62,6 % des victimes de la peste à Martigues présentaient au moins un "lien familial" avec une autre victime de l'épidémie. Cette proportion déjà très importante est pourtant minimaliste puisque les malades ayant survécu sont absents de nos listes. Hors dans le cas d'un épidémie de peste à forme bubonique nous savons qu'environ 30 % des malades survivent, même en l'absence de tout traitement. Ces malades guéris sont toutefois autant d'agents infectieux qui ont joué un rôle important dans la diffusion de la *Contagion*, et en tout premier lieu à l'intérieur de leur propre cellule familiale.

Le travail de recherche mené sur les registres paroissiaux, à partir des actes de baptêmes, de mariages et de sépultures dans la fourchette chronologique retenue (1702-1760), nous a également permis de cerner l'ensemble des grandes crises démographiques ayant frappé la communauté de Martigues: épidémie de 1705, touchant essentiellement des individus immatures ; surmortalité des années 1709-1710, liée à une crise de subsistance générale à l'ensemble du royaume de France ; épidémie de peste de 1720-1721 qui, comme nous l'avons déjà vu, emporta un peu plus du tiers de la population de cette communauté (*Figure 3.56*).

Trois périodes (1705, 1709-1710, 1720-1721) montrent une forte augmentation de la mortalité, figurée par la présence de clochers de mortalité. Les deux crises les plus importantes (1709-1710, 1720-1721) montrent, parallèlement à l'accroissement des décès, une baisse importante des conceptions et un recul des unions. Dans les deux cas, la reprise des baptêmes et des mariages précède, de quelques mois, la fin de la crise démographique. L'importance des reprises est inversement proportionnelle à l'acuité des crises (Signoli et *al.*, 2002).

Cette étude, portant sur plus d'un demi-siècle, montre également la rupture entre le premier quart du XVIIIème siècle, qui s'inscrit dans un rythme démographique ancien (du type de celui du XVIIème siècle), caractérisé par une présence cyclique des crises et la période post-peste qui voit lentement s'installer une démographie moderne se caractérisant par une plus grande régularité des trois courbes et une moindre importance, tant en nombre qu'en intensité, des crises démographiques.

Par ailleurs, ce dernier aspect de notre étude, nous a permis de mesurer le temps qui fut nécessaire à la communauté martégale pour retrouver une population quantitativement comparable à celle de l'année qui précédait chacune des différentes crises démographiques évoquées ci-dessus (épidémie de 1705, crise de subsistance de 1709-1710, épidémie de 1720-1721, *figure 3.57*). Dans le cas des deux premières crises, le rattrapage démographique fut relativement rapide (deux ans pour la mortalité de 1705, dix ans pour la mortalité de 1709-1710). Par contre, la ponction démographique liée à la peste nécessita une quarantaine d'années pour être compensée. Ce n'est qu'en août 1760 que la population martégale retrouva un niveau quantitatif comparable à celui qu'elle avait avant l'épidémie de peste. L'importance de cette durée peut trouver une explication dans un phénomène d'émigration des martégaux dans les mois qui suivent l'épidémie. Rappelons, à cet égard, que Marseille (qui perdit la moitié de sa population durant la peste de 1720-1722) fut très rapidement demandeuse d'hommes et que l'ensemble des démographes et des économistes spécialistes du XVIIIème siècle, s'accordent sur le fait que la rapidité du rattrapage démographique que connut cette ville fut, en grande partie, due à l'arrivée de migrants (Terrisse, 1973 et 1991).

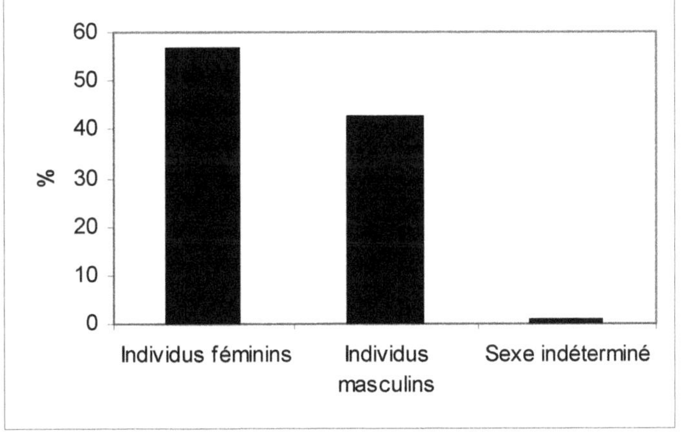

Figure 3.49 : Répartition par sexe des victimes de la peste à Martigues (1720-1721). Cette distribution montre une légère surreprésentation féminine (+ 6,76 %) dans cet échantillon. La part des individus dont le sexe n'a pas pu être déterminé est faible (0,75 %)

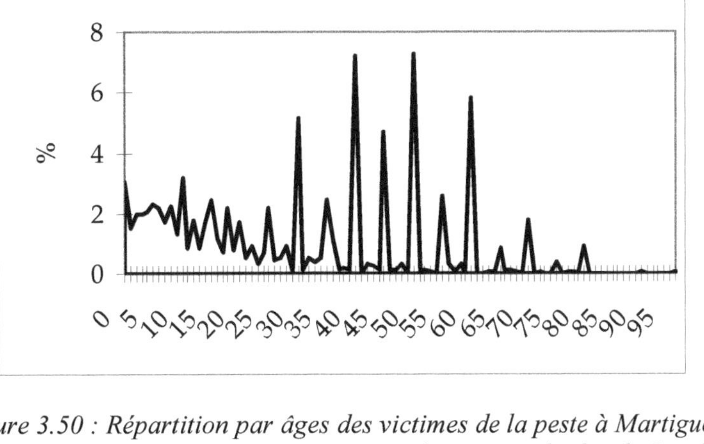

Figure 3.50 : Répartition par âges des victimes de la peste à Martigues.
Ce graphique montre une surreprésentation des âges multiples de 5 et de 10.

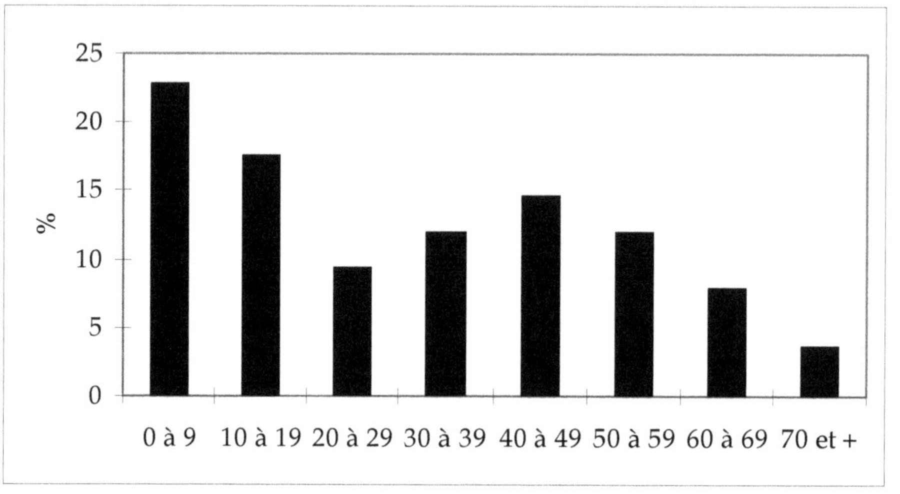

Figure 3.51 : Répartition, par groupes d'âges de 10 ans, des victimes de la peste à Martigues. Les moins de 20 ans représentent 36 % du total des décès.

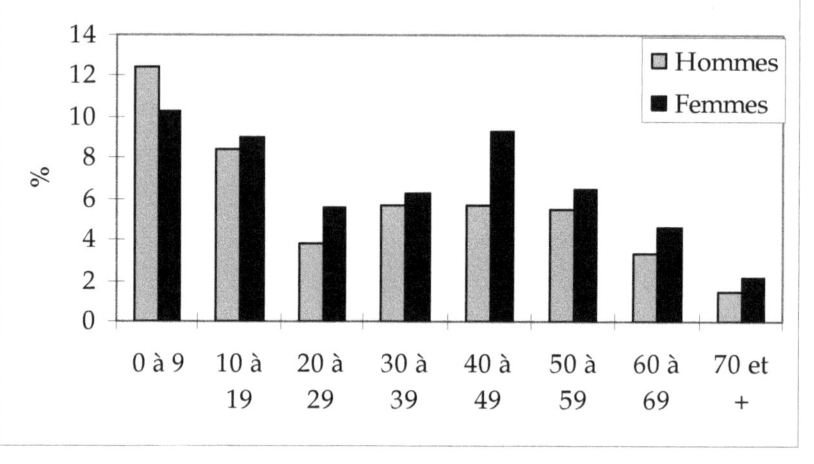

Figure 3.52 : Répartition, par groupes d'âges de 10 ans et selon le sexe des victimes de la peste à Martigues.

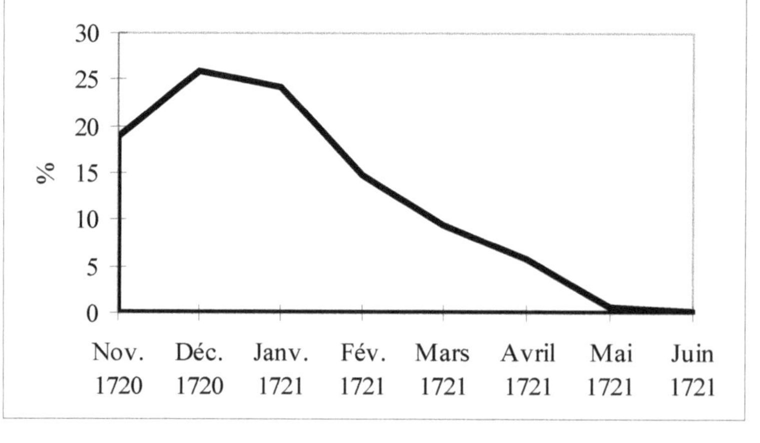

Figure 3.53 : Répartition mensuelle (en %) des décès par peste à Martigues par rapport à l'effectif total des victimes de l'épidémie montrant la rapidité des progrès de la mortalité par peste.

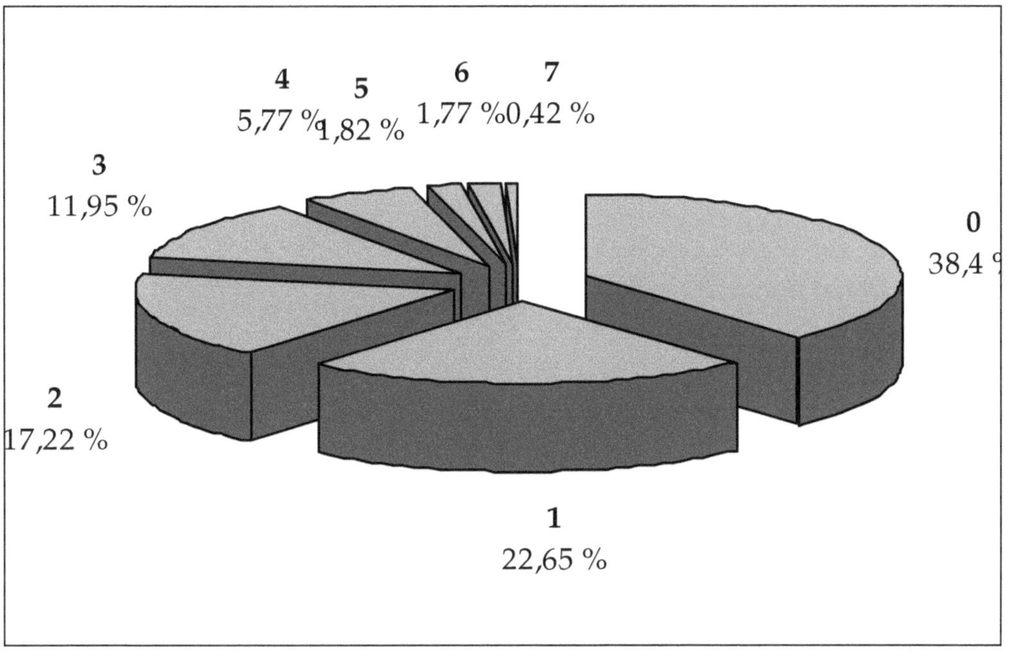

Figure 3.54 : Importance des liens "familiaux" pour chaque victime de la peste à Martigues, par rapport à l'effectif total des victimes de l'épidémie.

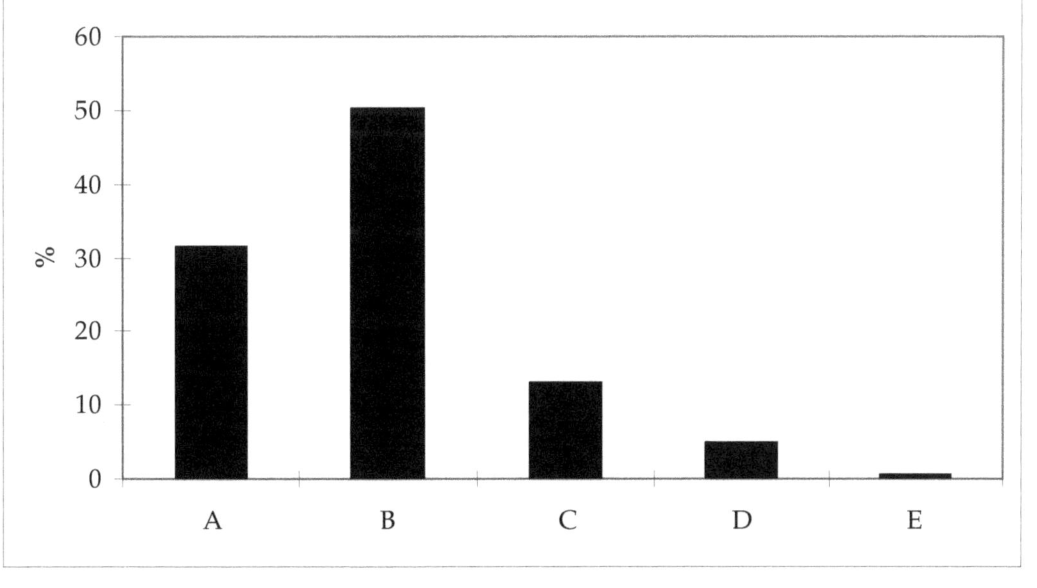

Figure 3.55 : Répartition des individus morts de peste ne semblant présenter aucun lien "familial" avec d'autres victimes de l'épidémie.

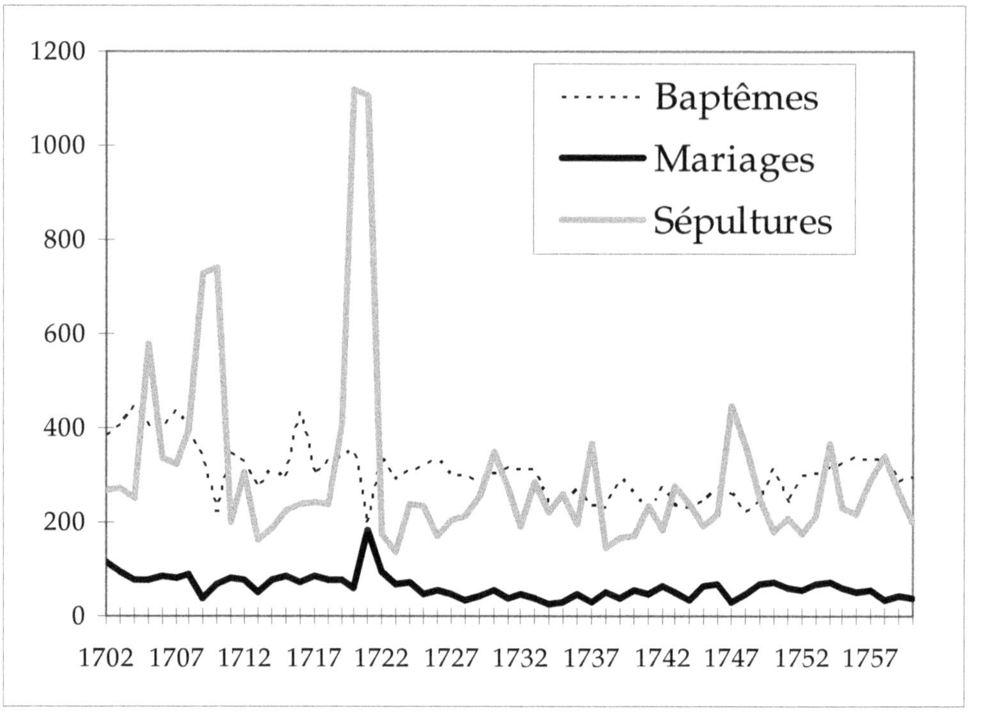

Figure 3.56 : Évolution de la natalité, des mariages et des décès à Martigues entre 1702 et 1760.

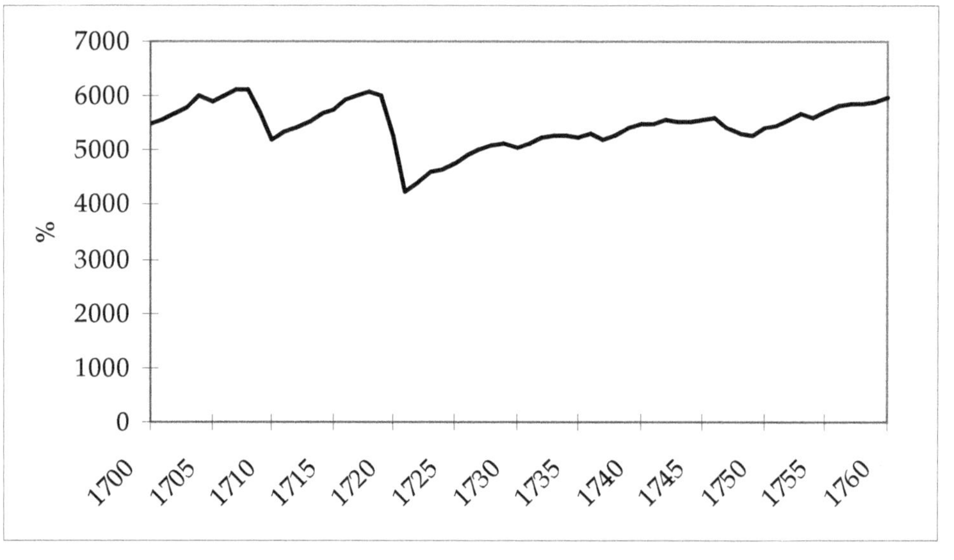

Figure 3.57 : Évolution annuelle de la population totale de Martigues entre 1702 et 1760.

L'importance des ponctions démographiques que subit la ville de Martigues dans le premier quart du XVIIIème siècle semble s'être traduite par un recul de l'importance économique de cette ville. Martigues semble être restée en marge de la tendance générale de croissance que connurent les grandes villes provençales. Plusieurs sources viennent étayer ce constat. En 1698, l'affouagement signale 900 maisons habitées, celui réalisé en 1788 mentionne 969 maisons auxquelles s'ajoutent 197 habitations en ruines et 260 maisons inhabitées (Les Bouches-du-Rhône, encyclopédie départementale, t. V, Monographies communales, p. 288). En 1752, une requête de la communauté martégale au Parlement de Provence souligne les ravages des guerres, la mortalité des oliviers, les suites de la famine et de la peste pour expliquer l'accroissement du nombre des maisons abandonnées (A. C. Martigues, FF 19). En septembre 1752, une enquête fut réalisée par trois *"estimateurs jurés"* de Martigues et conclut que 60 maisons inhabitées depuis 10 ans et en ruine se trouvaient *intra muros*: 20 à Ferrières, 36 à l'Ile, 4 à Jonquières (Carrière, 1964). Enfin, une autre source d'archives témoigne du recul économique martégal. Au XVIIIème siècle, Martigues était un chantier de construction de moyennes et de petites unités navales qui étaient vendues à

Marseille pour assurer un service de cabotage à courte distance. Or l'apport de Martigues dans la construction navale provençale décroît tout au long du siècle, tant en valeur absolue qu'en valeur relative:

Par ailleurs, la place prise par les capitaines de navires originaires de Martigues dans le trafic marseillais confirme encore le recul économique de Martigues au XVIIIème siècle.

Si le recul relatif de la population de Martigues est réel à la fin du dernier quart du XVIIIème siècle, le problème reste de savoir si la peste en est bien la cause. Il est probable que cette crise démographique majeure a servie de révélateur à une situation qui serait survenue de toute façon dans le courant du siècle, de façon plus lente.

4.2.2 – Aubagne

4.2.2.1. – Impact de l'ensemble de l'épidémie
Comme de nombreuses autres communautés se trouvant aux environs immédiats de Marseille, la petite ville d'Aubagne fut rapidement contaminée (à partir de la mi-août 1720) par le mal contagieux qui ravageait le grand port voisin, depuis juin 1720.

Le dénombrement de 1716, commandé par l'Intendant de Provence Cardin-Lebret conservé à la Bibliothèque nationale (Mss fonds fr. 8 906, f° 141), fait état de la présence de 3 980 habitants à Aubagne, répartis en 965 familles. J.-N. Biraben retient une population de 4 100 habitants dans cette communauté, à la vieille de l'épidémie de peste (Biraben, 1975).

Un document conservé aux Archives départementales des Bouches-du-Rhône (sous le titre *"Contrôle de morts de la peste de 1720"*, 135 E GG 44), se composant de trois cahiers, auxquels s'ajoutent trois feuillets et douze billets signés du commissaire Martin, s'est avéré d'une grande valeur dans notre étude quant à l'impact de l'épidémie de peste du début du XVIIIème siècle.

Les trois cahiers furent rédigés aux lendemains de l'épidémie, afin de quantifier le nombre d'Aubagnais qui furent victimes de l'épidémie. Les autres documents de cette source d'archives constituent une partie des originaux sur la base desquels les secrétaires municipaux rédigèrent les trois cahiers généraux. La qualité et la précision de ces quelques pièces originales sont étonnantes; outre l'état civil des victimes (nom, prénom, liens familiaux pour les femmes et les enfants, profession pour les hommes), elles portent la date et même l'heure du décès constaté par le commissaire Martin. Il faut noter que la totalité des individus dont nous avons pu retrouver l'identité sur ces documents originaux sont présents dans les cahiers rédigés à la fin de l'épidémie.

Les trois cahiers composant ce document nous ont permis de comptabiliser un total de 1 799 personnes victimes de la peste entre le 31 août 1720 et le 17 novembre 1721 (sept individus ont été enregistrés deux fois). Ce chiffre se situe en deçà, de 315 à 317 individus, des estimations données par les historiens (2 114 victimes pour De Villeneuve, 1826 ; 2 116 décès par peste pour J.-N. Biraben, 1975). Malgré le constat de cet écart et le fait que si nous avons trouvé sept doubles emplois, et que nous n'avons pas pu détecter d'autres lacunes éventuelles, nous avons décidé de retenir notre résultat dans l'étude de démographie historique qui va suivre.

La répartition des victimes de l'épidémie selon le sexe (*Figure 3.58*) montre une surreprésentation féminine (53,14 % de l'effectif total des décédés par peste). Le constat de ce dimorphisme sexuel, comparable à celui que nous avons observé pour Martigues, nous semble devoir être expliqué sur la base des mêmes hypothèses que celles retenues pour Martigues. Le sexe de sept individus (soit 0,39 % de l'échantillon démographique) n'a pu être précisé.

Comme nous l'avons évoqué pour Martigues, lors de l'étude du dénombrement de 1702 et du dépouillement des mortuaires de 1720-1721, la répartition par âge des Aubagnais morts de la peste montre un arrondissement des âges au décès, pour les années multiples de cinq et plus encore de dix. Cet effet d'arrondissement est plus marqué pour les individus féminins que pour les individus masculins (*Figure 3.59*).

Afin de limiter les effets de ce biais, nous avons réparti les individus composant cet échantillon en groupes d'âges décennaux. L'étude de cette répartition des décès par classes d'âges témoigne d'une surmortalité des individus les plus jeunes (0-19 ans) et inversement une moindre part des plus âgés par rapport à l'ensemble de la population des décédés (*Figure 3.60*).

La répartition, en fonction des critères d'âge et de sexe, des victimes de l'épidémie (*Figure 3.61*) montre une surmortalité masculine (+ 2,93 %) pour les individus âgés de 0 à 9 ans. Comme nous avons pu l'observer pour la communauté de Martigues, l'ensemble des autres groupes d'âges témoigne d'une surmortalité féminine régulière dont la valeur moyenne est de 1,35 %, culminant pour les 60-69 ans (+ 1,78 %). Nous avons également pu noter une parfaite égalité au niveau de la valeur relative des victimes masculines et féminines âgées de 70 ans et plus (2,24 %).

La qualité de *"l'état de morts"* fait aux lendemains de l'épidémie, nous a permis de dresser une courbe de répartition mensuelle des décès. Toutefois, il faut souligner que la date du décès n'est connu que pour 1 132 individus (soit 62,92 % de l'effectif total). Cette répartition, par mois d'épidémie, montre une progression très rapide du nombre des victimes. Dans les deux premiers mois épidémiques, presque la moitié (46,55 %) du total des décès par peste est déjà intervenu. A la fin du quatrième mois, cette proportion atteint plus des trois quarts (75,78 %). Cette rapidité dans la constitution de l'effectif des victimes de la peste observée à Aubagne est, dans ses grandes lignes, tout à fait comparable aux remarques faites sur le même thème, pour Martigues.

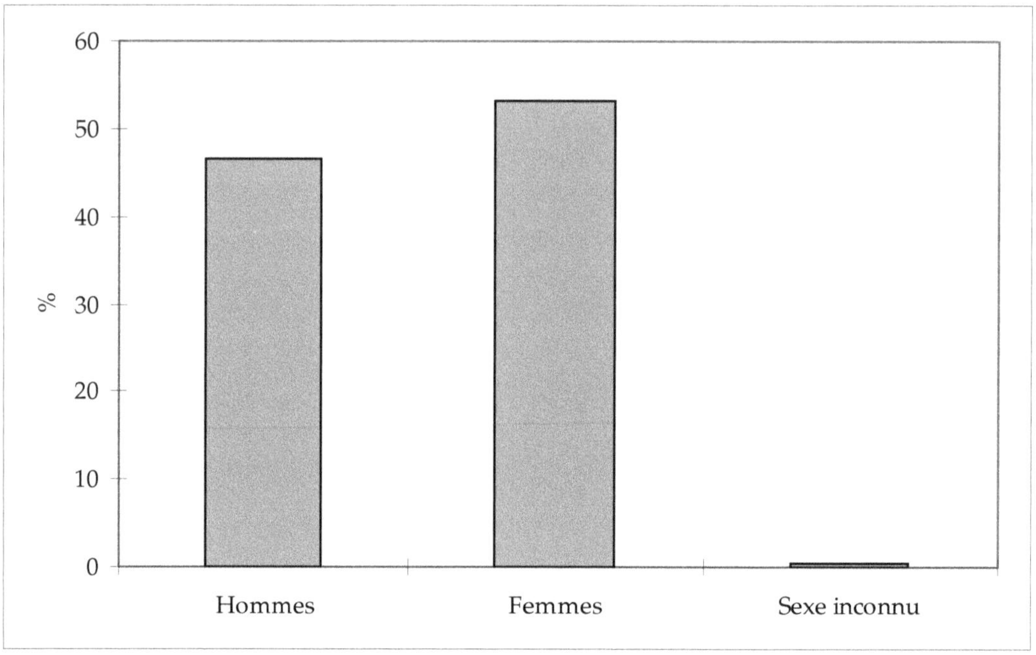

Figure 3.58 : Répartition (en %) selon le sexe des individus morts de peste à Aubagne entre 1720 et 1721 montrant une surreprésentation féminine (de 6,67 %) dans l'effectif total des décédés par peste.

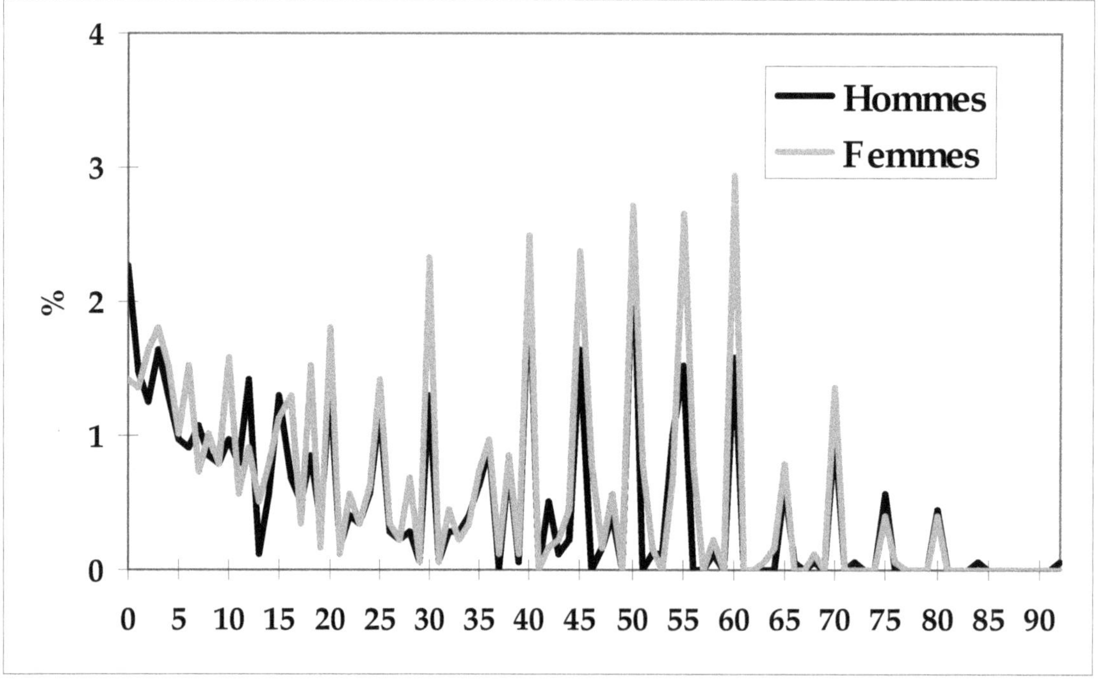

Figure 3.59 : Répartition par âges de la population des victimes de la peste à Aubagne (1 799 personnes). Cette courbe montre "l'arrondissement" des âges aux multiples de 5 et de 10.

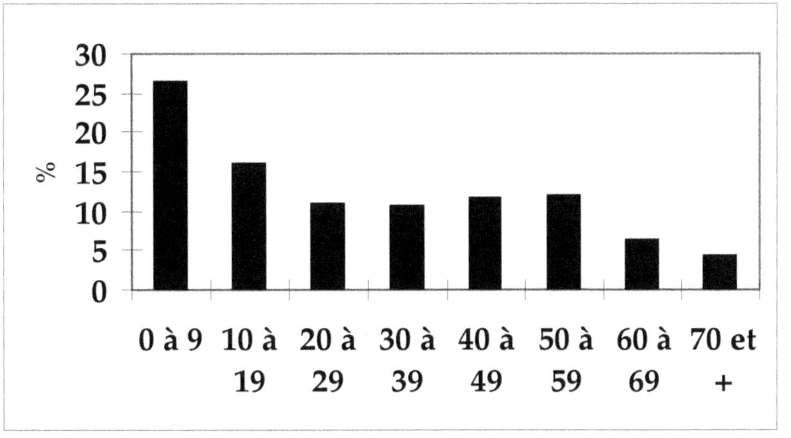

Figure 3.60 : Répartition, par groupes d'âges de décennaux, des victimes de la peste à Aubagne. Les individus âgés de moins de 20 ans représentent 43 % du total des décès.

La lecture de la *Figure 3.62*, permet également de visualiser la reprise épidémique que connut Aubagne à partir du printemps 1721. Les décès mensuels, qui ne cessaient de diminuer depuis octobre 1720, atteignirent le nombre de seize au mois d'avril 1721. Au mois de mai ce total fut de 27 décès. La mortalité de cette nouvelle vigueur épidémique culmina en juillet (avec 46 victimes) et finalement s'éteignit en novembre 1721 (un décès par peste). Au total, la reprise de l'épidémie semble avoir coûté la vie à 158 Aubagnais, soit 8,78 % du total des décès dus à l'ensemble de cette épidémie.

Comme nous l'avons réalisé pour la communauté de Martigues et selon la même approche méthodologique, nous avons observé pour Aubagne l'importance des liens "familiaux" dans l'effectif total des individus décédés par peste. Le résultat de cette étude, présenté dans la *figure 3.63*, témoigne de la forte influence "familiale" (ce dernier terme est toujours à prendre dans un sens large) dans la diffusion de l'épidémie: 71,5 % des victimes se trouvaient avoir au moins un lien familial avec une autre victime de l'épidémie. Il faut noter que la catégorie 11 (0,61 % de l'effectif total des victimes) est exclusivement constituée par des membres du clergé régulier appartenant à l'ordre des Frères de "l'Étroite Observance" ou "Observantins".

A partir de la même méthode que celle que nous avons mise en place pour les individus morts de la peste à Martigues ne présentant aucun lien "familial" avec d'autres victimes de cette épidémie, nous avons classé les 28,5 % d'Aubagnais décédés de la contagion ne semblant avoir aucun lien avec d'autres personnes mortes de l'épidémie, dans les cinq catégories retenues précédemment. Cette répartition, présentée dans la *figure 3.64*, laisse apparaître qu'une forte majorité (catégorie B: 67,58 %) des individus de ce groupe faisait toutefois partie d'une cellule "familiale".

4.2.2.2. – Impact de la reprise épidémique

Dans la perspective d'effectuer par la suite une comparaison de données avec les documents d'archives liés à la rechute épidémique de Marseille (1722), nous avons réalisé une étude ciblée sur l'impact démographique lié à la reprise épidémique que connut Aubagne, au printemps 1721. Cette étude a été réalisée sur la base d'une problématique comparable et d'une méthodologie similaire à celles précédemment développées sur Martigues et sur la totalité de la ponction démographique de l'épidémie de peste à Aubagne.

L'étude de la répartition sexuelle des décès due à la reprise épidémique de 1721 ne présente pas de déséquilibre notable (49,69 % d'individus masculins et 50,31 % pour les sujets féminins) à l'intérieur de cet échantillon de 165 individus.

L'analyse de cet échantillon démographique fait apparaître des différences significatives en ce qui concerne la répartition des victimes par classes d'âges (*Figures 3.65 et 3.66*). La part des individus immatures (moins de 20 ans) victimes de la reprise est moins importante que ce qu'elle fut lors de la première phase épidémique. A l'inverse, la valeur relative des adultes, quelque soit la catégorie d'âges retenue (seule la classe des 40-49 ans présente des proportions comparables), est plus faible pour le second épisode épidémique qu'elle ne l'a été pour le premier.

La constatation de cette faiblesse relative des décès d'immatures semble trouver une explication dans le fait que ces groupes d'âges ont été particulièrement touchés par la première vague de peste et que les mois séparant les deux phases épidémiques n'ont pas été assez nombreux pour que l'effectif de ces catégories ait le temps de se reconstituer.

La répartition, par rapport à l'âge et au sexe, des victimes de la reprise épidémique montre une surmortalité masculine pour les individus âgés de 0 à 9 ans (+ 8,64 %). L'ensemble des autres groupes d'âges ne dévoile pas une surmortalité féminine systématique.

Les écarts les plus importants concernent les individus âgés de 40 à 59 ans et se caractérisent par une surmortalité féminine (+ 3,08 % pour les 40-49 ans, soit + 50 % que pour leurs homologues masculins ; + 6,17 % pour les 50-59 ans, soit + 350 %).

L'étude des liens "familiaux" existant pour chacune des victimes de la reprise épidémique avec d'autres décédés de peste pour la même période montre la moindre importance de ces liens par rapport à ce que nous avons pu constater tant à Aubagne (lors de la première phase épidémique), qu'à Martigues.

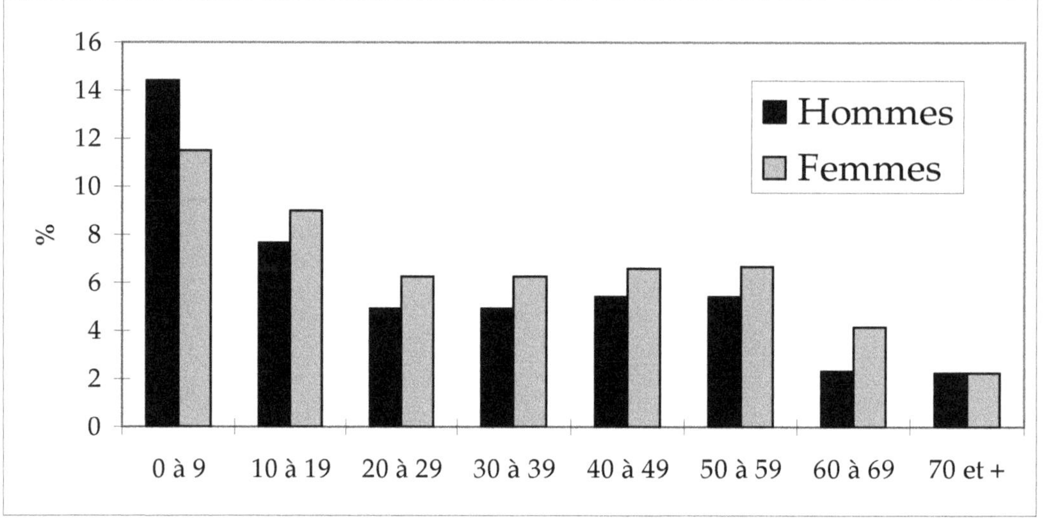

Figure 3.61 : Répartition, par groupes d'âges de 10 ans et selon le sexe des victimes de la peste à Aubagne.

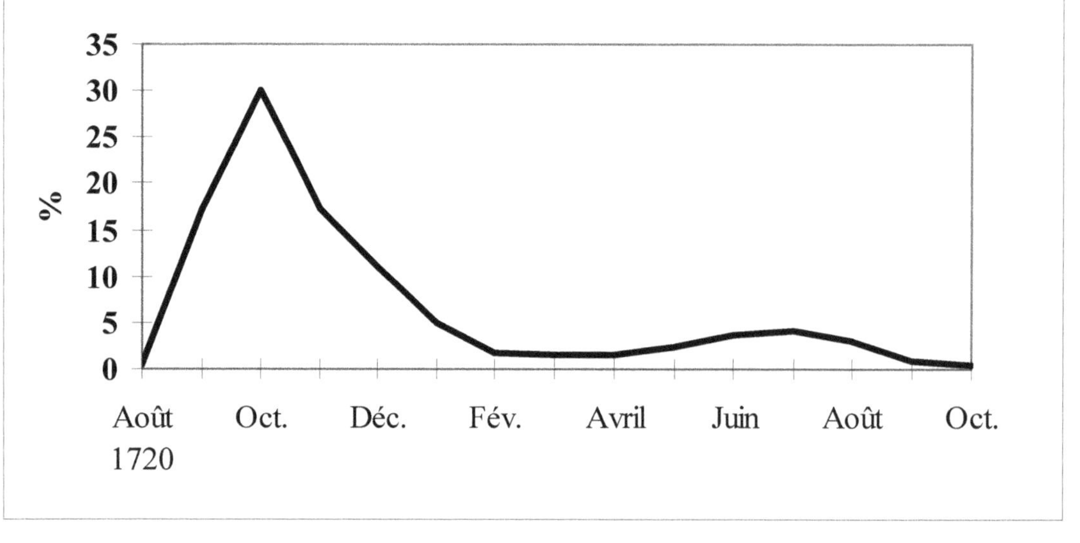

Figure 3.62 : Répartition mensuelle (en %) des décès par peste à Aubagne par rapport à l'effectif total des victimes de l'épidémie montrant la rapidité des progrès de la mortalité par peste et la reprise épidémique du printemps 1721.

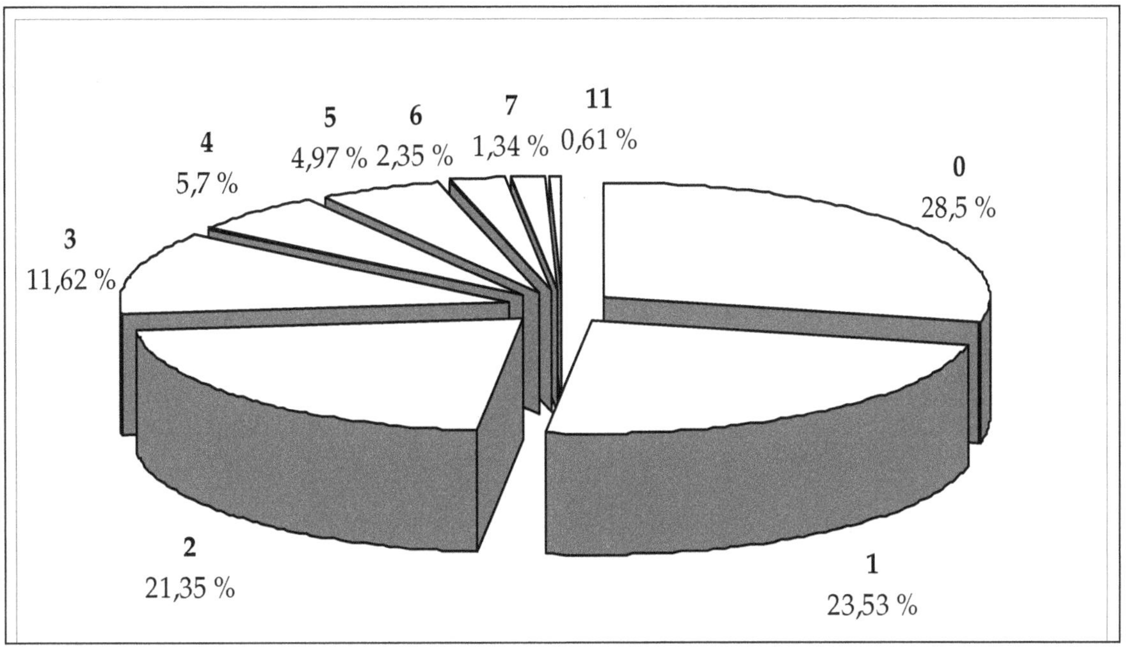

Figure 3.63 : Importance des liens "familiaux" pour chaque victime de la peste à Aubagne, par rapport à l'effectif total des victimes de l'épidémie.

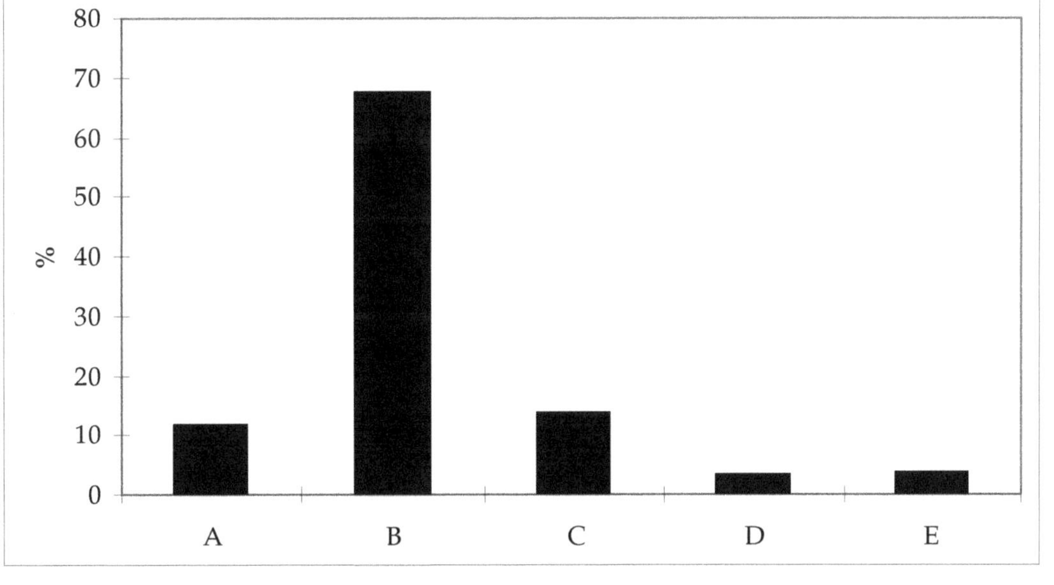

Figure 3.64 : Répartition des individus morts de peste à Aubagne ne semblant présenter aucun lien "familial" avec d'autres victimes de l'épidémie.

4.2.3 – Marseille

Les documents relatifs aux aspects démographiques de l'épidémie de 1720-1722 sont très peu nombreux. Deux constats, déjà évoqués plus haut, viennent expliquer cette carence. D'une part, les membres du clergé marseillais furent rapidement débordés par l'épidémie. La gestion des malades et l'enterrement des morts mobilisant toute l'énergie des responsables qui n'avaient pas fuit, il fut très vite impossible de tenir les registres paroissiaux. L'enregistrement des morts s'arrêta généralement dès le début du mois de juillet dans les paroisses *intra muros* comme dans celles du terroir. D'autre part, une partie des archives de la Grande Peste fut détruite à la suite d'un feu de cheminée qui se propagea dans les combles de l'Hôtel de Ville de Marseille, au mois de janvier 1941. Dans les liasses qui furent détruites, il faut regretter la disparition des listes de malades (comportant l'identité et l'issue de la maladie) admis dans les établissements hospitaliers mis en place pour l'accueil des pestiférés.

Malgré la pauvreté des documents d'archives contemporains de cette épidémie et utilisables dans une étude de démographie historique, deux documents (sans doute incomplets) méritent d'être évoqués. Pour le premier, il s'agit d'un dénombrement des morts rédigé par l'un des Commissaires de la paroisse de Saint-Martin, entre 1720 et 1721. Le second document est une liste de cinq feuillets (conservée aux A. M. Mars., GG 349) sur laquelle se trouve inscrite l'identité des personnes hospitalisées au couvent de l'Observance, lors de la rechute épidémique du printemps 1722.

4.2.3.1. – La liste du commissaire Pierre Seguin

Au mois d'août 1720, les Échevins de Marseille nommèrent des commissaires dans les différents quartiers de la ville. La fonction de ces derniers était avant tout de pourvoir aux besoins des Marseillais, mais également de tenir informer les autorités municipales de la progression de la maladie: "... *les échevins furent donc obligés de nommer des commissaires dans toute la ville, de donner à chacun un petit département tant pour faire exécuter leurs ordonnances, pour veiller aux maisons qu'on trouverait attaquées, pour faire enlever les morts, que pour faire distribuer du pain aux dépens de la ville à toutes les maisons qui en auraient besoin*" (Roux, 1754).

L'identité de certains de ces commissaires de quartier est parvenue jusqu'à nous. Ainsi, le chevalier Roze fut nommé commissaire dans le quartier de Rive Neuve, le peintre Michel Serre fut commissaire d'une partie du quartier de l'Hôtel de Ville et le commissaire Pierre Seguin reçut mandement pour s'occuper d'une partie du quartier de la paroisse de Saint-Martin. C'est dans cette partie de la ville que la peste semble avoir débuté: "*La maladie a commencé dans la Paroisse de St Martin*" (Bertrand, 1779).

L'étude des dix-huit feuillets de ce document, rédigé au lendemain de l'épidémie (en avril 1721) et conservé aux Archives départementales des Bouches-du-Rhône, nous a permis de relever l'identité de 208 personnes mortes de la peste. Cette liste montre une disproportion importante dans la répartition sexuelle des victimes.

La part des individus féminins est supérieure de 14,42 % par rapport aux victimes masculines (*Figure 3.67*). Le constat de cette disparité est difficile à expliquer. Il semble aller *a contrario* des données historiques qui rapportent un départ, dès le début de l'épidémie, des femmes et des enfants hors de la ville: l'épidémie emporta en 1629 à Digne, 7 500 personnes en l'espace de cinq mois, parmi lesquelles il y eut plus d'hommes que de femmes, plus de jeunes gens que de vieillards (Papon, 1786). A Saint-Botolph's de Londres en 1603 et 1625, la surmortalité masculine peut-être liée au fait que beaucoup de femmes quittèrent la ville comme en témoigne le journal de Pepys (1987) pour l'épidémie de 1665. Toutefois, cet exode ne fut réel que pour les familles les plus aisées de la ville, c'est-à-dire celles pouvant disposer d'un point de chute dans une propriété du terroir. Le quartier de la paroisse de Saint-Martin ne fut sans doute que peu touché par ce type de migration puisqu'il était essentiellement peuplé par des classes socio-économiques appartenant au petit peuple de la ville.

Comme nous l'avons relevé précédemment lors de l'étude d'autres documents d'archives, la répartition par âges des victimes fait apparaître une surreprésentation des âges multiples de cinq et de dix (*Figure 3.68*).

La répartition des victimes par groupes d'âges décennaux (*Figure 3.69*) montre que l'épidémie semble avoir réalisée une ponction relativement égalitaire pour les individus âgés de 0 à 49 ans. Les trois groupes d'âges allant de 50 à 70 ans et plus sont moins touchés. Cette distribution va à l'encontre de toutes celles précédemment observées. La sous-représentation des individus âgés de moins de 20 ans (27 % du total) peut s'expliquer:

- soit par banal un sous enregistrement des plus jeunes victimes,
- soit par une absence de ces individus dans leur quartier d'origine, durant les mois de plus grande mortalité épidémique.

Ces deux facteurs explicatifs peuvent se rejoindre dans la connaissance que nous avons de ce que fut la prise en charge, par les autorités municipales, des enfants orphelins. Ces derniers, en fonction de leur âge, furent dirigés vers l'Hôpital Notre-Dame de Lorette ou l'Hôpital de Saint-Jacques-des-Épées. La mortalité dans ces deux établissements hospitaliers fut extrêmement importante (Giraud, 1721 ; Bertrand, 1779). Or, l'enregistrement du décès de ces jeunes victimes, si tant est qu'il ait été effectué, n'a pas été réalisé dans leur quartier d'origine. À notre sens, la carence quantitative du pourcentage d'immatures dans la répartition par âges des victimes de la liste Seguin peut trouver, tout au moins en partie, une explication dans cette prise en charge des plus jeunes par la collectivité.

Comme nous l'avons précédemment observé pour les communautés de Martigues et d'Aubagne (lors de la première phase épidémique), la répartition, en fonction des critères d'âge et de sexe, des individus décédés par peste (*Figure 3.70*) montre une surmortalité masculine (+ 1,87 %) pour les individus âgés de 0 à 9 ans. L'ensemble des autres groupes d'âges témoigne d'une surmortalité féminine régulière dont la valeur moyenne est de 2,79 %, culminant pour les 50-59 ans (+ 5,41 %). Ces données permettent également d'appréhender une inégalité dans la répartition sexuelle des victimes âgées de 70 ans et plus, les individus masculins étant proportionnellement plus nombreux (+ 0,6 %).

La répartition mensuelle des décès (*Figure 3.71*) montre de nouveau, comme à Martigues et à Aubagne, une constitution rapide de l'essentiel de l'effectif des victimes de la peste. Entre août et septembre 1720, 69,75 % des

208 décès enregistrés par Pierre Seguin sont déjà intervenus, en trois mois cette proportion atteint les 94,62 %.

A partir de la même approche méthodologique que précédemment, nous avons pu observer l'importance des liens "familiaux" dans l'effectif des individus dont le décès par peste fut enregistré par Pierre Seguin. Cette étude (*Figure 3.72*) montre l'importance de l'influence "familiale" dans la diffusion de l'épidémie: 61,87 % des victimes se trouvaient avoir au moins un lien "familial" avec une autre victime de l'épidémie.

A partir de la méthode, développée pour les communautés de Martigues et d'Aubagne, nous avons tenté de mieux cerner la réalité de la situation "familiale" des 39,13 % d'habitants du quartier Saint-Martin ne semblant avoir aucun lien avec d'autres personnes mortes de l'épidémie. La répartition, dans les cinq catégories retenues précédemment et présentée dans la *figure 3.73*, laisse apparaître que l'absence de liens "familiaux" d'une forte majorité (catégorie A42: 53 %) des individus de ce groupe est le résultat d'une carence d'informations.

4.2.3.2. – La liste des malades soignés à l'Observance

Au printemps 1722, la ville de Marseille connut une rechute épidémique. Dès les commencements de celle-ci les autorités de la ville décidèrent de réquisitionner l'hôpital de la Charité pour l'accueil des malades déclarés et le couvent de l'Observance pour les malades suspects de peste ainsi que pour les quarantenaires. Nous avons retrouvé, aux archives municipales de Marseille sous la côte GG 349, une liasse faisant état de l'admission, de la guérison ou du décès des personnes hospitalisées à l'Observance. Ce document est incomplet et a très sérieusement souffert lors de l'incendie de janvier 1941. Toutefois, malgré leur état fragmentaire, ces feuillets présentent un grand intérêt:

- d'une part parce qu'ils constituent une partie des rares sources d'archives relatives à cette rechute épidémique, pouvant être utilisées dans une problématique démographique,
- d'autre part car ils concernent le couvent des Observantins dans le jardin desquels une fosse fut creusée pour l'inhumation des victimes de la rechute de 1722. Ce charnier que nous avons fouillé en 1994. Cette opportunité nous offrira par la suite la possibilité de comparer les données issues d'archives historiques avec celles d'archives biologiques.

La répartition sexuelle des 97 personnes atteintes de la peste et hospitalisées dans le couvent de l'Observance (*Figure 3.74*) laisse apparaître une surreprésentation des individus masculins (49,48 %) par rapport aux sujets féminins (40,21 %). Toutefois, le sexe de 10 individus adultes (10,31 % du total) n'a pas pu être déterminé.

Ce déséquilibre observé à partir de l'échantillon des individus hospitalisés à l'Observance se retrouve dans la répartition sexuelle des 61 personnes décédées par peste (*Figure 3.75*), les sujets masculins formant 62,29 % du total contre 36,06 % pour les individus féminins (le sexe d'un individu n'ayant pas pu être déterminé). Si l'étude de cette liste permet de montrer une forte représentation des individus masculins, elle permet également de mettre en évidence la faible létalité de cet episode épidémique de rechute (63 %), ce qui typique des phases finales, des phases de rechute et des phases de reprise épidémiques.

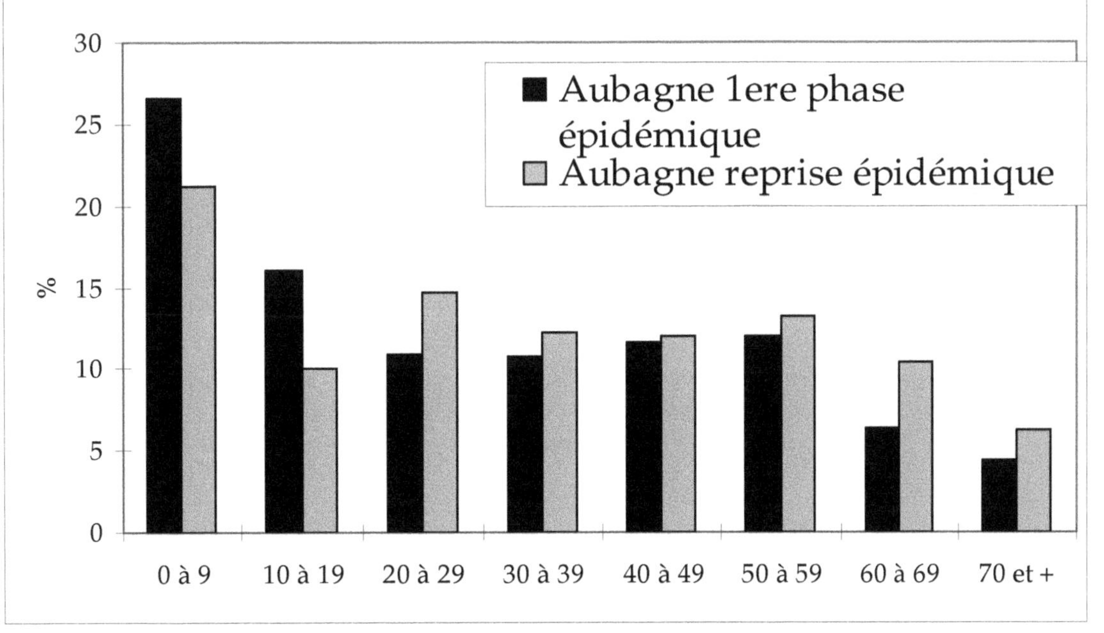

Figure 3.65 : Comparaison entre la répartition, par groupes d'âges décennaux, des victimes de la première phase et de la reprise épidémique à Aubagne, montrant des profils démographiques totalement différents.

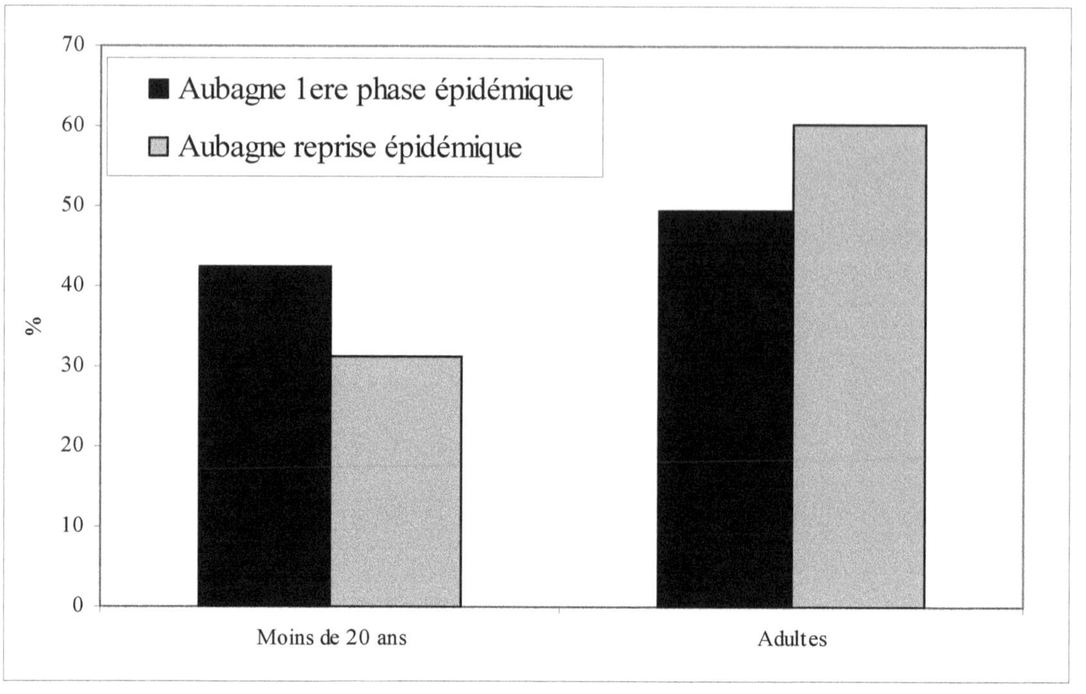

Figure 3.66 : A l'inverse de la première phase épidémique où les individus âgés de moins de 20 ans représentaient 43 % du total des décès ; au printemps 1721, ils ne regroupent que 32 % de l'ensemble des victimes de la reprise épidémique.

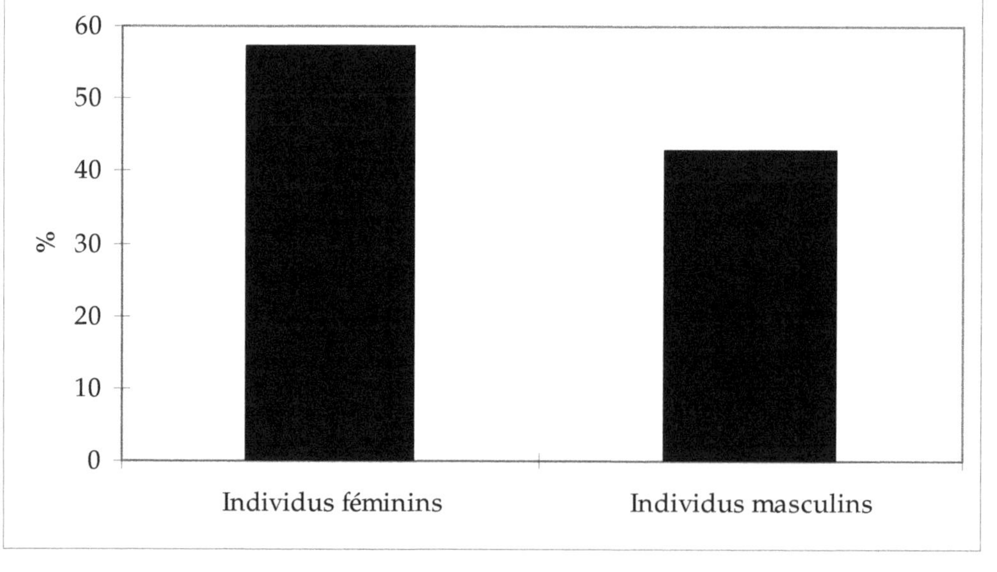

Figure 3.67 : Répartition sexuelle des victimes de la liste Seguin montrant une très nette surreprésentation des individus féminins (57,21 %) par rapport aux sujets masculins (42,79 %).

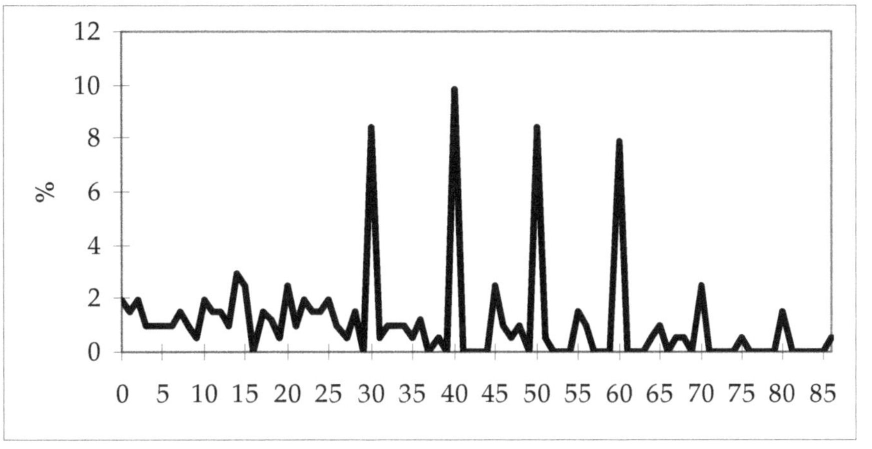

Figure 3.68 : Répartition par âges des victimes qui furent enregistrées par le commissaire P. Seguin, montrant un arrondissement des anniversaires aux multiples de 5 et plus nettement de 10.

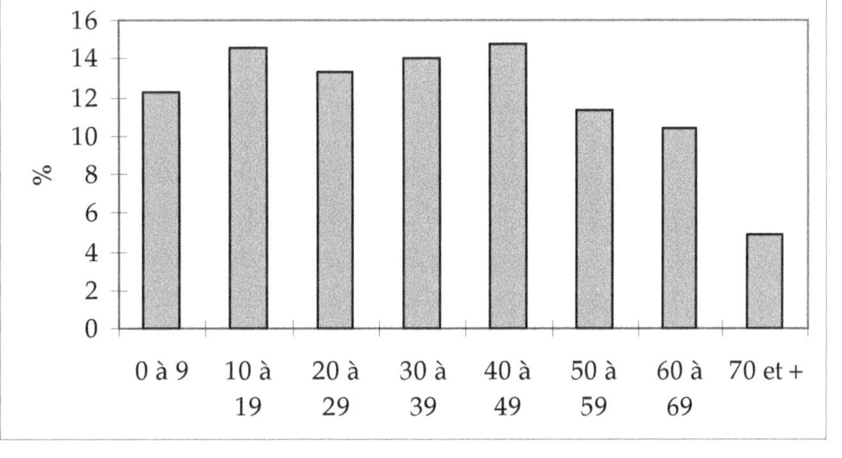

Figure 3.69 : Répartition par classes d'âges décennales, des victimes de l'épidémie enregistrées par le commissaire de la paroisse Saint-Martin, Pierre Seguin. Cette figure montre une ponction démographique "anormalement" égalitaire pour les individus âgés de 0 à 49 ans.

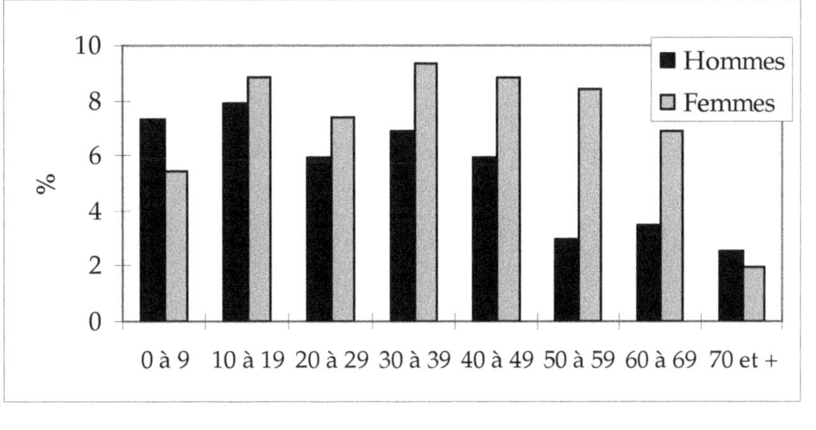

Figure 3.70 : Répartition par classes d'âges décennales et par sexe, des victimes de l'épidémie enregistrées par le commissaire de la paroisse Saint-Martin, Pierre Seguin.

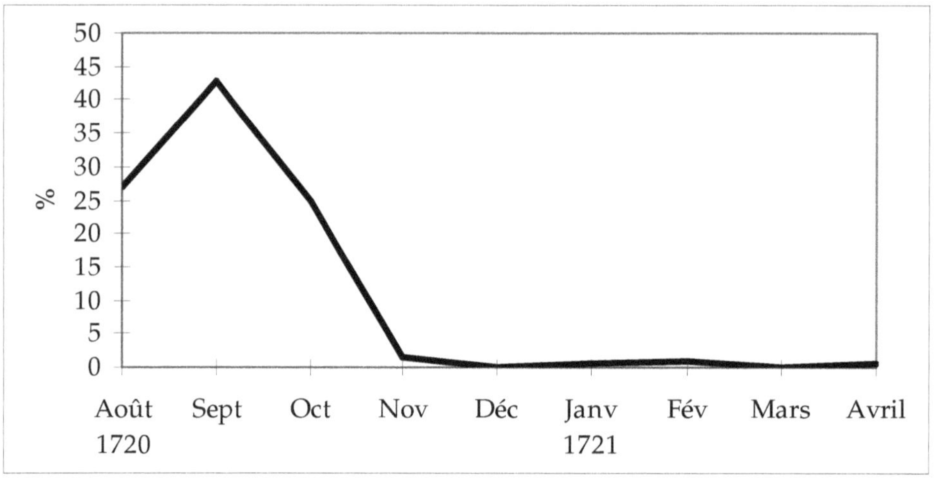

Figure 3.71 : Répartition mensuelle des décès enregistrés par Pierre Seguin.

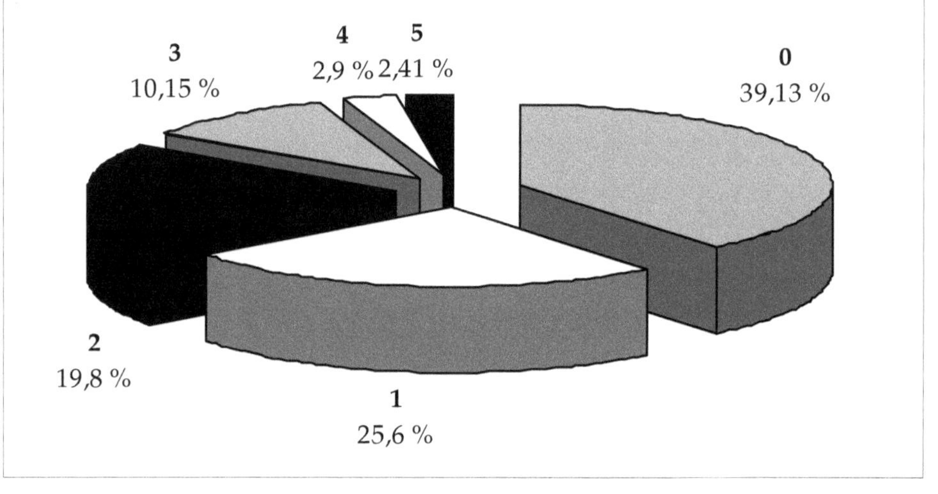

Figure 3.72 : Importance des liens "familiaux" pour chaque victime de la peste, par rapport à l'effectif total des victimes enregistrés par Pierre Seguin.

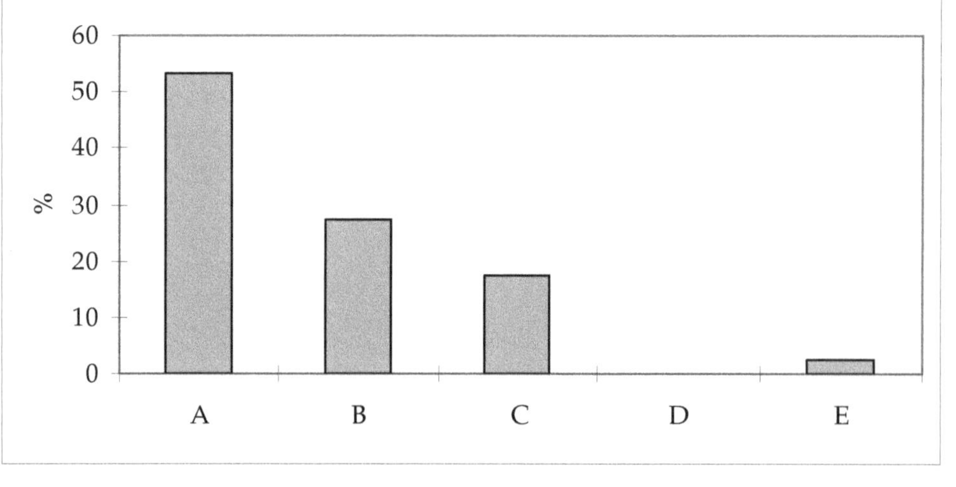

Figure 3.73 : Répartition des individus morts de peste ne semblant présenter aucun lien "familial" avec d'autres victimes de l'épidémie, à partir de la liste du commissaire Seguin.

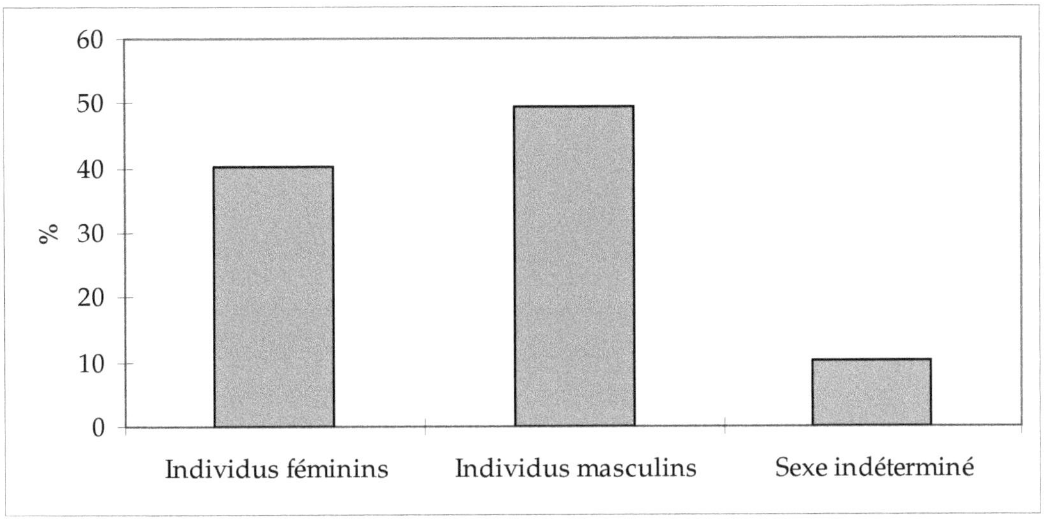

Figure 3.74 : Répartition (en %) selon le sexe des individus hospitalisés au couvent de l'Observance lors de la reprise épidémique du printemps 1722.

La répartition par âges des 97 personnes dont nous avons pu retrouver l'identité sur la liste GG 349 traduit, comme nous l'avons déjà observé à de multiples reprises, une surreprésentation des âges multiples de cinq et de dix (*Figure 3.76*).

La répartition par classes d'âges des personnes suspectées de peste et hospitalisées au couvent de l'Observance montre une très nette sous-représentation de l'ensemble des individus immatures (*Figure 3.77*). Cette sous-représentation se retrouve dans la composition de l'échantillon démographique des décédés par peste.

La répartition, à partir de l'âge et du sexe, des victimes de la rechute épidémique de 1722 (*Figure 3.78*) montre une surmortalité masculine pour l'ensemble des groupes d'âges. Seule la catégorie des plus jeunes victimes (0 à 9 ans) échappe à cette règle avec une surmortalité féminine patente (+ 5,08 %). Il est également intéressant de noter une absence de victimes féminines dans la catégorie des 40-49 ans, comme dans celle des 70 ans et plus.

L'étude de la répartition des hospitalisations et des décès tout au long des trois mois que dura la rechute épidémique traduit une baisse constante des personnes atteintes (*Figure 3.79*). La mensualisation des décès montre une répartition légèrement différente avec un maximum de létalité en juin 1722.

La présence, sur la liste GG 349, de données partielles quant à l'état civil des individus hospitalisés à l'Observance, nous a permis d'évaluer l'importance du rôle "familial" dans la diffusion de la peste lors de cet épisode de rechute épidémique (*Figure 3.80*). A l'inverse de ce que nous avons pu observer dans les cas précédemment évoqués (à l'exception de la reprise aubagnaise du printemps 1721) ce rôle semble faible puisque 69,07 % des victimes ne semblent présenter aucun lien "familial" avec un autre individu décédé par peste, le nombre maximum de membres d'une même "famille" victimes de l'épidémie n'excède jamais trois personnes.

Dans notre étude sur l'importance des liens familiaux, il faut noter que si nous disposons d'une liste des malades et des morts, celle-ci est très brève et qu'elle n'est à l'évidence pas complète. Par ailleurs, dans ce contexte de rechute, les liens "familiaux" ont peut-être moins joué parce que la pratique de l'isolement des malades, comme celle de la désinfection ont été systématiques et précoces.

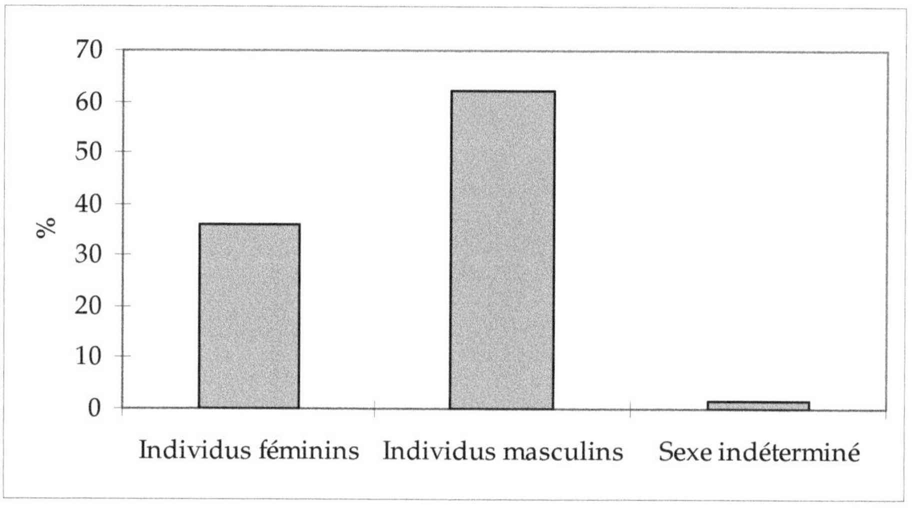

Figure 3.75 : Répartition (en %) selon le sexe des individus décédés par peste au couvent de l'Observance lors de la reprise épidémique du printemps 1722.

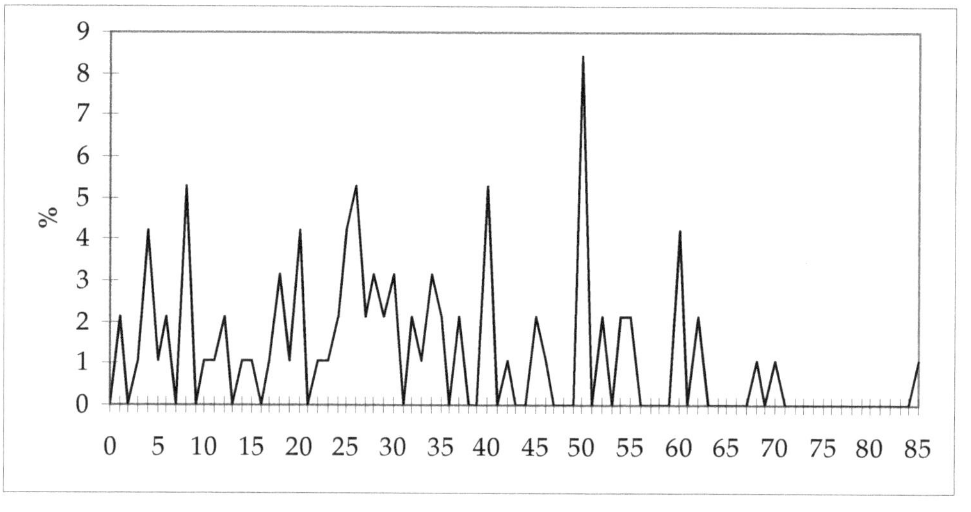

Figure 3.76 : Répartition par âges de l'échantillon des victimes de la peste hospitalisées au couvent de l'Observance (97 personnes). Cette courbe montre "l'arrondissement" des âges aux multiples de cinq et de dix.

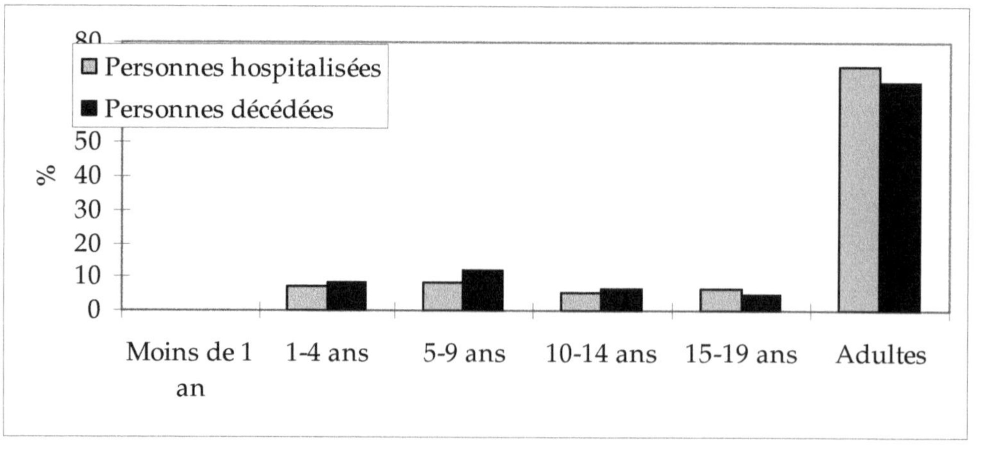

Figure 3.77 : Répartition par classes d'âges décennales des admissions et des décès au couvent de l'Observance.

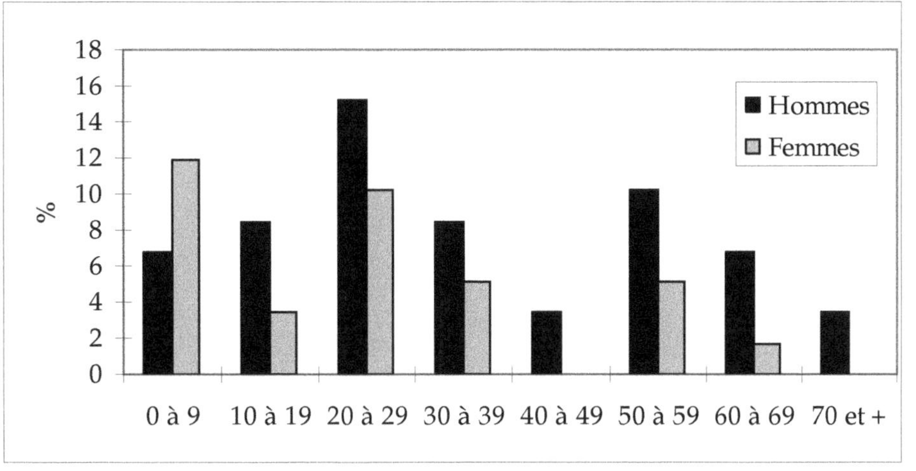

Figure 3.78 : Répartition, par groupes d'âges de 10 ans et selon le sexe, des victimes de la rechute épidémique, d'après les données de la liste GG 349.

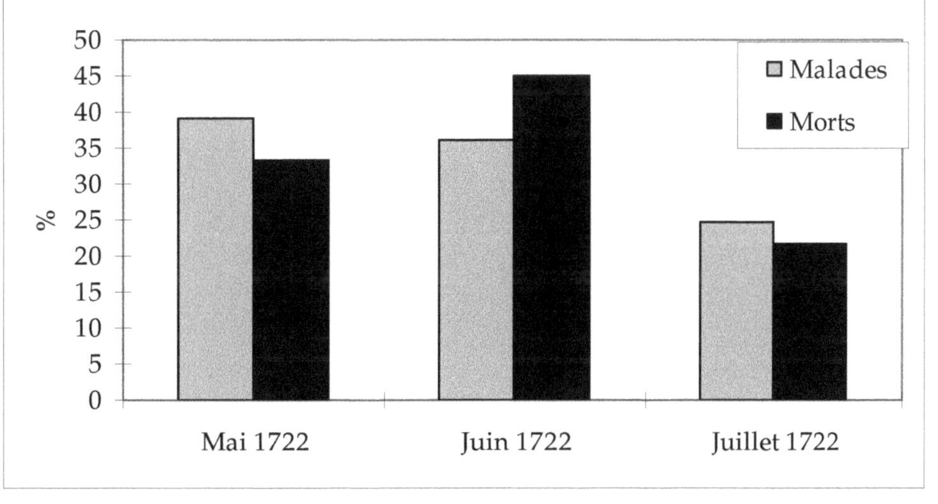

Figure 3.79 : Répartition mensuelle des admissions et des décès au couvent de l'Observance.

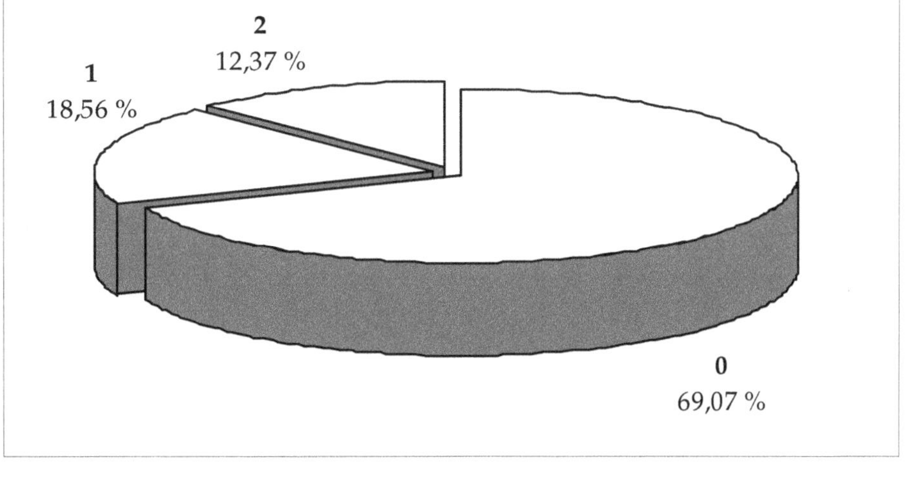

Figure 3.80 : Importance des liens "familiaux" pour chaque victime de la peste, par rapport à l'effectif total des victimes de la rechute épidémique, décédés au couvent de l'Observance.

QUATRIÈME PARTIE

COMPARAISONS DES DONNÉES BIOLOGIQUES ET HISTORIQUES

Les crises démographiques sont des éléments *"fondamentaux dans la compréhension de la dynamique de la population d'Ancien Régime"* (Biraben et Blum, 1988). Dans cette dernière partie, nous avons réalisé une série de comparaisons entre les différentes données que nous avons pu recueillir, afin d'établir un profil - ou des profils - caractérisant les épidémies de peste parmi les autres épidémies et les autres crises démographiques, tant sur le plan historique que paléodémographique.

Nous avons par ailleurs appliqué à deux découvertes, faites lors de la fouille anthropologique du charnier de l'Observance, notre démarche d'analyse simultanée des archives biologiques (documents archéoanthropologiques) et d'archives historiques.

1. ARCHIVES HISTORIQUES -DÉMOGRAPHIE HISTORIQUE

Pour mieux caractériser la crise engendrée par une épidémie de peste, il convient de connaître le mieux possible, la structure des populations concernées, hors contexte épidémique. Nous nous sommes donc basés d'une part, sur le dénombrement de 1702 pour Martigues, que nous avons fait évoluer selon la méthode précédemment décrite, et dont la structure initiale a été comparée à celle d'Eyragues et d'autre part, sur le dénombrement de 1716 pour Aubagne, traité selon une procédure similaire.

1.1. – Données hors crises

Le dépouillement des cahiers du dénombrement de 1702 à Martigues, nous a permis de dresser le profil général de la population de cette communauté au 31 janvier 1702 (*Figure 4.81*). La pyramide des âges, établie sur la base de groupes d'âges décennaux, présente une forme générale caractéristique d'une population dont le régime démographique est de type "ancien". L'étude de la répartition des individus, en fonction de l'âge et du sexe, montre :

- une surreprésentation masculine pour la tranche d'âges des 0-9 ans,
- une surreprésentation féminine pour les individus âgés de 10-49 ans,
- une surreprésentation masculine pour les 50 ans et plus.

La comparaison des populations de Martigues et d'Eyragues, pour la même année, montre une répartition globalement similaire entre les deux communautés (*Figure 4.82*). La différence la plus marquante réside dans la valeur relative de la classe d'âges des 0-4 ans (+ 3,92 % à Eyragues).

L'analyse des actes de sépultures contenus dans les registres de catholicité, des trois paroisses de Martigues, nous a permis de dresser un profil moyen de mortalité hors crise que nous qualifierons de "normale", en prenant en compte l'ensemble des décès intervenus dans les années 1702 à 1719 (incluses). La distribution des décès en fonction des catégories d'âges (*Figure 4.83*) présente un profil "traditionnel", identique pour les deux sexes (*Figure 4.84*). Ces répartitions montrent :

- l'importance de la valeur relative de la mortalité des enfants de moins de 10 ans (56,3 %),
- une baisse régulière de la mortalité pour les 10-19 ans tout d'abord, pour les 20-29 ans ensuite,
- une augmentation de la valeur relative des décès qui ne cesse de croître, de la catégorie des 30-39 ans à celle des 60-69 ans.

Il faut également noter une anomalie observable dans la répartition des décès, selon les critères d'âge et de sexe. La mortalité masculine est plus importante pour la première tranche d'âges (0-9 ans : 28,4 % pour les garçons, 27,9 % pour les filles). A l'inverse, pour l'ensemble des autres catégories d'âges, nous avons pu observer une surmortalité féminine (+ 0,76 % en moyenne). Cette anomalie peut être le résultat de deux types de biais :

- soit un sur enregistrement de décès féminins dont nous ne percevons pas l'origine,
- soit un sous enregistrement des décès masculins dont l'explication nous semble pouvoir résider dans les naufrages de *"tartanes"* et/ou dans la mort de martégaux *"matelots au Service du Roy"*.

Les raisons de cette anomalie pourraient être précisée par des études de démographie historique approfondies par la méthode de reconstitution des familles dont il faudrait situer le point de départ vers 1650.

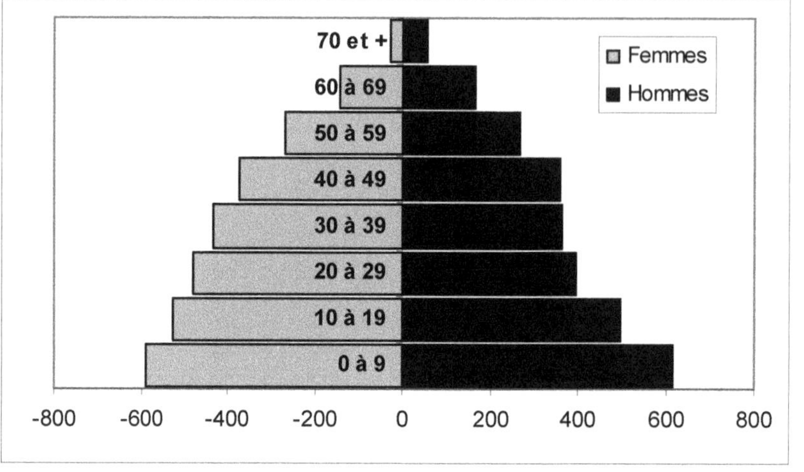

Figure 4.81 : Répartition selon l'âge et le sexe de la population de Martigues au 31 janvier 1702

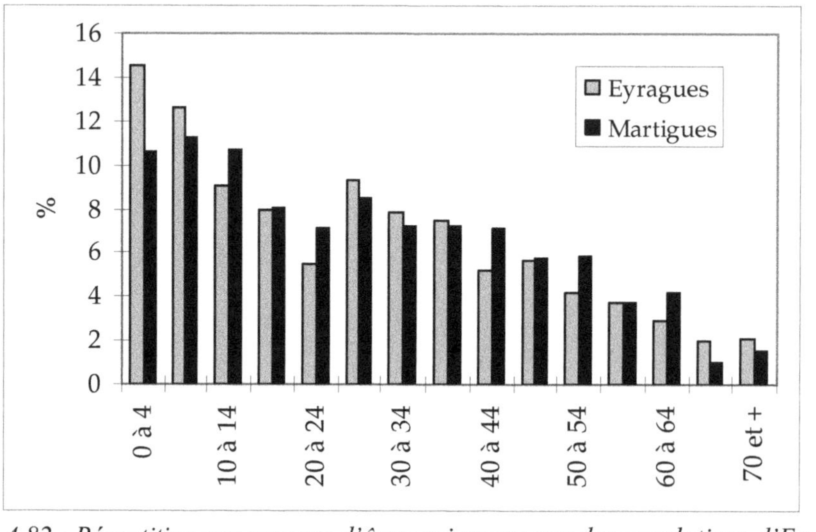

Figure 4.82 : Répartition par groupes d'âges quinquennaux des populations d'Eyragues et de Martigues effectuée sur la base du dénombrement de 1702.

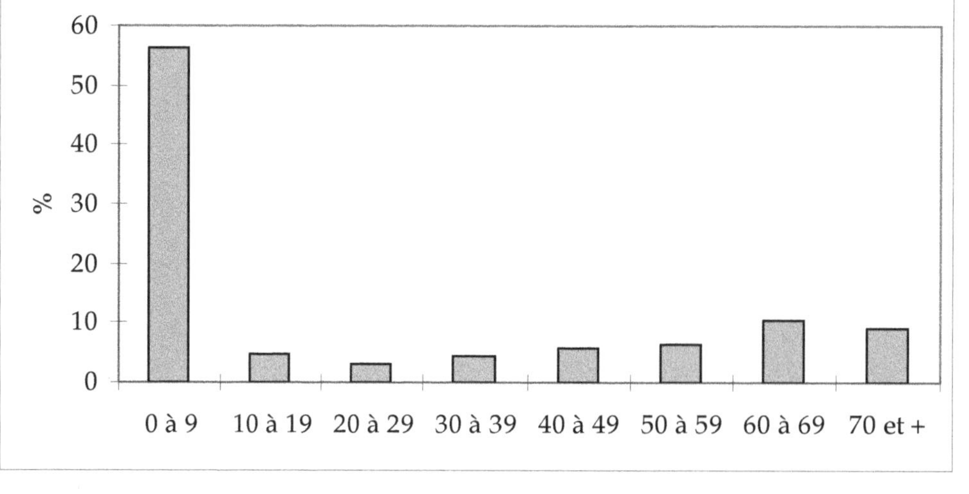

Figure 4.83 : Répartition par groupes d'âges de la valeur moyenne des décès (en %) établie sur la base des actes de sépultures des trois paroisses de Martigues pour les années 1702 à 1719.

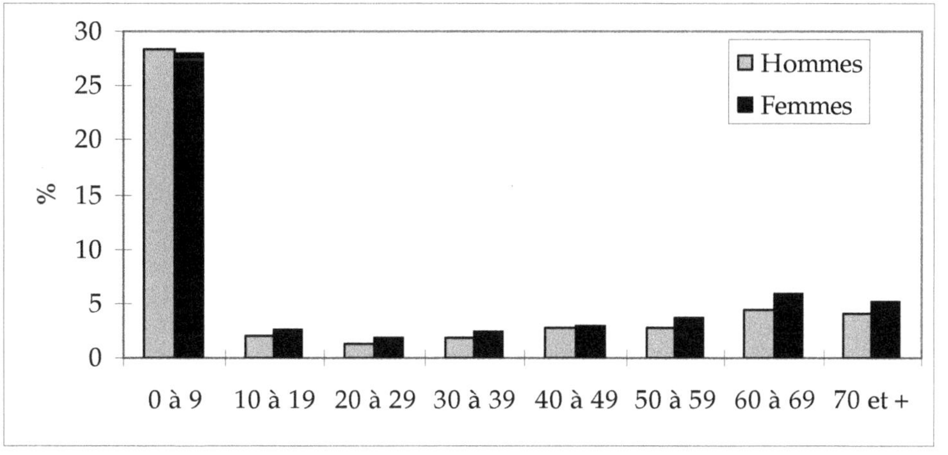

Figure 4.84 : Répartition par groupes d'âges et en fonction du sexe de la valeur moyenne des décès (en %) établie sur la base des actes de sépultures des trois paroisses de Martigues pour les années 1702 à 1719.

1.2. – Données en temps de crise

Si la crise démographique se caractérise avant tout par une augmentation des décès, elle est également à l'origine d'un recul des baptêmes et des mariages. Plusieurs auteurs ont essayé de résoudre les difficultés liées à la mesure de l'intensité de la crise (Cabourdin, 1988) :

Pour Pierre Goubert (1960) le terme de crise démographique peut-être utilisé *"à partir du moment où le nombre annuel des décès double et où, en même temps, le nombre des conceptions s'abaisse de manière indiscutable, au moins du tiers",*

Pour M. F. Hollingsworth et T. H. Hollingsworth (1975), la crise démographique peut-être appréhendée par un indice dont la formule de calcul est la suivante :

$$I = \frac{q}{1-q} \; n\,2/3 \;.\; t\,1/3$$

q : représente la proportion des morts
n : l'effectif de la population
t : la durée, en jours, de la crise

L'auteur propose d'utiliser le terme de crise lorsque l'indice affiche une valeur supérieure à 20.

Jacques Dupâquier (1979) a également mis au point un indice, qui à la différence de celui mis au point par M. F. et T. H. Hollingsworth ne nécessite par une connaissance de l'effectif de la population ni de la durée de la crise, et dont la formule est :

$$I = \frac{D - M}{\Sigma} \; n\,2/3 \;.\; t\,1/3$$

D : nombre des morts de l'année envisagée,
M : moyenne des morts des dis années précédentes,
Σ : écart type des décès pendant ces mêmes dix années.

L'auteur propose ensuite une échelle de mesure de l'intensité des crises :

- crise mineure (magnitude 1) : indice de 1 à 2,
- crise moyenne (magnitude 2) : indice de 2 à 4,
- forte crise (magnitude 3) : indice de 4 à 8,
- crise majeure (magnitude 4) : indice de 8 à 16,
- super crise (magnitude 5) : indice de 16 à 32,
- catastrophe (magnitude 6) : indice supérieur à 32.

Toutefois, ces indices ne magnitude ont une utilité limitée, puisqu'ils ne permettent pas d'évaluer l'aspect qualitatif (répartition par âge, par sexe, par catégories socio-professionnelles des victimes) des périodes de surmortalité.

1.2.1 – Comparaisons de données d'épidémies de peste

Dans cette partie, nous comparerons dans un premier temps, les données démographiques relatives aux épidémies de peste afin de juger d'éventuelles variations dans l'impact de la crise et dans un deuxième temps, des données d'autres épidémies dans le but de préciser la spécificité des crises dues à la peste.

Comparaisons entre villes pour l'épidémie de 1720-1722

Sur le plan de l'intensité de la crise démographique induite par l'épidémie, Aubagne et Martigues se placent dans la catégorie des crises majeures selon l'indice de J. Dupâquier. Cette classification semble d'autant moins surprenante que ces deux communautés ont été durement frappées par l'épidémie de 1720-1721 : Aubagne semble avoir perdu 51,6 % de sa population, Martigues 36,7 % de ses habitants (Biraben, 1975).

La répartition des décès par peste en fonction du sexe dans les communautés d'Aubagne et de Martigues est strictement superposable, avec une surreprésentation des sujets féminins (*Figure 4.85*). Ce rapport ne doit pas être retenu comme une constance des crises démographiques liées à la peste, puisque d'autres études portant sur la même épidémie ont pu mettre en évidence une surmortalité masculine, notamment à Saint-Rémy-de-Provence (Biraben, 1975).

La répartition, en fonction de l'âge au décès, des deux effectifs de victimes (*Figure 4.86*) laisse également apparaître une étroite similitude des profils. Toutefois, la mortalité des 0-4 ans est proportionnellement plus importante à Aubagne qu'à Martigues (+ 5,51 %). Ce constat peut trouver une explication dans un meilleur enregistrement des décès des plus jeunes à Aubagne.

La comparaison entre la population martégale pré- et post-épidémique (*Figures 4.87 et 4.88*) met en relief l'importance et les caractéristiques de la "saignée" démographique due à la peste. La pyramide de décembre 1721 témoigne de la constitution de classes creuses pour les groupes dont l'âge est supérieur à 20 ans. Une telle ponction démographique sur les classes d'âges les plus jeunes peut sans doute expliquer, tout du moins en partie, les difficultés rencontrées par cette communauté pour compenser cette crise démographique de cette épidémie et le temps qui lui fut nécessaire pour retrouver une population quantitativement comparable à celle qu'elle avait avant l'épidémie.

Nous avons mis en parallèle les résultats de notre étude avec ceux de travaux portant également sur l'impact démographique des épidémies de peste, mais pour d'autres régions et d'autres périodes. Les résultats obtenus sur les communautés d'Aubagne et de Martigues ont été mis en corrélation avec les études menées à partir des registres paroissiaux de deux paroisses et d'une ville:

- Saint-Botolph de Londres (*Figure 4.89*), pour l'épidémie de 1603 (Hollingsworth et Hollingsworth, 1971),

- Saint-Jean de Bayeux (*Figure 4.90*), pour la peste de 1626-1627 (El Kordi, 1970),

- la ville de Genève (*Figure 4.91*), pour les épidémies de 1628-1631 et 1636-1640 (Mallet, 1835).

- La comparaison de l'ensemble de ces résultats appelle plusieurs constatations:

- les nourrissons morts de peste sont le plus souvent très peu nombreux (3 % à Genève ; 3 % à Martigues ; 5 % à Aubagne). Les données de Saint-Jean de Bayeux sont les seules à faire exception puisque la valeur relative des décédés âgés de 0 à 1 an s'élève au-dessus de 10 %. De manière générale, et pour l'ensemble de tous les échantillons démographiques étudiés, il semble que les nourrissons morts de peste soient sous enregistrés dans les registres paroissiaux, ou que leur âge soit plus rarement noté (Biraben, 1975 ; Szabo de Edelenyi, 2000).
- les classes d'âges comprises entre 0 et 24 ans sont généralement surreprésentées dans la population totale des victimes (68,8 % à Saint-Botolph ; 59 % à Saint-Jean de Bayeux ; 57,9 % à Genève ; 40,4 % à Martigues ; 48,7 % à Aubagne).

- les classes d'âges supérieures à 55 ans sont sous représentées par rapport à l'effectif total (3,7 % à Saint-Botolph ; 10 % à Saint-Jean de Bayeux ; environ 11,6 % à Genève; 13,6 % à Martigues ; 15 % à Aubagne).

Ce phénomène de décroissance de la mortalité par peste avec l'âge, déjà noté par J.-N. Biraben (1975) se retrouve dans les deux communautés qui font l'objet de notre étude.

1.2.1.2. – Comparaison entre les différentes phases épidémiques

Il nous a paru également opportun de préciser, à partir des données disponibles, l'évolution de la mortalité en fonction des différentes phases constitutives d'une l'épidémie.

Nous avons ainsi pu reconnaître cinq phases différentes:
1-le début: se caractérise par un taux de mortalité qui s'accroît rapidement. Le profil démographique de l'effectif des victimes laisse apparaître une mortalité plus importante des jeunes et moins marquée pour les plus âgés,

2-l'acmé: constitue la période de plus grande mortalité ; durant cette phase une baisse des baptêmes et des mariages est observable en corollaire d'une "explosion" de la mortalité

3-la fin: le nombre des victimes, sans commune mesure avec celui de la période précédente, est en forte baisse ; les conceptions et les mariages entament une reprise,

4-la reprise: alors même que l'épisode épidémique semble se terminer, la mortalité augmente de nouveau. Nous avons mis en évidence ce phénomène sur Aubagne et les données en cours d'exploitation pour la communauté d'Avignon semblent également attester de l'existence d'un tel épisode. La composition, en fonction du critère d'âge, de l'effectif des décédés, est marquée, à la différence des deux premières phases, par une faiblesse relative du nombre des plus jeunes victimes, -la rechute: après quelques mois d'absence, la peste sévit de nouveau dans une ville déjà éprouvée, de façon récente. Comme dans la phase précédente, l'effectif des décédés montre dans sa composition une sous-représentation des plus jeunes. Par manque de temps, la population de ces classes d'âges n'a pas pu de se reconstituer. Ce phénomène est bien identifiable à Marseille, en 1722.

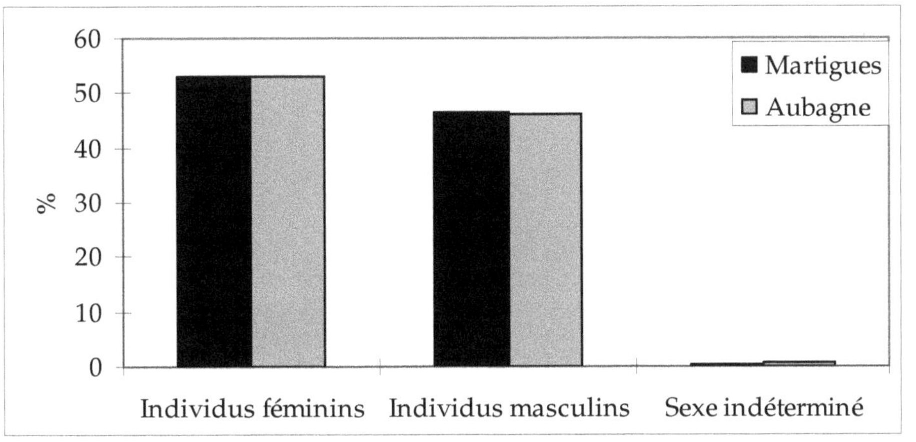

Figure 4.85 : Répartition en fonction du sexe des victimes de la peste à Aubagne et à Martigues. Les deux échantillons, très semblables dans leur répartition, montrent une légère surmortalité féminine.

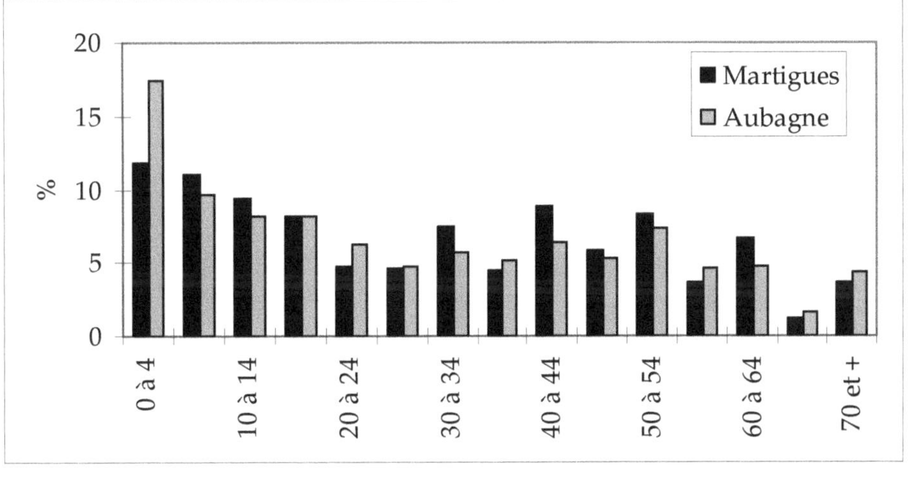

Figure 4.86 : Répartition par groupes d'âges quinquennaux des victimes de la peste à Aubagne et à Martigues. Les victimes âgées de moins de 20 ans, par rapport au nombre total des décès, représentent 43,41 % à Aubagne et 40,37 % à Martigues.

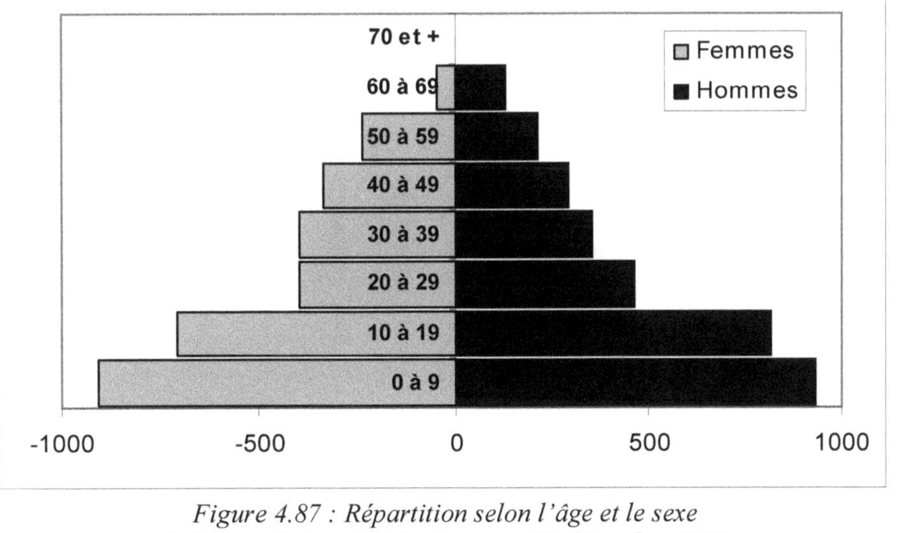

Figure 4.87 : Répartition selon l'âge et le sexe de la population de Martigues au 31 décembre 1719

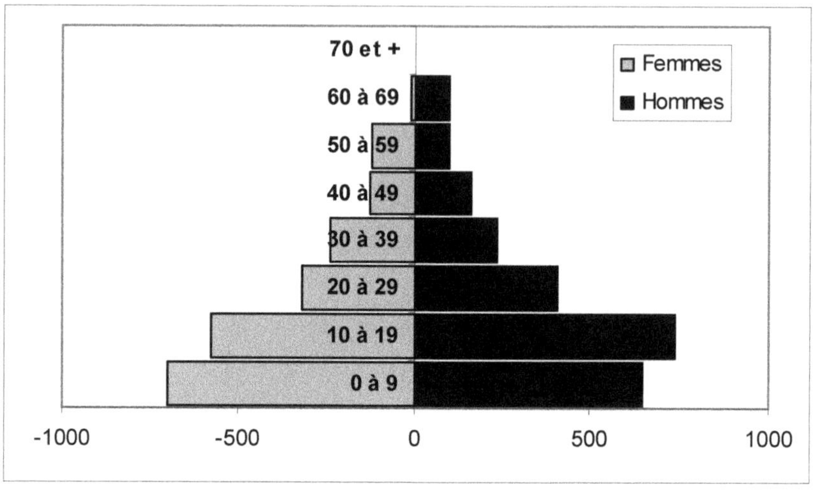

Figure 4.88 : Répartition selon l'âge et le sexe de la population de Martigues au 31 décembre 1721

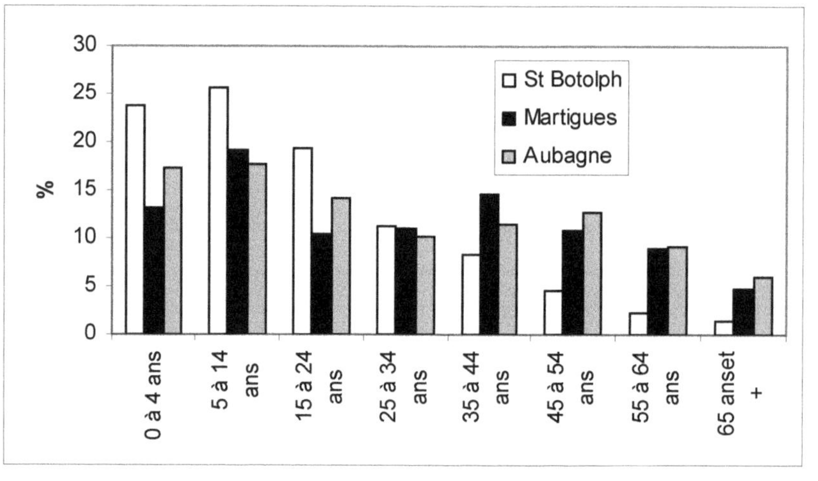

Figure 4.89 : Histogramme de répartition par classes d'âges des échantillons démographiques d'individus non adultes et adultes, décédés de la peste à Saint-Botolph de Londres (Hollingsworth, 1971), à Martigues et à Aubagne (Signoli et al., 2002).

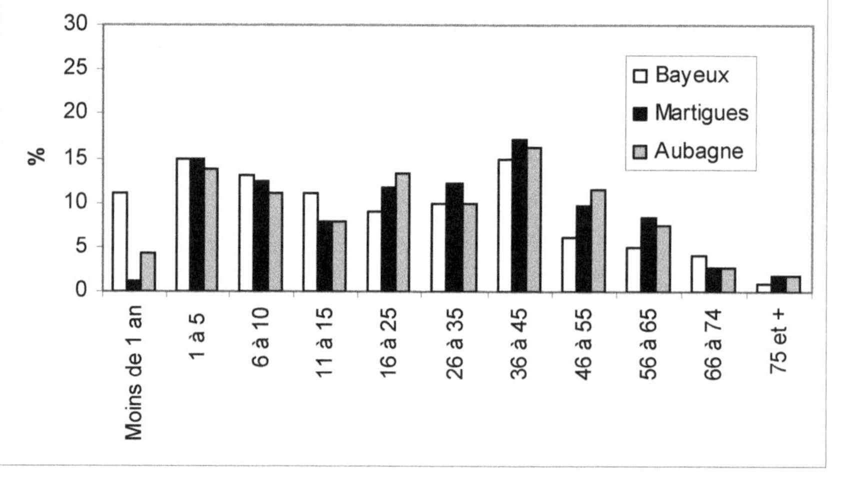

Figure 4.90 : Histogramme de répartition par classes d'âges des échantillons démographiques d'individus non adultes et adultes, décédés de la peste à Bayeux (El Kordi, 1970), à Martigues et à Aubagne (Signoli et al., 2002).

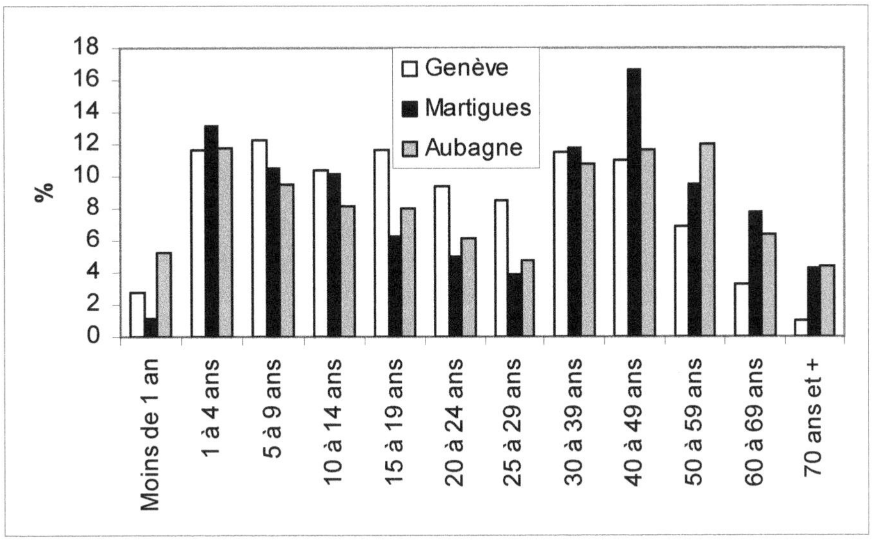

Figure 4.91 : Histogramme de répartition par classes d'âges des échantillons démographiques d'individus non adultes et adultes, décédés de la peste

Les données que nous avons obtenues sur les communautés d'Aubagne, de Martigues et de Marseille en ce qui concerne d'une part, les moments de pleines épidémies et d'autre part, les périodes de reprise ou de rechute montrent, en fonction de ces deux types principaux de temps épidémiques, une différence marquée dans la répartition des victimes selon l'âge au décès.

La période d'acmé épidémique, à Aubagne (*Figure 4.92*), est marquée par une forte proportion des victimes âgées de moins de 20 ans (43,41 % du total des décès). Parmi nos huit groupes d'âges, la mortalité des 0-9 ans est la plus élevée (27,05 %) des décès.

La répartition par âge des victimes de la reprise épidémique à Aubagne affiche, par contre un profil très différent. Si les moins de 20 ans demeurent très affectés, (32,3 % des décès de la reprise) leur part est d'environ 10 % inférieure à ce qu'elle était lors de la première phase épidémique. Par ailleurs, la catégorie des 10-19 ans (10,04 % pour la reprise, contre 16,2 % lors de la première phase épidémique) est nettement supplantée par les quatre autres groupes d'âges (20-29 ans, 14,71 % ; 30-39 ans, 12,22 % ; 40-49 ans, 11,96 % et 50-59 ans, 13,23 %). Nous envisagerons plus loin l'interprétation de ce phénomène qui diffère des données classiques.

La comparaison des données recueillies à Martigues, pour la phase de pleine épidémie, avec celles issues de la rechute épidémique de 1722 à Marseille (liste GG 349) montre des tendances similaires à celles qui viennent d'être évoquées pour Aubagne (*Figure 4.93*).

La répartition par classes d'âges des personnes décédées de la peste à Martigues montre une forte proportion des moins de 20 ans (36,1 %). Comme à Aubagne, la mortalité des 0-9 ans est la plus élevée, cumulant 20,4 % des décès, alors que la part des 10-19 ans, arrivant en seconde position, est de 15,7 %.

L'échantillon marseillais présente un profil général très différent. Les victimes âgées de moins de 20 ans ne constituent que 29,5 % du total des décès. Comme nous avons déjà pu le constater lors de la reprise épidémique aubagnaise, la catégorie des 10-19 ans (11,86 %) ne se place pas au second rang des groupes d'âges les plus affectés, se trouvant très largement supplantée par la catégorie des 20-29 ans (25,42 %) et dans une moindre mesure par celle des 30-39 ans (13,56 %) et par celle des 50-59 ans (15,25 %). Il faut toutefois souligner la faiblesse de l'effectif analysé pour l'Observance (60 individus) qui peut être à l'origine de certaines anomalies, comme la sous-représentation de certaines catégories (40-49 ans : 3,39 %).

Comme nous l'avons évoqué précédemment lors de l'étude détaillée de chaque document d'archives, nous avons pu mesurer l'importance des liens "familiaux" dans la constitution de l'effectif total des décédés de peste. La comparaison de nos résultats montre l'importance de ces liens est nettement plus grande dans les phases d'acmés épidémiques que dans les périodes de reprise ou de rechute.

La qualité des documents d'archives que nous avons pu dépouiller (BMS d'Aubagne, BMS de Martigues et liste du Commissaire P. Seguin), nous a permis de réaliser une étude comparative sur le thème de la répartition mensuelle des décès (*Figure 4.94*). Cette étude montre une progression très rapide du nombre des victimes. Presque la moitié des décès par peste est intervenue dans les deux premiers mois d'épidémie, pour les communautés d'Aubagne et de Martigues (respectivement 46,55 % et

44,79 %). Cette proportion atteint les deux tiers à la fin du troisième mois d'épidémie (respectivement 64,96 % et 69 %). La liste du Commissaire P. Seguin - qui ne porte toutefois pas sur la totalité de la période épidémique - laisse apparaître une rapidité dans la constitution du nombre des décès encore plus rapide (65,83 % à la fin du second mois d'épidémie, 94,83 % à la fin du troisième mois).

La répartition mensuelle des décès par peste, pour les épidémies londoniennes de 1603 et de 1625 (*Figure 4.95*), établies par F. P. Wilson (1987), sur la base des listes de mortalité, souligne également l'extrême rapidité de la mortalité. Ce profil général est également celui qui fut établi par J.-N. Biraben (1975) dans la restitution du nombre quotidien des décès par peste à Marseille, entre juin et décembre 1720.

Ces deux études montrent un début d'épidémie moins brutal que ceux que nous avons pu observer à Aubagne et à Martigues. Cette différence semble pouvoir s'expliquer de la façon suivante :

- à Martigues, nous avons inclus les individus décédés, dans l'effectif des victimes de la peste, qu'à partir du moment où figurait sur l'acte de décès l'une des mentions suivantes : *"soupçonné de Contagion", "mort de la peste", "a été enseveli par les corbeaux étant mort de la peste", "enterré dans les fosses des pestiférés"*,

- à Aubagne, notre étude repose sur le dépouillement d'une liste des victimes de l'épidémie, établie aux lendemains de celle-ci et ne prenant donc en compte que les décès clairement attribuables à la peste.

Il est donc vraisemblable qu'un certain nombre de décès initiaux, non reconnus comme en rapport avec l'épidémie par les contemporains, fasse défaut dans notre décompte. Cette hypothèse est confortée par l'augmentation notable du nombre des décès, notamment à Martigues, entre juillet 1720 (date où les premières victimes sont enregistrées à Marseille) et le début du mois de novembre 1720 (date officielle du début de l'épidémie à Martigues, *Figure 4.96*).

1.2.1.3. – Comparaison sur la durée des temps de récupération

L'évolution démographique des communautés provençales de petite et de moyenne importance est assez mal connue pour le XVIIIème siècle. Dans le cadre de notre étude, nous avons voulu tenter de mesurer le temps qui fut nécessaire aux villes d'Aubagne et de Martigues pour retrouver des populations quantitativement comparables à celles qui précédèrent l'épidémie de peste du début du XVIIIème siècle.

Pour Aubagne, cette étude a été réalisée sur la base du dénombrement effectué en 1716, sur ordre de l'Intendant de Provence Cardin-Lebret (B. N. Mss fonds fr. 8906). En effectuant un retranchement annuel des décès et un ajout des naissances, nous avons fait évoluer la population totale, jour après jour. Cette méthode ne prend donc pas en compte l'existence d'éventuels phénomènes migratoires.

La communauté d'Aubagne (*Figure 4.97*) ne retrouva une population comparable à celle qui était la sienne avant l'épidémie de peste (1719 : 4 045 habitants) qu'au mois d'août 1767 (4 051 habitants). Il faut toutefois noter que notre estimation de la population totale de cette communauté en 1765 (3 988 habitants), diffère de celle issue du dénombrement de l'Abbé d'Expilly (1768) qui lui attribue une population de 5 814 habitants. Cette différence observée (1 826 personnes), si elle n'est pas la conséquence d'une erreur d'estimation, ne peut que résulter d'une immigration.

A Martigues, l'étude du temps de récupération post-épidémique repose sur la même démarche qu'à Aubagne. Toutefois, le document de base est constitué ici par le dénombrement de 1702. Le dénombrement de 1716 a constitué une étape intermédiaire de validation méthodologique comme nous l'avons vu plus haut. Selon notre étude, ce n'est qu'en octobre 1760 que la ville de Martigues pu retrouver un effectif démographique comparable à celui qu'elle avait à la fin de l'année 1719 (*Figure 4.98*).

Pour ces deux communautés, le temps de récupération démographique fut très long (respectivement 47 et 40 ans). Si, au contraire de ces petites communautés, Marseille semble avoir connu une récupération beaucoup plus rapide certains historiens vont jusqu'à prétendre que cinq années seulement suffirent - d'autres communautés régionales de moyenne importance, telle la ville de Toulon ont également connu une longue récupération post-épidémique. Toulon regroupait 26 276 habitants en 1720, la peste emporta 13 283 personnes. Les dénombrements qui suivent l'épidémie montrent une stagnation de la population toulonnaise (14 402 âmes en 1728, 15 000 habitants en 1740). Dans les années qui précédèrent la contagion, le nombre des mariages était d'environ 200. Si l'année 1721 fut marquée par une forte augmentation des unions (770 mariages), elle ne fait toutefois qu'exception : 100 mariages vers 1730, 200 mariages vers 1740 (Vovelle et Crook, 1980).

Une des interprétations possible à la longueur du rattrapage démographique serait que le phénomène de récupération des communautés proches de Marseille fut ralentie par les appels que la métropole régionale aurait lancé à une immigration massive, afin de compenser ses propres pertes démographiques liées à la peste.

1.2.2. – Caractérisation d'autres crises démographiques

L'étude des registres de catholicité que nous avons conduite sur Martigues à partir du dénombrement de 1702, dans le but de définir l'évolution de la structure de la population avant l'épidémie de 1720, nous a permis de mettre en évidence deux crises démographiques, l'une en 1705, l'autre en 1709-1710.

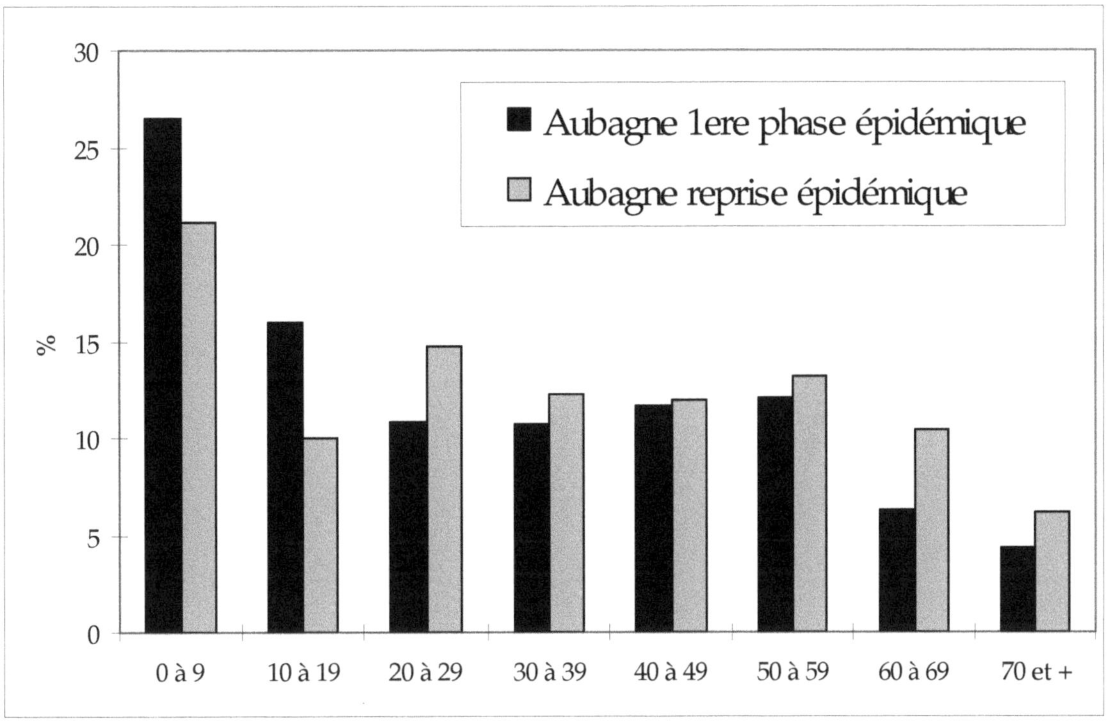

Figure 4.92 : Comparaison de la répartition, à partir de groupes d'âges décennaux, du profil démographique des victimes de la première phase épidémique par rapport à celui de la reprise, à Aubagne

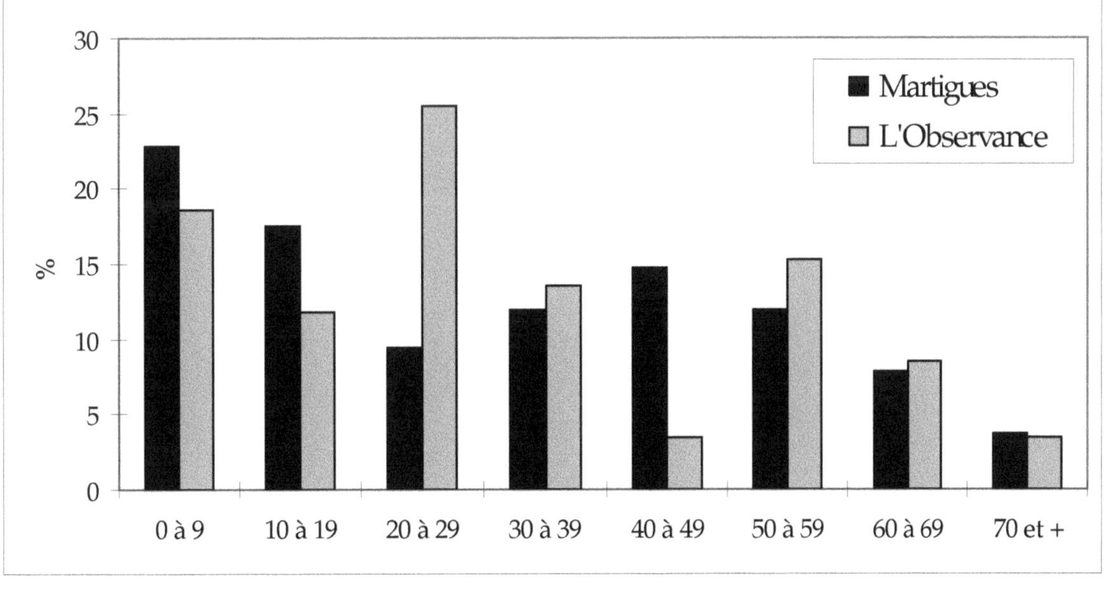

Figure 4.93 : Comparaison de la répartition, à partir de groupes d'âges décennaux, du profil démographique des victimes de la peste à Martigues par rapport à celui de la rechute du printemps 1722, à Marseille

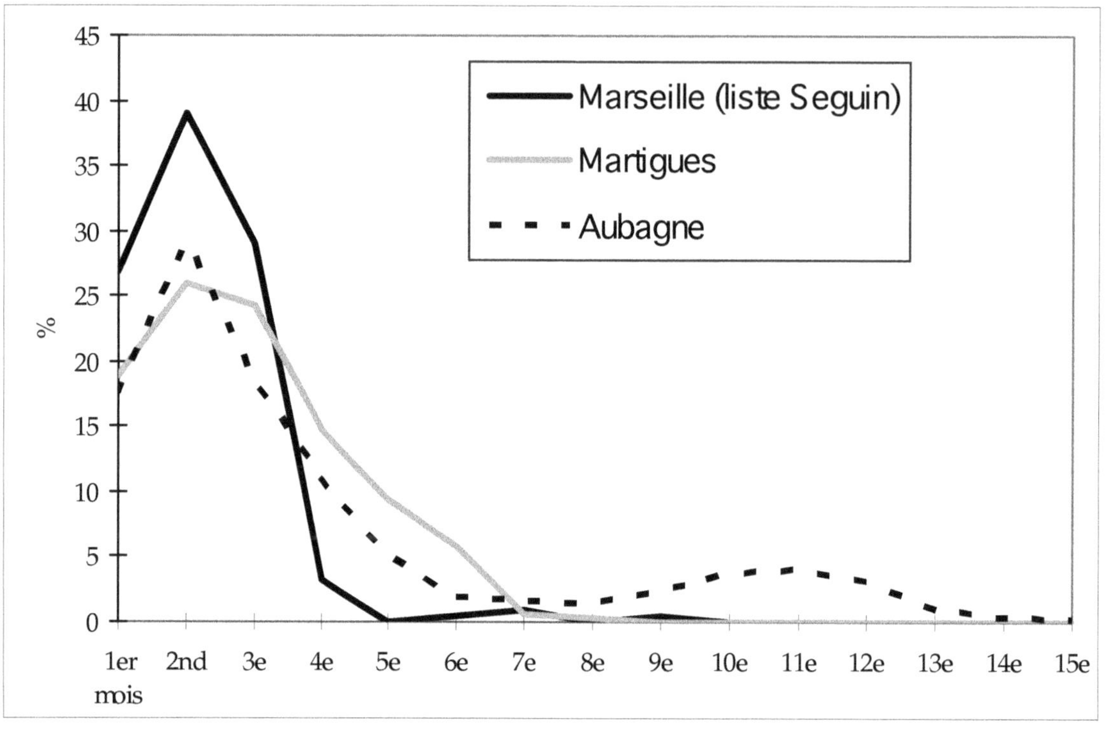

Figure 4.94 : Répartition mensuelle (en %) des décès par peste, à Marseille (1720-1721), à Martigues (1720-1721) et à Aubagne (1720-1721), par rapport au total des victimes de l'épidémie. Cette figure montre la rapidité de l'impact épidémique (les trois quart des décès se constituent dans les quatre premiers mois). On note le phénomène de reprise à Aubagne.

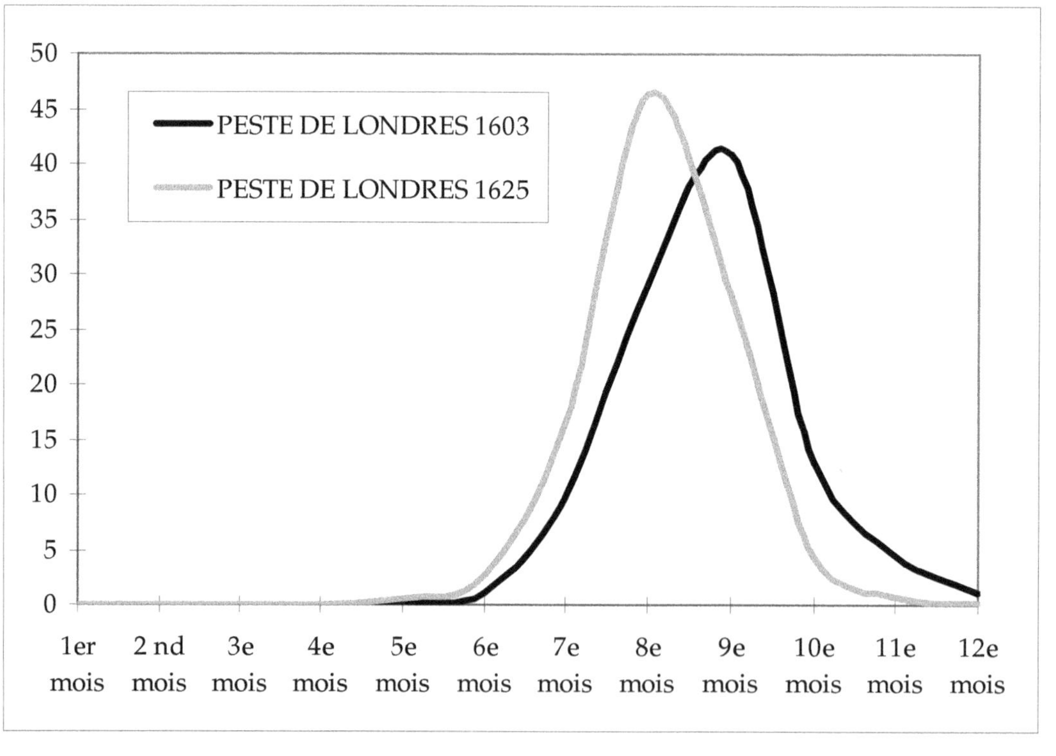

Figure 4.95 : Répartition mensuelle des décès par peste (en % du total des décès), à Londres pour les épidémies de 1603 et de 1625 (Wilson, 1987). Comme dans la figure précédente, nous pouvons constater ici la rapidité avec laquelle s'est constitué l'essentiel de l'effectif total des décédés par peste, cependant l'enregistrement des premières victimes met en évidence le début de l'épidémie, ce qui n'est pas le cas pour les courbes de la figure 115.

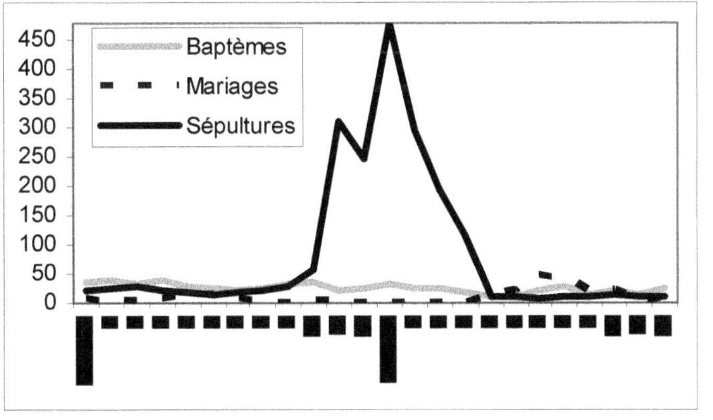

Figure 4.96 : Évolution du nombre des baptêmes, mariages et sépultures à Martigues entre le 1er janvier 1720 et le 31 décembre 1721.

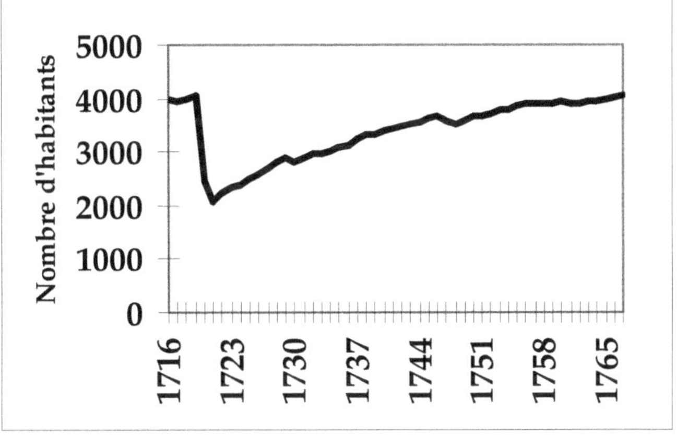

Figure 4.97 : Évolution de la population d'Aubagne entre 1706 et 1767. On note la durée de la récupération post-épidémique (47 ans).

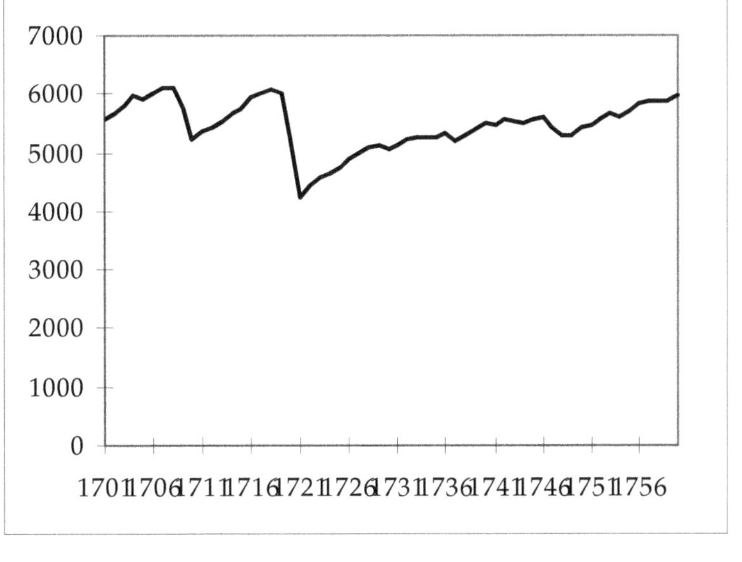

Figure 4.98 : Évolution de la population de Martigues entre 1702 et 1760. Le temps de récupération post-épidémique est de 40 ans.

1.2.2.1. — Mise en évidence d'une crise démographique en 1705

Cette crise fut d'importance moindre par rapport à celle liée à la peste, son intensité étant de magnitude 3 (forte crise). Comme nous pouvons le constater sur la *figure 4.99*, la mortalité marque une augmentation dès le mois de juin 1705. Cette tendance entraîna un solde naturel négatif dès le mois suivant qui se poursuivit jusqu'en décembre de la même année, le maximum de mortalité se situant en novembre (114 décès entraînant un solde naturel de - 72 personnes). Cette crise démographique se traduit également par un recul des baptêmes, observable entre les mois de juillet et d'octobre et une baisse du nombre des mariages pour la période allant de juin à octobre.

Il est également intéressant de noter que la reprise des baptêmes, comme celle des mariages, s'opère non seulement avant la fin de la crise, mais avant même que le moment de paroxysme de celle-ci soit atteint.

L'analyse de la répartition des décès par catégories d'âges pour 1705, montre la prédominance de la mortalité pour la catégorie des 0-9 ans (*Figure 4.100*) qui présente une surmortalité d'environ 20 % par rapport à la mortalité "normale".

Cette surmortalité des plus jeunes est patente si l'on compare les pyramides des âges pré-crise (au 1er janvier 1705, fig. 101) et post-crise (au 1er janvier 1706, fig. 102). Entre ces deux dates, les deux premières catégories d'âges (0-9 ans et 10-19 ans) voient leurs effectifs se réduire pour les deux sexes.

La répartition selon l'âge des décès intervenus durant la période de crise (entre juillet et décembre 1705) accentue encore le constat d'une surmortalité des plus jeunes : plus de 85 % des décès appartiennent aux catégories de moins de 15 ans, plus particulièrement la classe des 0-4 ans.

Ce constat laisse à penser que cette crise épidémique (au regard même de nombre des victimes) est due à un agent pathogène particulier, touchant majoritairement les plus jeunes individus, une maladie infantile de type rougeole ou diphtérie peut-être envisagée. On peut également retenir l'éventualité d'une maladie dont les cycles épidémiques sont fréquents et à l'égard de laquelle une immunité est développée par les individus ayant connu et survécu à une épidémie antérieure : variole par exemple.

Cette crise démographique diffère de celle liée à la peste par sa plus faible intensité, par la répartition des décès en fonction des catégories d'âges et par la vitesse du rattrapage démographique (deux ans) qui lui fait suite.

1.2.2.2. – Mise en évidence d'une crise démographique en 1709-1710

Il s'agit d'une crise majeure (magnitude 4). Nous avons mis en évidence une surmortalité, dès l'été et l'automne 1708 (juin à novembre inclus) avec un cumul de 244 décès et un bilan naturel de -91 personnes (*Figure 4.103*).

Si la situation démographique semble s'orienter vers un retour à la normale entre les mois de décembre 1708 et de mai 1709, la crise réapparaît en juin entraînant une ponction plus sérieuse (1 288 victimes), s'étalant sur une plus longue durée (17 mois, de juin 1709 à septembre 1710) et facilement identifiable par un nombre de décès systématiquement supérieur à celui des baptêmes (déficit naturel de 913 personnes). A l'intérieur de cette période de surmortalité, les mois de septembre et d'octobre 1709 semblent marquer un paroxysme (283 décès pour un solde naturel de -214 personnes).

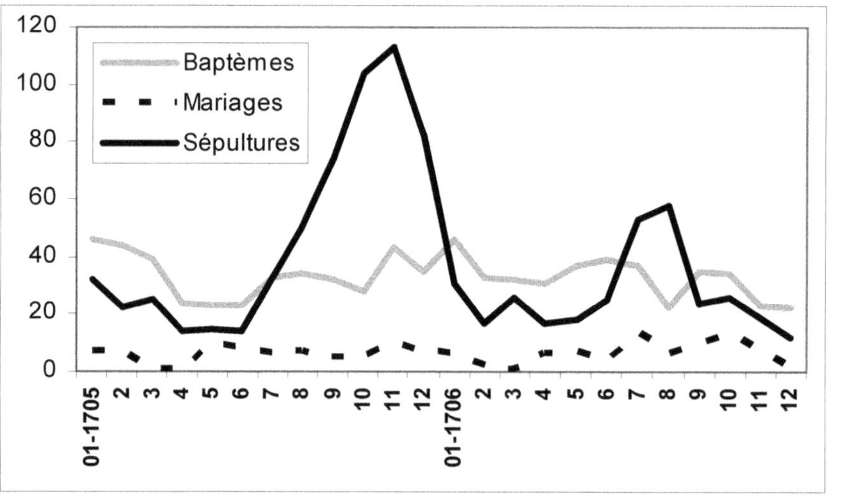

Figure 4.99 : Évolution des baptêmes, mariages et sépultures à Martigues pour la période allant de janvier 1705 à décembre 1706.

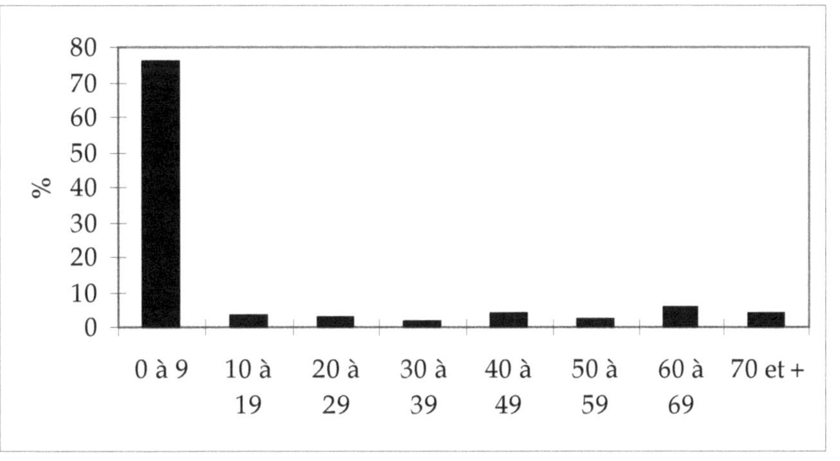

Figure 4.100 : Répartition par catégories d'âges des décès de l'année 1705 à Martigues

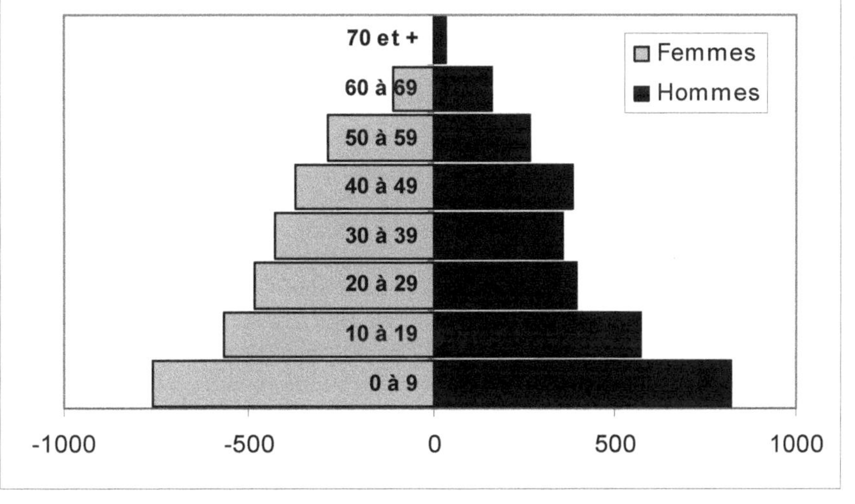

Figure 4.101 : Répartition selon l'âge et le sexe de la population de Martigues au 31 décembre 1704

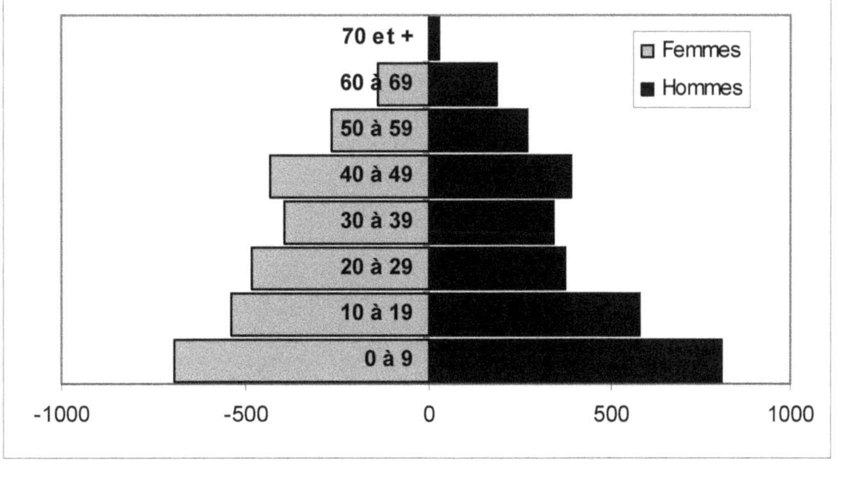

Figure 4.102 : Répartition selon l'âge et le sexe de la population de Martigues au 31 décembre 1705

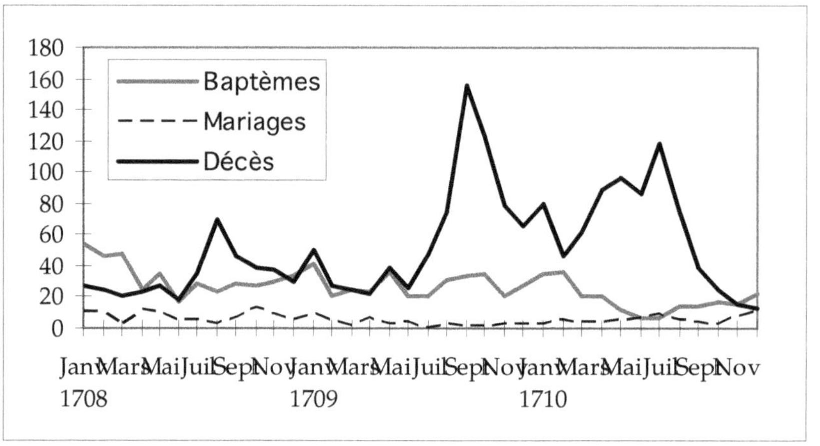

Figure 4.103 : Évolution des baptêmes, mariages et sépultures à Martigues pour la période allant de janvier 1708 à décembre 1710.

Cette crise démographique n'est pas seulement perceptible par les fluctuations de la mortalité, l'analyse des rythmes de variations des baptêmes et des mariages est également fortement évocatrice. La crise, qui rappelons-le débute en juin 1709, est suivi par un effondrement des baptêmes à partir de février 1710 (c'est-à-dire très exactement neuf mois plus tard) qui dure jusqu'en juin de la même année. La reprise des baptêmes que l'on peut observer à partir de juillet 1710 est le résultat d'une reprise des conceptions dès septembre 1709, à la période où la mortalité est pourtant la plus forte. Au total, la population de Martigues cumula 1 470 décès qui ne furent compensés que par 548 naissances, soit une perte de 922 personnes (15,1 % de la population totale), faisant passer la population martégale de 6 110 habitants au 1er janvier 1709 à 5 195 habitants au 1er janvier 1711.

L'étude comparative des pyramides des âges dressées au 1er janvier 1709 (*Figure 4.104*) et au 1er janvier 1711 (*Figure 4.105*), témoigne de l'importance de cette crise. La ponction démographique semble avoir touché, même si c'est de façon différentielle, la quasi totalité des groupes d'âges et des deux sexes qui accuse une baisse de la valeur absolue de leurs effectifs (sauf pour les individus masculins des catégories 20 à 29 ans et 50 à 59 ans).

La répartition, en pourcentage du total des décès, selon l'âge des victimes montre un impact différentiel de cette crise (*Figure 4.106*). Les individus âgés de moins de 10 ans constituent presque la moitié de l'échantillon des victimes. Si la mortalité tend à baisser pour les trois groupes d'âges suivants (10-19 ans, 20-29 ans et 30-39 ans), elle marque une reprise pour la catégorie des 40-49 ans et culmine (pour les adultes) dans la tranche d'âge de 60 à 69 ans.

Ce profil diffère de celui observé pour la crise de 1705 (prédominance des 0-4 ans) et de la répartition constatée pour l'épidémie de 1720-1721. Cette distribution des décès concerne essentiellement les catégories extrêmes qui peuvent correspondre aux sujets ne pouvant offrir qu'une résistance immunitaire plus faible.

La crise démographique de 1709-1710, bien connue des historiens et des démographes, dépasse très largement les limites du terroir de Martigues et constitue la dernière crise du règne de Louis XIV (*Figure 4.107*). Les années 1709 et 1710 sont marquées par une forte hausse des prix des grains dont la première cause semble être le *"Grand Hyver"* qui sévit à partir de janvier 1709 (Lebrun, 1997). En moyenne, les prix quadruplent entre janvier et juillet 1709 et augmentent jusqu'à l'été 1710. Toutefois, en de nombreuses régions des céréales complémentaires (comme l'orge) furent semées pour compenser le manque de bleds et les rendements furent honorables (Biraben et Blum, 1988).

Martigues étant une communauté littorale, placée entre mer et étang, jouant un rôle commercial au niveau régional, il semble difficile d'imputer à la seule famine une surmortalité de 913 personnes (de juin 1709 à septembre 1710) dont la cause de décès serait une "mort de faim" : *"Les mortalités sont dues à la cherté des céréales en période de disette plus qu'à l'absence réelle de nourriture"* (Goubert et Roche, 1984). Si le rôle de la mercuriale est à l'évidence important au départ de la crise, il s'efface ensuite pour laisser place à d'autres acteurs : *"ce n'est pas la faim qui tue, mais les à-côtés de la faim"* (Baehrel, 1961). Effectivement, la sous-alimentation, tant quantitative que qualitative, associée à une paupérisation des catégories dont les conditions de vie sont les plus précaires et qui lors de chaque crise rejoignent le monde de l'errance, ouvrent de véritables avenues aux épidémies de toutes natures. Le recul des mariages s'explique par le contexte général de la crise : mort de l'un des deux fiancés ou attente de jours meilleurs pour convoler. Quant aux fluctuations des baptêmes, elles nous semblent plus complexes à appréhender et d'ordre multifactoriel: surmortalité des femmes enceintes, omission dans l'inscription sur les registres des plus jeunes victimes, aménorrhée liée au déficit alimentaire et là encore l'attente de jours meilleurs...

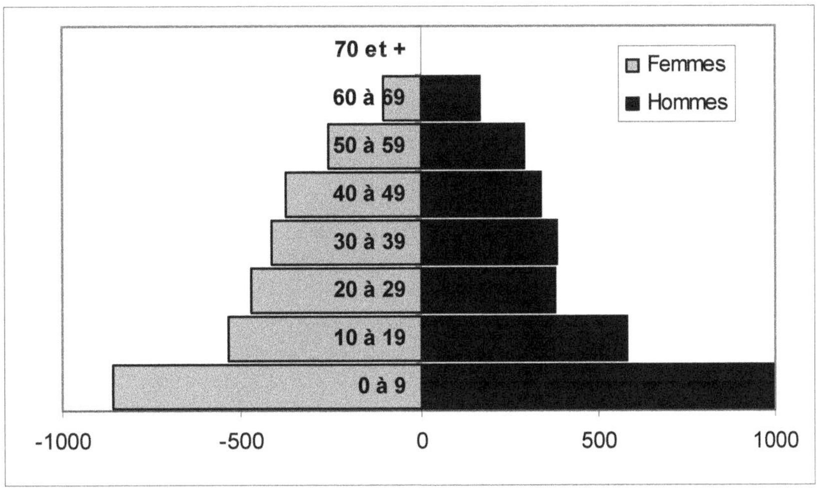

Figure 4.104 : Répartition selon l'âge et le sexe de la population de Martigues au 1er janvier 1709

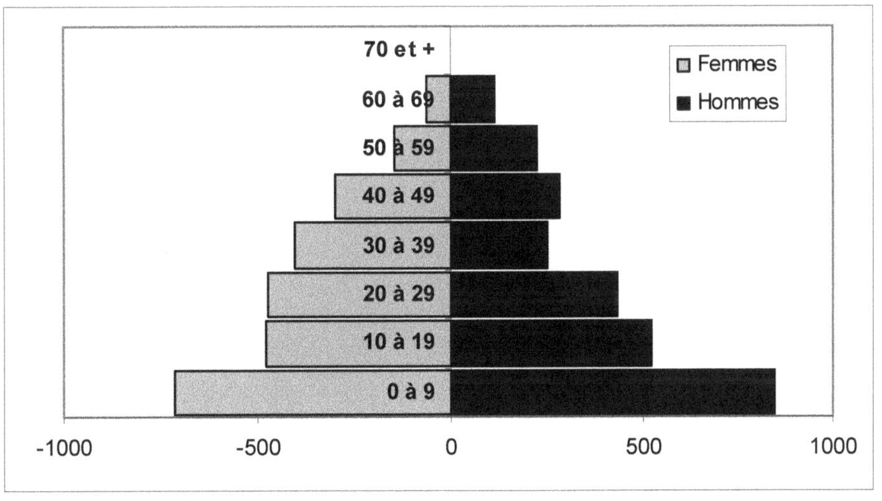

Figure 4.105 : Répartition selon l'âge et le sexe de la population de Martigues au 1er janvier 1711.

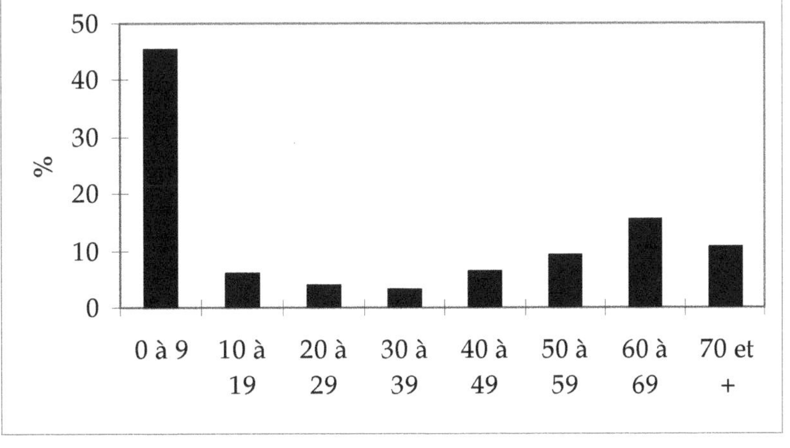

Figure 4.106 : Répartition par catégories d'âges des décès pour les années 1709 et 1710 à Martigues

Pour l'ensemble du royaume, cette crise, dont le bilan global est difficile à dresser et très inégal selon les régions, semble avoir causé 2 141 300 décès qui ne furent compensés que par 1 330 800 naissances, soit une perte de 810 000 habitants (3,58 % de la population totale), faisant passer la population du royaume de 22 643 200 habitants au 1er janvier 1709 à 21 832 700 habitants au 1er janvier 1711 (Lebrun, 1997).

1.2.3. – Le choléra

Pour mieux caractériser l'épidémie de peste, nous nous sommes orientés vers l'analyse d'autres types d'épidémies. Notre choix s'est porté sur le choléra, affection trivialement associée à la peste, pour laquelle il existe des enregistrements concernant les épidémies du XIXème siècle. Nous avons considéré les données des épidémies de 1832, 1849, 1853-1854, 1884. Il apparaît d'emblée que ces épidémies n'ont pas entraîné de crises démographiques, dans le sens où nous pouvons l'entendre pour l'Ancien Régime. Les taux de mortalité liés aux épidémies de choléra sont, pour les années d'épidémies, comparables à ceux engendrés par la tuberculose, maladie endémique au XIXème siècle et d'évolution torpide (*Figure 4.108*).

L'étude de la répartition des âges au décès des victimes d'épidémies de choléra montre de très fortes disparités (*Figure 4.109*). Les groupes d'âges adultes (20 ans et plus) sont plus affectés (93 % des décès pour l'épidémie parisienne de 1832 ; 97 % pour celle de 1849) que les catégories les plus jeunes (7 % pour l'épidémie de 1832; 12,9 % en 1849). Les catégories d'âges les plus sensibles sont celles se situant entre 20 et 60 ans puisqu'elles regroupent environ les deux tiers des victimes.

Comme nous avons pu l'observer pour les épidémies de peste, les deux sexes sont touchés de façon similaire.

La répartition dans le temps des décès sur la base de données liées à l'épidémie marseillaise de 1884 (*Figure 4.110*), témoigne également de la rapidité avec laquelle l'essentiel de l'effectif des victimes se constitue et donc du caractère hautement épidémique de cette maladie. Comme pour la peste, on peut observer des phases de reprise à certaines épidémies de choléra (Paris 1832 et 1849).

L'importance démographique des épidémies de choléra du XIXème siècle, qui ont cependant laissé un souvenir vivace dans les mémoires, doit être relativisée par rapport aux crises des périodes précédentes. Leur impact et les bouleversements qu'elles entraînèrent dans les structures démographiques sont sans commune mesure avec les poussées épidémiques antérieures, telles que celle liées à la peste.

2 – ARCHIVES BIOLOGIQUES–PALEODEMOGRAPHIE

2.1. –Comparaison entre données paléodémographiques de peste

2.1.1. – Les Fédons

L'étude paléodémographique des 133 squelettes exhumés du cimetière des Fédons a permis de déterminer une diagnose sexuelle et une estimation d'âge pour l'ensemble des individus. Cette étude laisse apparaître un effectif de 62 adultes (dont 33 individus féminins et 29 sujets masculins) et de 71 immatures dont le nombre témoigne de l'importance de l'impact de la peste sur les catégories d'âges comprises entre 0 et 19 ans (53,38 % du total). La surreprésentation de l'effectif des 5-9 ans et des adultes jeunes peut être en partie liée à un décalage entre l'âge estimé sur les éléments du squelette et l'âge réel au moment du décès.

La répartition par âges de cet échantillon paléodémographique est largement évocateur d'un profil de type peste, avec une surmortalité des plus jeunes (même si les nourrissons sont peu nombreux) et une mortalité décroissante selon l'âge pour les adultes (*Figure 4.111*).

2.1.2. – Le Délos

L'étude paléodémographique a pu nous permettre de déterminer l'âge des 15 sujets immatures. Toutefois, des restes parfois trop altérés ou trop fragmentaires ont empêché une diagnose de l'âge au décès (huit individus) ou du sexe (neuf individus). Ce constat effectué sur la base d'un échantillon déjà limité au départ à 39 squelettes, induit une relativisation de toute discussion sur les répartitions par classes d'âges à des effectifs parfois extrêmement réduits (*Figure 4.112*).

2.1.3 – L'Observance

Une analyse sur les paramètres de détermination d'âge et de sexe a pu être réalisée respectivement sur 168 et 117 individus. La répartition par âges (*Figure 4.113*) laisse apparaître une sous-représentation des immatures, avec une absence des 0-1 ans et une faible représentativité des 1-4 ans et des 10-14 ans. Ce constat est inhabituel pour un profil démographique de victimes de la peste. La surreprésentation générale des adultes (nettement marquée pour les individus d'âge mature) constitue la seconde anomalie de cet échantillon paléodémographique. Un tel profil démographique est, à priori, peu évocateur d'une crise dont l'origine serait imputable à la peste. Pourtant, le décès de ces individus par peste est indiscutable de part la découverte de documents d'archives attestant d'inhumations faites lors de la rechute épidémique de 1722 et de part les résultats obtenus lors de l'étude microbiologique. La structure de cette série ostéologique témoigne donc de la variabilité possible dans la composition par âges des échantillons démographiques que l'on peut rencontrer dans le cadre d'épidémie de peste.

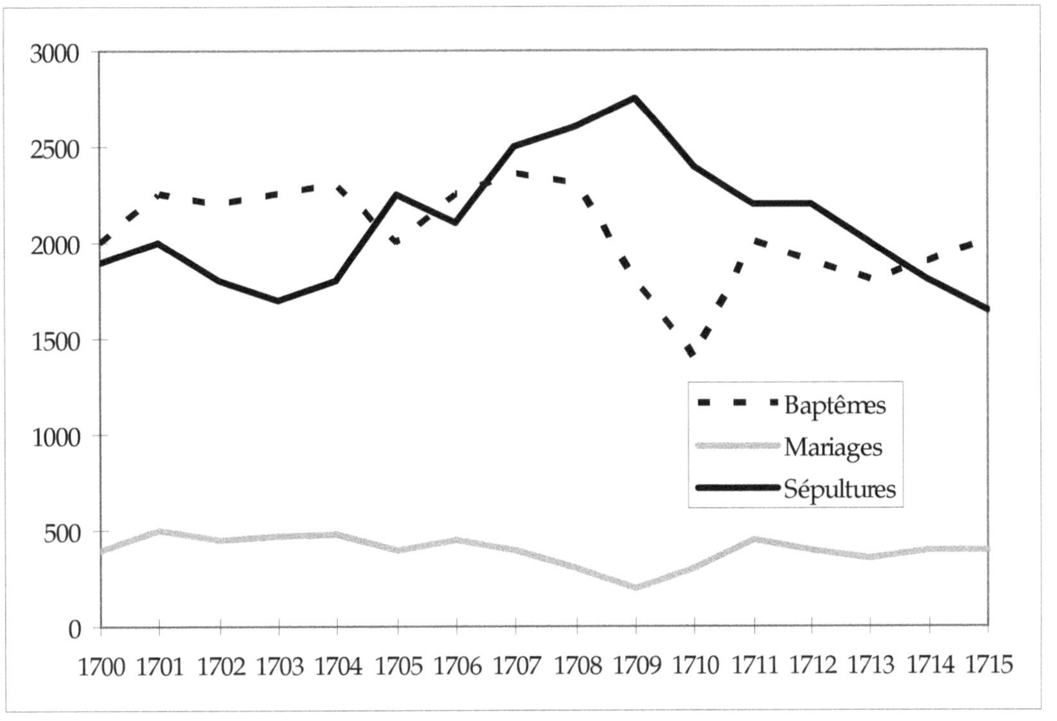

Figure 4.107 : Mouvement naturel de la population rurale du Bassin parisien entre 1700 et 1709.Il s'agit d'indices et non de chiffres absolus (Dupâquier, 1979). Le "pic" de mortalité de 1709 s'associe à une baisse des baptêmes et un recul des mariages. La fin de la crise démographique est marquée par un phénomène de "récupération" observable au niveau des baptêmes et des mariages.

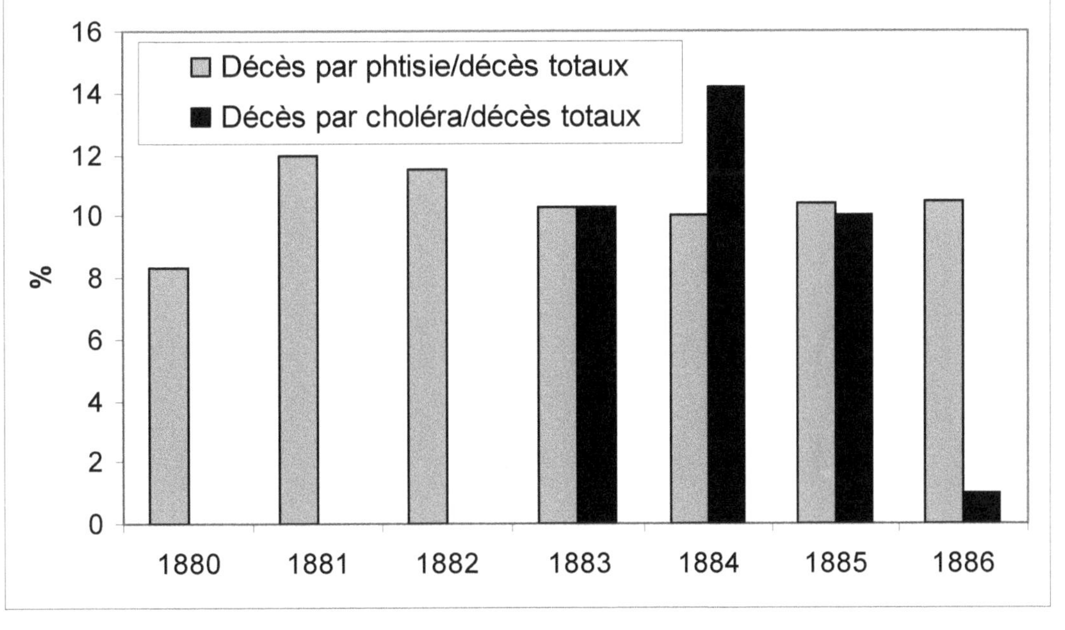

Figure 4.108 : Distribution des décès par phtisie et par choléra, par rapport aux décès totaux à Marseille, entre 1880 et 1886. Les taux de mortalité par épidémie de choléra ne sont guère supérieurs aux taux de mortalité dus à l'endémie tuberculeuse.

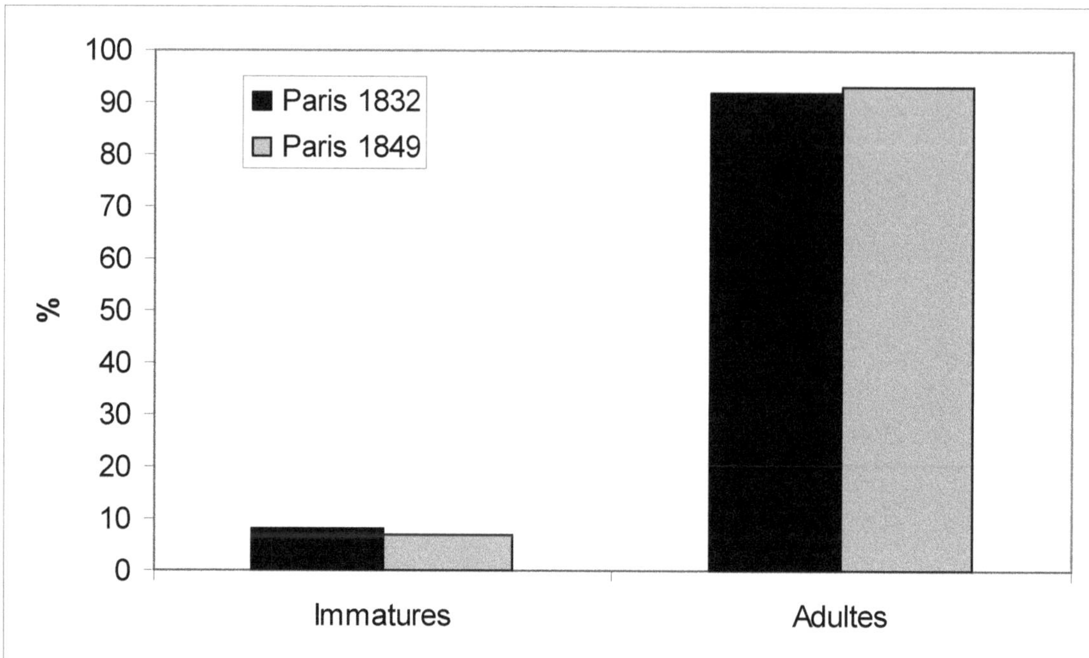

Figure 4.109 : Répartition par groupes d'âges des victimes de choléra à Paris, pour les épidémies de 1832 et de 1849. Les classes d'âges les plus touchées sont les adultes.

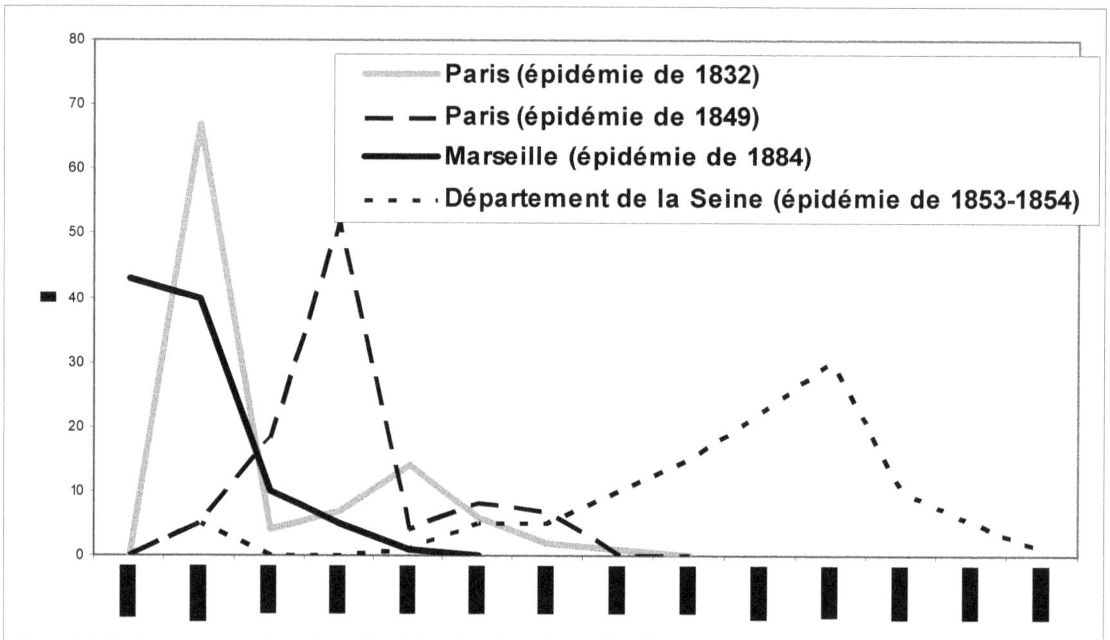

Figure 4.110 : Répartition mensuelle (en %) des décès par choléra, à Paris (épidémies 1832 et 1849), à Marseille (1884) et pour le département de la Seine (épidémie de 1853-1854).

2. 2. – Données paléodémographiques de choléra

En 1996, la fouille archéo-anthropologique du charnier d'Alia (Sicile) a permis la mise au jour de nombreuses inhumations, dont une centaine quasiment complètes, attribuables, du fait de documents d'archives, à l'épidémie de choléra qui sévit dans cette région, entre juillet et novembre 1837 (Crisafulli, 1996). L'étude de la répartition sexuelle des squelettes les plus complets (*Figure 4.114*) laisse apparaître une surreprésentation masculine (+ 5 %). Il faut toutefois noter que l'appartenance sexuelle de 15 individus reste indéterminée.

La répartition de cet effectif selon les groupes d'âges habituellement utilisés en paléodémographie montre de façon patente une sensibilité différentielle au vibrion cholérique et cela aux dépens des adultes qui regroupent 110 des 116 victimes pour lesquelles une estimation de l'âge au décès a pu être réalisée (*Figure 4.115*). Les catégories d'âge les plus touchées sont les adultes matures et matures-âgés (58,5 % du total de l'échantillon). Il faut également souligner l'absence de victimes immatures pour les groupes d'âges de 0-4 ans et de 15-19 ans.

3. – COMPARAISONS ENTRE LES DONNEES HISTORIQUES ET LES DONNEES BIOLOGIQUES

L'une des problématiques principales de notre étude a été de pouvoir comparer les données issues de travaux portant sur les archives biologiques avec les résultats obtenus lors de recherches menées sur les archives historiques. Dans cette comparaison nous avons utilisé l'ensemble des éléments paléodémographiques dont nous disposions (les Fédons, le Délos et l'Observance pour la peste; Alia pour le choléra). En ce qui concerne les données de démographie historique nous avons du faire une sélection liée à l'abondance de ressources utilisables.

Pour la peste, ce sont les résultats obtenus sur la communauté de Martigues qui ont été retenus pour plusieurs raisons :

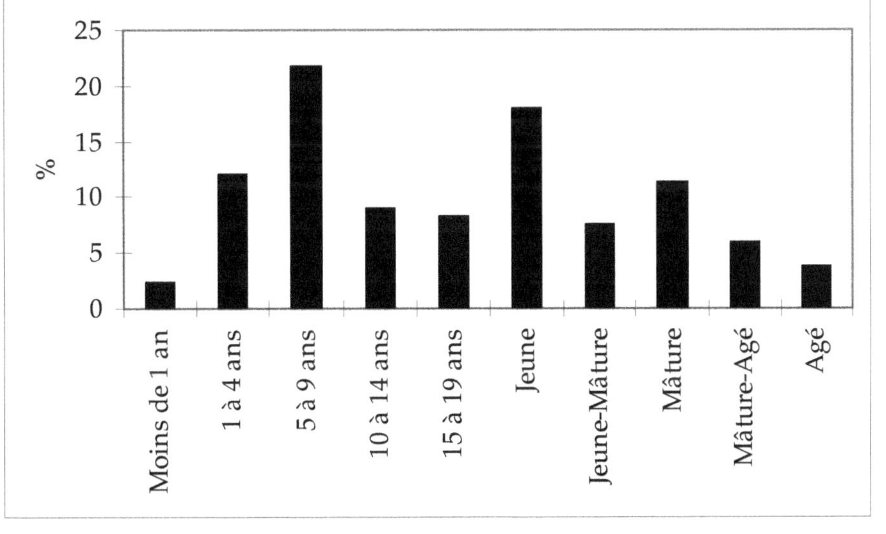

Figure 4.111 : Répartition par classes d'âges de l'effectif paléodémographique du cimetière des Fédons

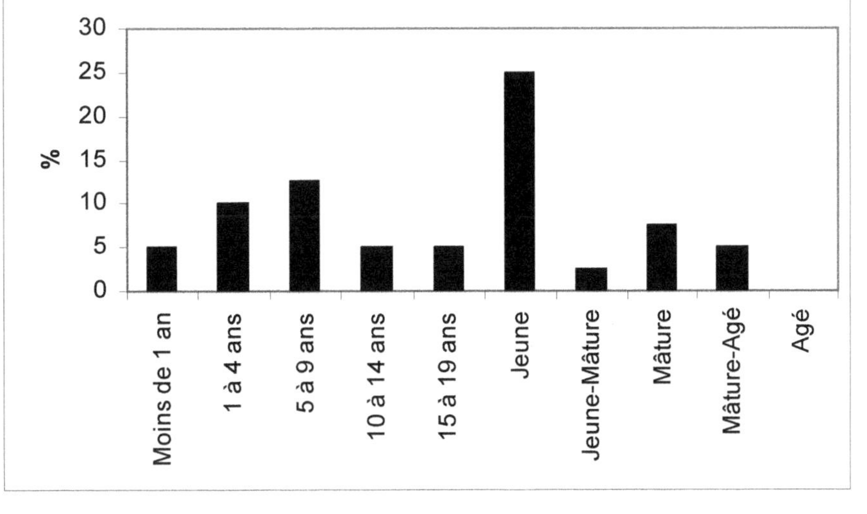

Figure 4.112 : Répartition par classes d'âges de l'effectif paléodémographique des fosses du Délos

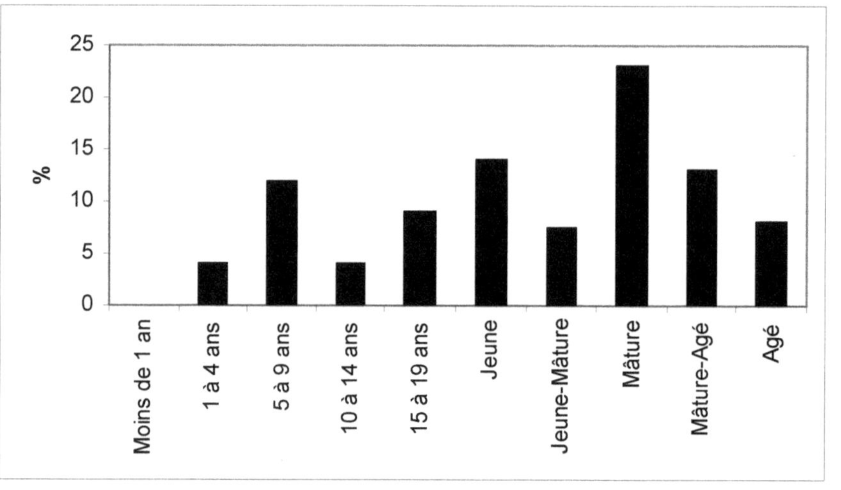

Figure 4.113 : Répartition par classes d'âges de l'effectif paléodémographique du charnier de l'Observance

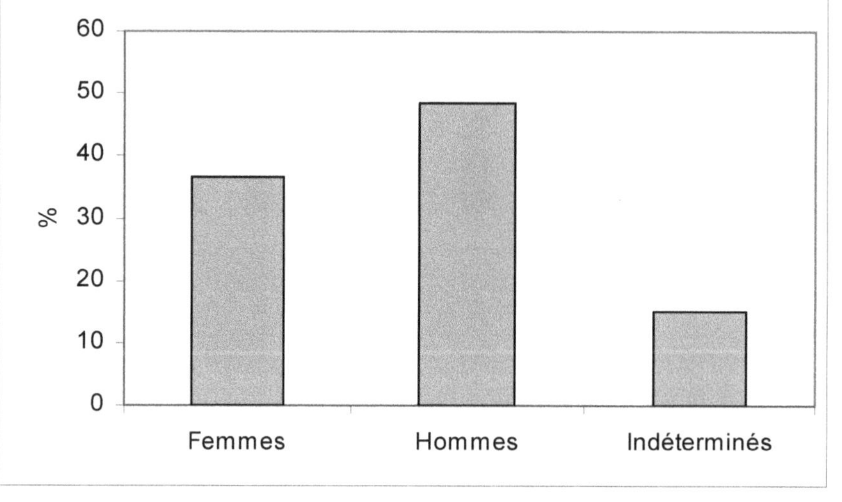

Figure 4.114 : Répartition sexuelle de l'échantillon paléodémographique adultes des morts par choléra à Alia, 1837.

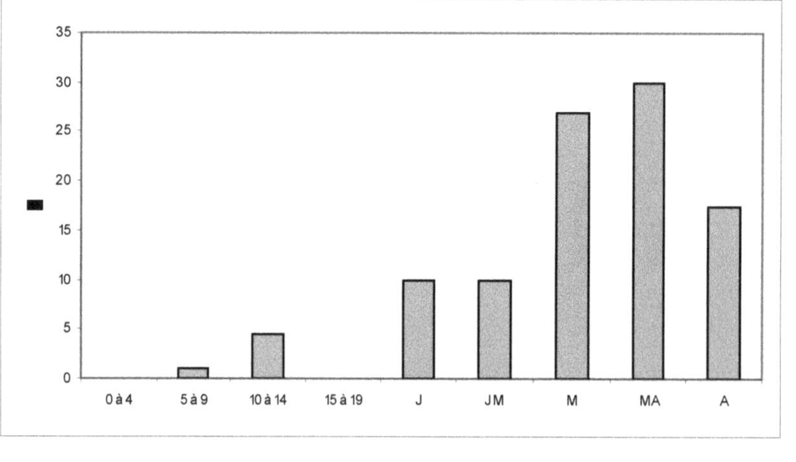

Figure 4. 115 : Répartition par groupe d'âge de l'échantillon paléodémographique des morts par choléra à Alia, 1837.

- la population pré-épidémique est plus importante qu'à Aubagne (environ 6 000 habitants à Martigues contre presque 4 000 à Aubagne),
- la peste a réalisé une ponction démographique notable (environ 36,7 % de la population),
- l'épidémie s'est caractérisée par une seule phase épidémique.
- Pour le choléra, nous comparerons les caractéristiques de la série d'Alia avec les épidémies parisiennes de 1832 et de 1849 :
- d'une part, parce que elles encadrent chronologiquement l'épidémie sicilienne,
- d'autre part, car le nombre de décès qu'elles causèrent (5 853 décès en 1832 ; 5 051 en 1849) nous semble constituer un effectif suffisamment important pour éviter les biais inhérents à de petits effectifs.

3.1. – La peste

Nous considérerons dans cette étude comparative, comme le profil démographique le plus proche de celui que l'on peut s'attendre à trouver pour ce type d'épidémie, celui de Martigues, élaboré à partir des registres paroissiaux (*Figure 4.116*).

La répartition par catégories d'âges des effectifs paléodémographiques du Délos (tout en étant conscient du faible nombre d'individus qui le compose) ainsi que celui des Fédons montrent des tendances relativement similaires. Les groupes d'âges les plus jeunes (moins de 20 ans) apparaissent les plus touchés par l'épidémie. Cet impact, qui baisse ensuite pour les catégories suivantes, atteint pour les adultes sa valeur maximale aux Fédons (vers 40 ans), au Délos (vers 50 ans). Ces deux profils démographiques reprennent, dans ses grandes lignes, le modèle issu de l'étude des documents d'archives historiques.

Le profil selon la composition par âge qui se trouve le plus éloigné du modèle constitué par l'étude de démographie historique est à l'évidence celui de l'Observance. Cette anomalie demande une étude plus poussée afin d'en déterminer les raisons. L'étude paléodémographique des squelettes exhumés dans la fosse de l'Observance met en évidence une sous-représentation des sujets immatures (Dutour et al, 1994; Signoli et al, 1997). Cette constatation va à l'encontre des répartitions observées jusqu'à ce jour, tant dans les travaux de démographie historique (Mallet, 1835 ; El Kordi, 1970 ; Hollingsworth et Hollingsworth, 1971) que dans les études de paléodémographie (Castex, 1996 ; Signoli et *al.*, 1997). Cette "atrophie" des classes d'âges immatures dans le charnier marseillais est particulièrement nette pour les moins de un an.

Plusieurs facteurs nous semblent pouvoir être envisagés pour expliquer cette "anomalie" :

- *une sélection au niveau du recrutement.* Lors de la première phase épidémique de 1720, les enfants atteints de peste se trouvaient mis à part des adultes, dans des établissements hospitaliers qui leurs étaient propres (le Couvent Notre-Dame de Lorette pour les nouveau-nés et l'Hôpital Saint-Jean de Galice pour les enfants plus âgés). On pourrait donc raisonnablement penser que très peu d'enfants (et encore moins de nouveau-nés) aient pu transiter par l'Hôpital de la Charité ou l'Entrepôt de l'Observance, lors de la rechute épidémique du printemps 1722. Toutefois, la découverte dans les archives de la ville de Marseille d'une pièce originale (liasse : GG 349) mentionnant l'identité de quelques-unes des personnes hospitalisées à l'Observance, atteste de la présence d'enfants dans ce lieu entre mai et juin 1722 et même du décès de certains d'entre eux. Par ailleurs, aucun document, porté à notre connaissance, ne fait état de l'aménagement d'une structure spécifique à l'hospitalisation des enfants lors de cette rechute de 1722.

- *l'existence d'un lieu spécial pour les inhumations d'enfants.* Une autre réponse pouvant expliquer le faible nombre d'enfants exhumés dans la zone fouillée de la fosse de l'Observance pourrait être l'existence d'un lieu particulier pour leur inhumation, soit dans une partie bien circonscrite de la fosse, rappelons à cet égard que la limite Est de celle-ci n'est pas connue et que les travaux de terrassement, pour la construction de l'ensemble immobilier prévu, nous ont permis de constater qu'une zone de forte densité d'inhumations existait encore dans cette direction, soit dans une autre fosse située dans les jardins du couvent de l'Observance, qui couvraient au XVIIIème siècle une surface considérablement plus grande que celle de la parcelle concernée par la fouille archéo-anthropologique réalisée entre août et octobre 1994, soit enfin ailleurs, dans la cité ou dans ses proches limites. L'identification d'une telle fosse ne pourra se faire que par l'étude de nouveaux documents d'archives, ou par l'intermédiaire d'une découverte fortuite, mais reste donc pour l'instant dans un domaine strictement hypothétique, d'autant que si les enfants inhumés dans la fosse de l'Observance sont peu nombreux, ils n'en sont toutefois pas absents.

- *une certaine difficulté à diagnostiquer la peste pour les médecins du XVIIIème siècle.* L'explication de la sous représentation des individus immatures dans le charnier de l'Observance peut également trouver une réponse dans la difficulté, pour les médecins du début du XVIIIème siècle, à établir un diagnostic de peste du fait de la rapidité avec laquelle cette maladie peu progresser chez les sujets les plus jeunes. Il nous a semblé que cette difficulté à établir un "tableau clinique" (l'expression est anachronique au XVIIIème siècle) pouvait être perçue à la lecture des rapports et des comptes-rendus médicaux. Nous avons réalisé une étude à partir de ces sources d'histoire de la médecine, dans le but de dresser un profil démographique de la population "visitée" par les médecins ou les chirurgiens qui ont pratiqué durant cette épidémie (à Marseille comme dans d'autres localités atteintes) en ne retenant que les cas où la peste était clairement évoquée comme cause de la maladie, ne tenant pas compte de l'issue de celle-ci (guérison ou décès) mais conservant les renseignements éventuellement issus des rapports d'autopsies pratiquées sur des pestiférés. Les cas mentionnés dans d'autres types de documents contemporains de l'épidémie (Relations, Journal, récits, etc.) ont été délibérément écartés de cette étude, afin de ne prendre en compte que les témoignages des membres du corps médical (*Figure 4.117*).

Le traitement d'une partie des données obtenues (sur les 177 cas relevés seulement 106 ont été retenus : les âges de 69 adultes et de 2 enfants n'étant pas précisément mentionnés), par groupes d'âges de cinq ans confirme cette anomalie de "recrutement", avec une sous représentation des moins de 20 ans et une très faible valeur relative des enfants dont l'âge au moment du décès se situait entre 0 et 4 ans (un seul individu mentionné par le Maître chirurgien Bouzon, en 1720, à Marseille, *Figure 4.118*).

Comme l'échantillon paléodémographique du charnier de l'Observance, cette étude des cas "cliniques" rapportés montre une anomalie dans la répartition entre les individus immatures et les sujets adultes (*Figure 4.119*).

- *l'hypothèse épidémiologique.* Si nous acceptons l'idée que la fosse de l'Observance a été creusée et utilisée lors de la rechute épidémique de 1722, la faiblesse de l'effectif des enfants âgés de 2 à 10 ans peut alors trouver une explication dans la surmortalité juvénile de la première phase épidémique de 1720-1721 et le manque de temps que celui-ci a eu pour pouvoir se reconstituer, avant le printemps 1722.

Cette hypothèse semble être confirmée (Signoli et *al.*, 1997) par l'étude comparée de l'échantillon paléodémographique de la fosse de l'Observance avec les données démographiques résultantes de la liste des 60 malades décédés au couvent de l'Observance lors de la rechute épidémique de 1722 (Archives communales de Marseille, liasse GG 349) qui montre, dans les deux cas, une absence des sujets âgés de moins de un an, une faible représentativité des individus immatures et une similitude des décès d'adultes (*Figure 4.120*).

Cette étude semble donc confirmer la difficulté rencontrée par les Médecins du début du XVIIIème siècle pour diagnostiquer la peste sur les individus les plus jeunes. Toutefois, l'hypothèse épidémiologique nous semble être celle que l'on devrait retenir, afin d'expliquer la sous-représentation des enfants inhumés dans le charnier de l'Observance, comme étant la plus envisageable (Signoli et *al.*, 1997 et 2002). La forte mortalité des classes d'âges les plus jeunes en temps de peste est attestée par les contemporains de l'épidémie marseillaise de 1720-1722 :

" La vigueur de l'âge et du tempérament, ne servaient qu'â rendre le mal plus violent et plus mortel, comme la faiblesse de l'âge, du sexe et du tempérament, rendait plus susceptible de cette maladie ; aussi avons-nous vû les enfants et les femmes pris les premiers dans toutes les familles, et sur-tout les femmes enceintes, qu'on a eu le chagrin de voir périr presque toutes. Ce mal n'a épargné aucun âge ; il a attaqué toute sorte de personnes, depuis les enfants à la mamelle jusques aux vieillards ; il a pourtant respecté, pour ainsi dire, ceux qui étaient dans un âge décrépit ". (Bertrand, 1771).

"Il y avait, sur-tout, quantité de petits enfans de tout âge ; car il en est fort peu resté ; et les Médecins ont remarqué qu'ils avaient toujours le mal le plus violent " (Bertrand, 1771).

3.2. – Le choléra

La découverte et l'étude anthropologique du site d'Alias Crisafulli, 1996 permettent d'apporter un élément nouveau à l'étude comparée des impacts démographiques propres à la peste ou au choléra. L'analyse comparative des données paléodémographiques avec les profils réalisés sur la base des bulletins statistiques français confirme les constatations que nous faisions plus haut (*Figure 4.121*) :

- faiblesse de l'impact épidémique sur les moins de 20 ans,

- les groupes d'âges adultes (20 ans et plus) sont plus affectés. Nous pouvons également noter que l'intensité de la crise démographique occasionnée par cette épidémie de choléra, n'a pas nécessité la mise en place d'une sépulture de catastrophe du type de ce que nous avons rencontré sur les sites de l'Observance ou du Délos. En effet, il semble que les corps retrouvés dans cette cavité aient été inhumés, en un même lieu, mais au fur et en mesure des décès.

4 – CONFRONTATION DES DONNÉES HISTORIQUES ET DES DONNÉES ANTHROPOLOGIQUES

Dans cette partie, nous envisagerons l'apport des données historiques, telles que nous les avons présentées de façon générale dans la troisième partie, notamment en ce qui concerne les théories médicales et la notion de contagion, à la compréhension des découvertes archéologiques faites lors de la fouille de l'Observance.

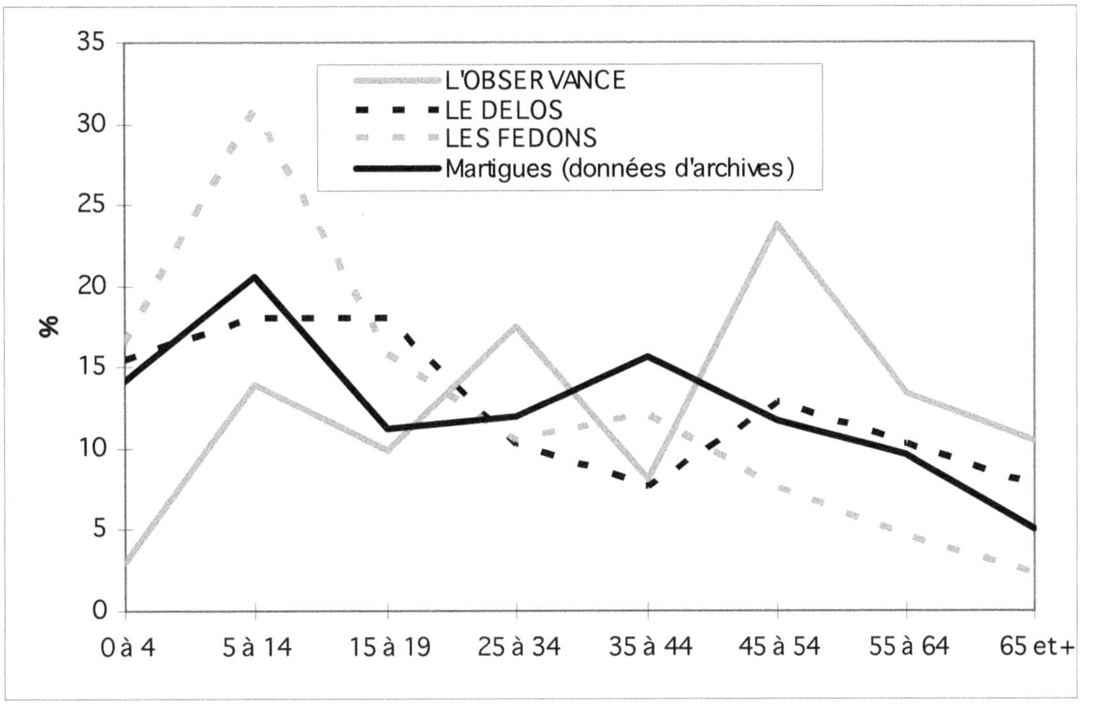

Figure 4.116 : Comparaison entre l'impact épidémique des échantillons des Fédons, du Délos, de l'Observance et la répartition par âge des victimes de Martigues

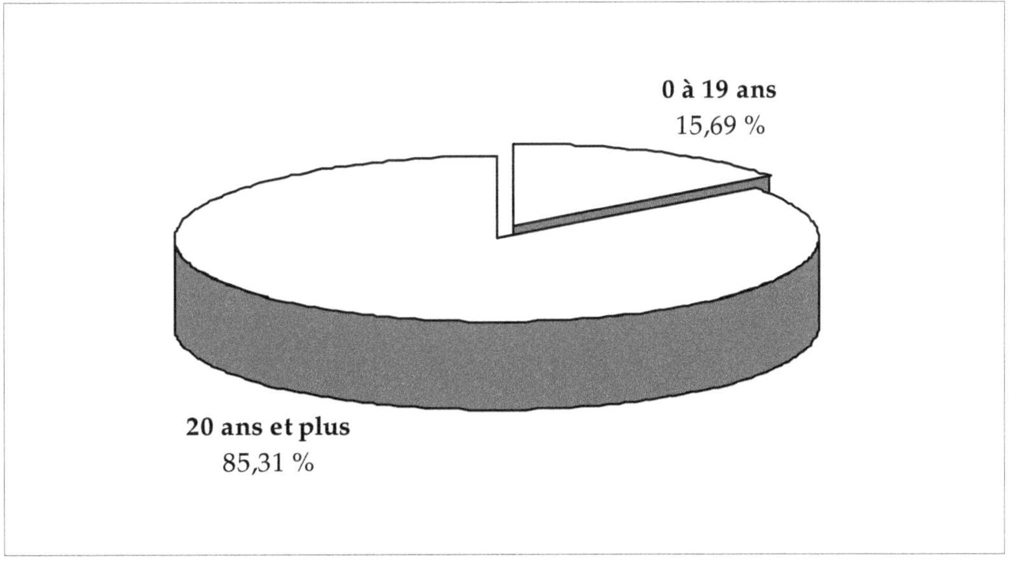

Figure 4.117 : Répartition par groupes d'âges (immatures et adultes) de 177 cas de peste diagnostiqués par des membres du corps médical, lors de l'épidémie du début du XVIIIème siècle.

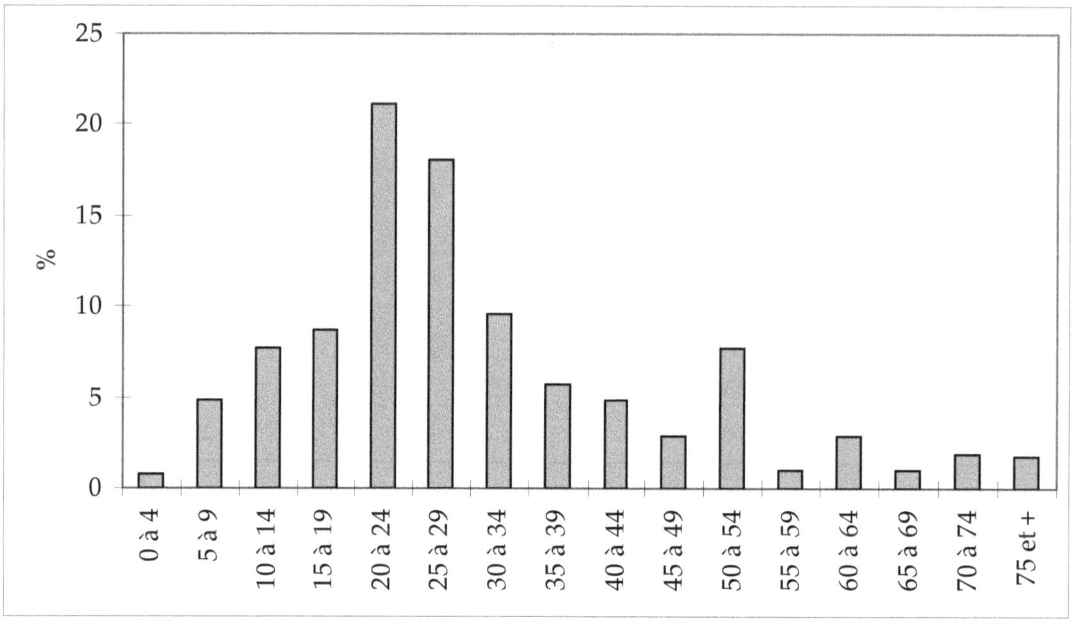

Figure 4.118 : Histogramme de répartition par classes d'âges des cas de peste diagnostiqués par les médecins et les chirurgiens, lors de l'épidémie du début du XVIIIème siècle (étude faite à partir de 177 cas dont seulement 106 cas ont été retenus : les âges de 69 adultes et de 2 enfants n'étant pas précisément mentionnés).

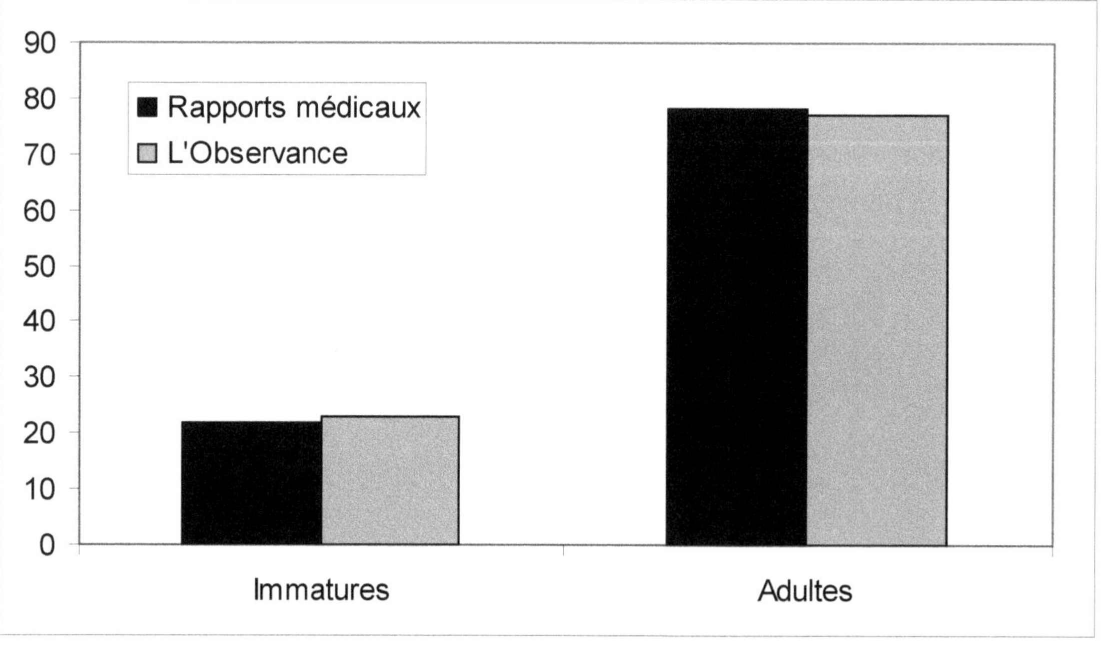

Figure 4.119 : Comparaison, selon la catégorie d'âge et en %, entre les données issues de l'étude des rapports médicaux, les données issues de la liste GG 349 et l'étude paléodémographique des individus inhumés dans la fosse de l'Observance.

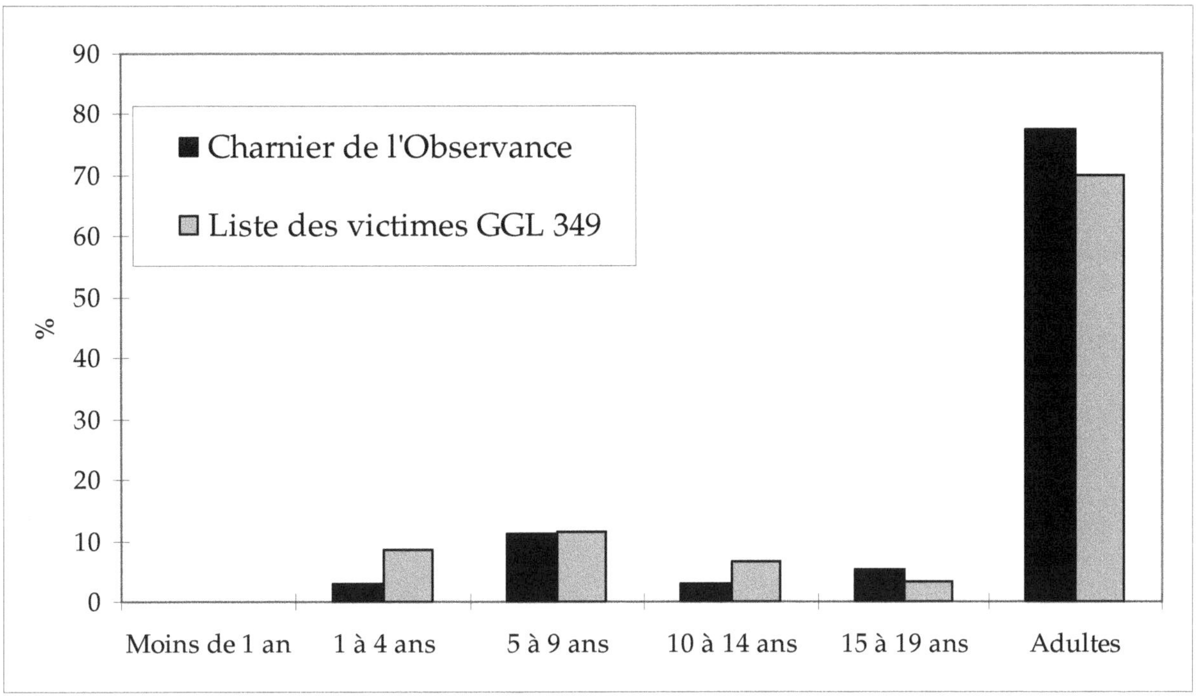

Figure 4.120 : Histogramme de répartition, par classes d'âge, des échantillons de démographie historique (liste, GG 349) et de paléodémographie (charnier de l'Observance) à Marseille.

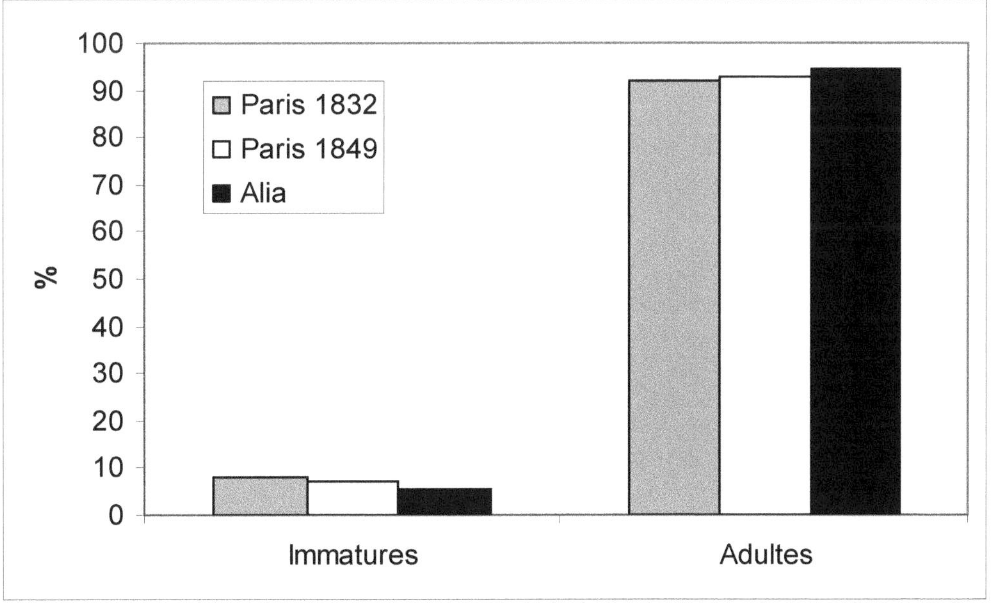

Figure 4.121 : Répartition, selon l'âge des individus, de l'échantillon paléodémographique du charnier d'Alia, et des victimes des épidémies de choléra parisiennes de 1832 et de 1849.

4.1. – Mise en évidence de gestes de vérification de la mort

La fouille du charnier de l'Observance a permis la mise en évidence anthropologique, tant sur le terrain qu'en laboratoire, d'une donnée inédite sur le comportement des Marseillais durant la rechute épidémique que connut la ville, au printemps 1722. Il s'agit de la première mise en évidence ostéoarchéologique, sur deux inhumations voisines, de la pratique de gestes de vérification de la mort par l'implantation d'épingles au niveau des orteils.Cette technique figure précisément parmi celles prescrites dans les ouvrages médicaux de l'époque pour expertiser la réalité de la mort, face à la hantise des inhumations prématurées caractérisant la fin du XVIIème et le XVIIIème siècles. Dans la zone centrale de la fosse, deux individus féminins (S 155 et S 158) présentaient, au niveau des phalanges du premier rayon, des épingles à tête en bronze découvertes en place (*Figure 4.122*).

Le S 155 est le squelette d'un sujet féminin, adulte jeune, inhumé en décubitus dorsal. Le membre supérieur gauche était fléchi à 90 ° reposant sur le rachis lombaire, alors que le membre supérieur droit se trouvait en abduction à 45°. Les membres inférieurs étaient en extension et les tibiotarsiennes en hyperextension. Un effet de contrainte au niveau du membre supérieur droit avec verticalisation de la clavicule témoigne d'une buttée de la main droite de cet individu contre l'épaule gauche du S 158. Cette position a été acquise en dehors de la phase de rigidité cadavérique : c'est-à-dire soit très rapidement après le décès (dans les premières heures) soit tardivement (après 48 heures). Notons toutefois que la fiabilité de la séquence d'apparition de la rigidité cadavérique peut-être remise en question en cas de décès par septicémie, la rigidité pouvant être totalement absente (Dérobert, 1974). La décomposition du corps de cet individu s'est faite en espace colmaté comme l'attestent plusieurs critères : patellas en place, coxal fermé, faible degré de mise à plat de la cage thoracique, maintien des connexions anatomiques au niveau des os labiles des poignets et des mains.

L'épingle à tête, en bronze, d'une longueur de 25 millimètres correspond à un modèle que l'on retrouve communément dans les liasses conservées aux archives municipales de Marseille datant du début du XVIIIème siècle, reliant les feuillets entre eux. L'épingle était plantée avec un angle d'environ 30° par rapport à l'axe de la première phalange, située dans le plan horizontal (*Figure 4.123*).

La pointe très aiguë était en contact avec l'extrémité distale de la première phalange, dans la partie antérieure et interne de la zone articulaire. La phalange distale du premier rayon et les autres phalanges proximales, intermédiaires et distales du pied gauche sont absentes : cette disparition de ces petits os peut-être liée à l'activité d'invertébrés (de nombreuses coquilles de gastéropodes ont été retrouvées à proximité des corps). Le reste du squelette du pied étant parfaitement en place de même que la mortaise tibio-fibulaire. Le maintien en connexion des autres articulations labiles, notamment celles de la main droite, indique l'absence d'autres remaniements *post mortem*.

La topographie de cette épingle se rapporte nécessairement à l'implantation de l'épingle sur le cadavre : il ne s'agit en effet pas d'une attache de linceul, déplacée ou *in situ*, ni d'une localisation fortuite. Deux gestes différents peuvent être envisagés après reconstitution sur pièces anatomiques :

- soit l'épingle a été introduite obliquement dans l'interligne interphalangien du premier rayon, mais cette explication se heurte, du fait de l'obliquité de l'épingle, à un très faible trajet de pénétration et une rapide buttée contre la surface articulaire de la tête de la première phalange,

- soit l'introduction de l'épingle s'est faite tangentiellement à la phalange distale et le trajet de pénétration de l'épingle correspond alors à la presque totalité de sa longueur. Cette seconde explication paraît la plus satisfaisante et implique donc une introduction de l'épingle sous l'ongle du gros orteil gauche ; celle-ci aurait été introduite légèrement en biais à partir de l'angle interne de l'ongle. L'inclinaison de 30° de l'épingle par rapport à l'axe de la première phalange et au plan horizontal, correspond ainsi à l'hyperextension de la phalange distale du gros orteil.

- Le S 158 est le squelette d'un adulte féminin d'âge mature, inhumé en décubitus dorsal, qui présentait une flexion des membres inférieurs latéralisés à droite, une surélévation du coxal droit, ainsi qu'une légère rotation vers la droite du rachis. Les membres supérieurs étaient étendus le long du corps, le droit en pronation, le gauche en supination et abduction de 30°, scapulae à plat. Un bloc de béton antique, d'environ 40 à 50 kilogrammes, provenant de la destruction d'un sol d'habitat romain lors du creusement de la fosse pendant l'épidémie, reposait sur les parties distales des membres inférieurs. Ce bloc, du fait de son poids, a dû être déposé par deux fouilleurs. Lors de cette dépose, nous avons noté trois éléments remarquables :

- absence de sédiment intercalé entre le bloc de béton antique et les os jambiers que celui-ci recouvrait indiquant la pose directe du bloc sur le cadavre,
- absence totale de fracturation du squelette jambier recouvert par le bloc indiquant que celui-ci a été posé avec soin et non jeté sur les parties distales des membres inférieurs de cet individu,

- présence d'une épingle en bronze au niveau du premier rayon du pied droit.

Le squelette du pied gauche était en place en position de supination, la face plantaire reposant sur le sol. Cette supination du pied était due à la pression du bloc. Le pied droit reposait sous le tiers inférieur du tibia gauche, sur son bord externe. Le squelette de cet individu était parfaitement en place (le maintien des articulations labiles indique une décomposition en espace colmaté) à l'exception du premier rayon, légèrement déplacé, témoin de sa décomposition dans un petit espace vide délimité au-dessus par la face inférieure du bloc de béton antique, le squelette jambier gauche et au-dessous par le sédiment sur lequel reposait le côté externe du pied droit. La première phalange et la phalange distale du gros orteil ont subi un déplacement minime (chute et rotation).

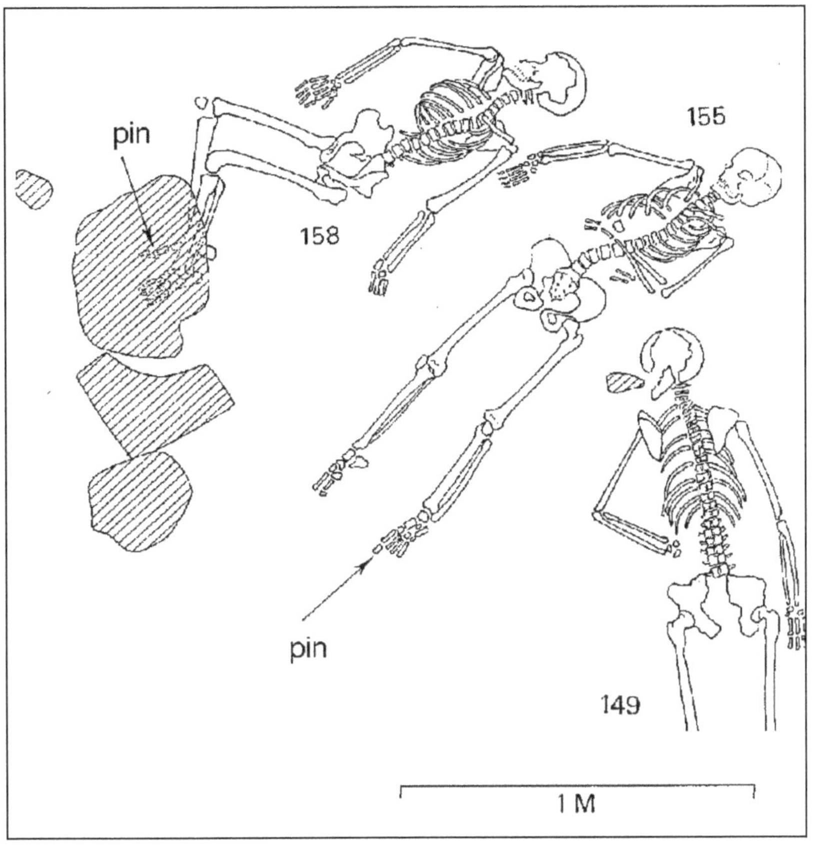

Figure 4.122 : Inhumations S 155 et S 158 du charnier de l'Observance

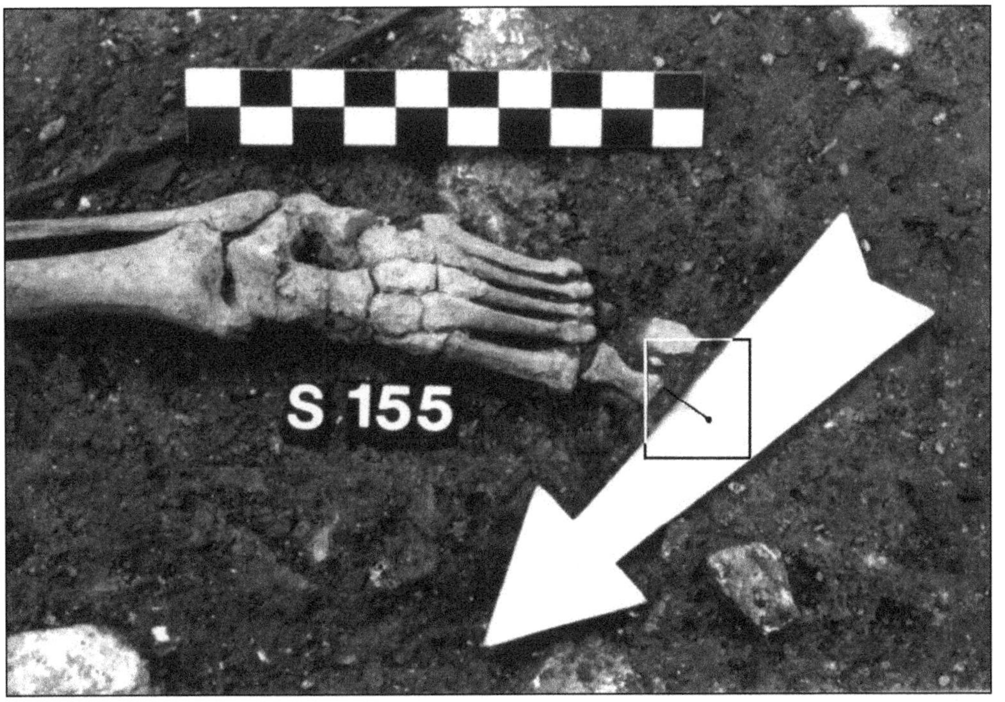

Figure 4.123 : Epingle en bronze en place, au contact de la surface articulaire de la première phalange du gros orteil gauche de l'inhumation S 155 (photographie M. Signoli, DAO C. Tatilon)

Ceci s'ajoute à l'absence de sédiment intercalé entre le squelette distal et la face inférieure du bloc et indique un dépôt direct et intentionnel du bloc sur le corps et non une localisation fortuite due au remblaiement. L'épingle était solidaire de la première phalange, courbée sur le côté interne de sa base dont elle épousait le contour, sa pointe étant au contact de la face plantaire (*Figure 4.124*).

Les mécanismes expliquant la topographie et la torsion de cette épingle ont pu être reconstitués, sur pièce anatomique, avec une aiguille de diamètre et de longueur comparable. L'introduction de l'épingle a dû se faire en dehors du tendon de l'extenseur du gros orteil droit, à proximité de la phalange. Cette épingle, une fois introduite sur la moitié de son trajet, a été courbée sur le dos de la phalange. Cette présence d'aiguilles en bronze plantées au niveau des gros orteils de deux squelettes de femme adulte, situés côte à côte (S 155 et S 158), est troublante. Il ne peut s'agir, comme nous venons de le voir, que d'un acte volontaire pratiqué sur le cadavre. L'étude de ces deux inhumations nous autorise donc à penser que nous sommes en présence d'un geste de vérification de la mort (Signoli et *al.*, 1996 ; Léonetti et *al.*, 1997a).

Les données historiques apportent une confirmation de cette interprétation ostéoarchéologique, précisant les raisons de cette intervention. A partir des années 1670-1680, la peur d'être victime d'inhumation précipitée émerge lentement dans l'Europe des Lumières et le thème baroque du mort vivant dans l'imaginaire est omniprésent, sous la forme de la mort apparente (Vecchi, 1990). En France, entre le milieu du XVIIème siècle et le milieu du XVIIIème siècle, nous percevons au travers des oeuvres littéraires et des différentes sources d'archives, une inquiétude d'abord ténue, puis presque obsédante d'être enterré vivant. Cette hantise culmine, dans la société parisienne, autour des années 1750-1760 (Chaunu, 1976 ; 1978).

Cette crainte s'appuyait sur un corpus de légendes populaires, mais aussi sur les écrits d'auteurs anciens. Ainsi, Platon évoque déjà ce danger (Les Lois, XII, 959) : "*l'exposition à l'intérieur ne devra pas se prolonger au-delà du temps nécessaire pour savoir s'il y a léthargie ou mort réelle ; ainsi, à en juger humainement, le jour convenable pour la translation au tombeau serait le troisième*". Pline l'Ancien (Hist. Nat., VII, 53) mentionne également ce risque : *« Aviola, un personnage consulaire, revint à la vie sur le bûcher funéraire ; mais, comme on n'avait pu le secourir en raison de la violence des flammes, il fut brûlé vif »*.

Cet imaginaire collectif fut dès le XVIème siècle renforcé par les récits de cas de mort apparente contemporains. Le plus célèbre fut celui de la dissection prématurée d'une femme par le célèbre anatomiste, André Vésale. Cependant, ce n'est que dans la seconde moitié du XVIIème siècle et au XVIIIème siècle que l'on rencontre dans les écrits testamentaires un grand nombre de requêtes pour une exposition publique et prolongée des cadavres afin de vérifier la réalité du décès, en 1662 : *"Que mon corps soit ensevely 36 heures après mon décès mais pas plu tôt"*, en 1768 : *"Qu'après mon décès, mon corps soir gardé pendant trois jours avant d'être inhumé"* (Ariès, 1977). L'anatomiste Dionis, dans son *"Cours d'opérations de chirurgie"* (1708), met en garde les étudiants en chirurgie contre le risque de dissections prématurées : *"Le tems de faire une ouverture est ordinairement des vingt-quatre heures après la mort : les Ordonnances le portent ainsi, et on ne doit point entreprendre de la faire que les vingt-quatre heures ne soient accomplies, quoiqu'on eût des signes certains qu'il serait veritablement mort, et cela pour éviter les reproches du Public qui accuserait le Chirurgien de trop de précipitation, et pour contenter ceux à qui ont entend dire qu'ils chargeront leurs successeurs ou héritiers de ne les point ensevelir avant les vingt-quatre heures finies, de crainte qu'on ne les enterre encore vivans, persuadez que cela est arrivé souvent, par les contes qu'on leur a faits"*.

A Marseille à la fin du XVIIIème siècle, les corps des personnes mortes subitement ne pouvaient être soumis à l'autopsie ou à la dissection que 24 heures après le décès, à moins qu'il en fut autrement ordonné par la justice (registre des délibérations du bureau de l'Hôtel-Dieu de Marseille, de 1770 à 1780).

En 1790, Madame Necker rédige un traité afin de réglementer les inhumations et de codifier le temps qui doit séparer le décès de la mise en terre : *"Il leur sera (les hôpitaux) expressement défendu de coudre les morts dans des sacs, quoique la mort apparente soit manifestée, et ils exposeront leurs morts, sans aucune ligature ; dans des salles disposées pour cela. Les personnes mortes de la petite vérole ou de maladies contagieuses, seront portées à la sépulture dans des cercueils fermés, mais non cloués... Les corps morts qui seront livrés aux chirurgiens pour les progrès de l'anatomie, ne seront ouvert, même sur la demande des parents, qu'après vingt-quatre heures, et avec les précautions nécessaires pour prévenir le danger des premières blessures, et après avoir tenté les moyens de les rappeler à la vie"*.

La conscience du danger d'un état de mort apparente était donc profondément enracinée chez les Français du XVIIIème siècle. Il semble toutefois que cette crainte ait été plus parisienne que provinciale, plus urbaine que rurale et peut-être plus féminine que masculine (Vovelle, 1973 ; 1974).

Vers le milieu du XVIIIème siècle, les médecins s'emparèrent de la question pour dénoncer des cas de fausse mort parfois suivis d'inhumations ou de dissections prématurées. Ces risques étaient très redoutés durant les temps d'épidémies, et plus particulièrement durant les périodes de peste (Zacchias, 1651 ; Lancisi, 1709 ; Bruhier d'Ablaincourt, 1745 ; *Figure 4.125*).

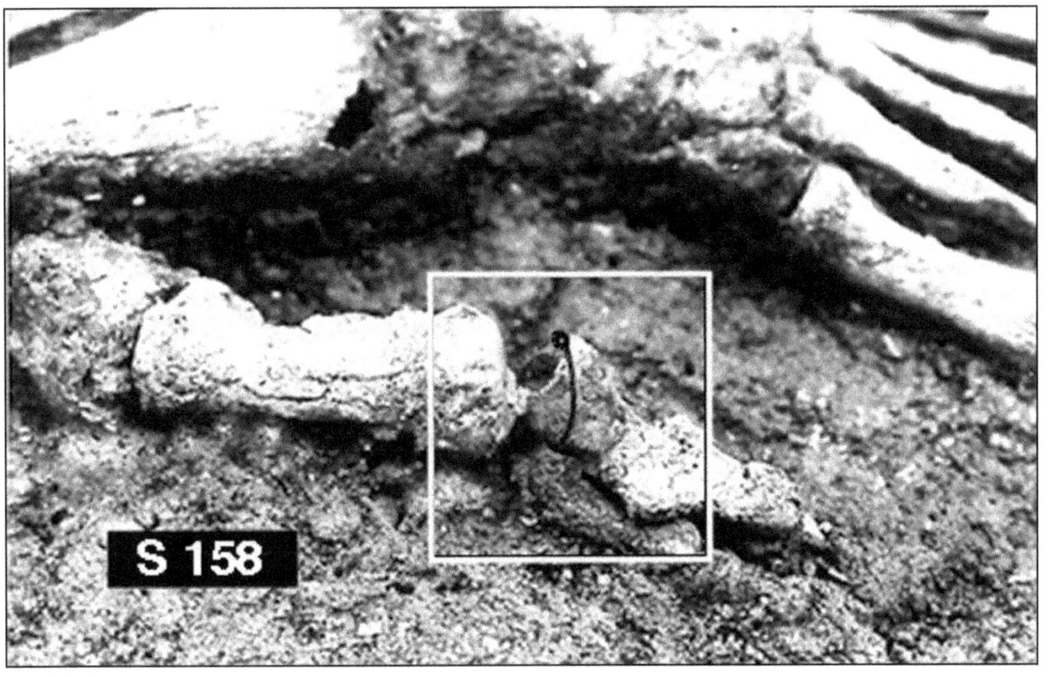

Figure 4.124 : Epingle en bronze en place, au contact de la première phalange du gros orteil gauche de l'inhumation S 158 (photographie M. Signoli, DAO C. Tatilon)

Les inhumations précoces, pour lutter contre la contagion, étaient effectivement recommandées lorsque la peste sévissait et certaines règles ordonnaient un enterrement dans les trois à six heures suivant le décès (Biraben, 1975).

Toutefois afin d'éviter des mises en terre par trop prématurées, les règlements sanitaires, mis en place durant les épidémies, précisaient que les "corbeaux" ne devaient prendre en charge un cadavre qu'après qu'il leur fut remis par le responsable de l'hôpital : *"Les corbeaux n'enlèveront non plus aucun mort sans la permission du commissaire"* (Papon, 1800). Pourtant, si l'on en croit Lancisi (1709), ce type "d'abus" devenait la règle pendant les épidémies, où la nécessité d'isoler au plus vite le cadavre contagieux provoquait une altération du respect des règles sociales : *« qui ignore qu'en temps de peste tout se fait en désordre, et que l'on ne donne pas l'attention nécessaire pour distinguer ceux qui sont réellement morts, de ceux qui ne le sont qu'en apparence »*. Guillaume Paradin évoque dans son journal qu'à Beaujeu, durant l'épidémie de peste de 1573 : *"... l'on mettait en terre des personnes qui n'étaient pas encore entièrement mortes tant il en mourrait, et on les mettait quatre, cinq ou six dans la même fosse"* (cité dans Canard, s. d.). L'Abbé Papon (1786) rapporte que, durant l'épidémie de 1629 à Digne : *"Des personnes qu'on avait portées à la fosse, où l'on entassait les morts, donnèrent, après plusieurs jours, des signes de vie : il y en eut qui reprirent leurs sens dans la bière ou dans le char sur lequel on les portait. La commotion tira de la léthargie, une fille de 20 ans, quand on la jetta sur un tas de cadavres"*.

L'inhumation précipitée affectait surtout les hôpitaux et les faubourgs des villes, là où les effets sociaux de l'épidémie trouvaient un terrain déjà préparé par une situation de négligence à l'égard du cadavre (Milanesi, 1991). Cette indifférence vis à vis du malade, du mourant ou du cadavre atteint par la "Contagion", Prévinaire (1788) la note : *"Tous les liens de l'amitié et du sang sont rompus en temps de peste : un homme paraît-il mort, on l'enterre, parce qu'on n'ose le secourir, pas même le toucher, de peur d'être enterré soi-même"*. Bruhier d'Ablaincourt (1749) cite le témoignage d'un médecin célèbre (sans en donner l'identité) présent à Marseille durant la Grande peste de 1720-1722, qui avait entendu dire par les corbeaux à qui l'on faisait reproche de traîner dans leurs tombereaux un homme encore vivant : *"es proun mouert"*, c'est-à-dire : *"il est assez mort"*. Cette assimilation entre le corps et le cadavre est également évoquée par Louis Armand, économe de l'aumône générale en Avignon, lors de l'épidémie de 1721-1722 : *"Je ne parle pas pour avoir entendu dire, mais pour avoir vu et encore des choses bien plus surprenantes. Une femme de la rue des Infirmières qu'on prit malade dans sa maison, la croyant morte. On la mit dans le tombereau avec les morts. On la jetté dans les fosses pèle mèle avec les morts. Elle resta ainsi toute la nuit, le fossé n'étant pas assez plein de cadavres pour être rempli de terre. Elle se dégagea sur le matin de cet amas de pourriture et se trainant sur les restes humains elle parvint à sortir de la fosse et, faute de secours, expira sur le bord, où on la trouva au moment ou un nouveau convoi de cadavres allait complèter le contingent de l'ouverture et permettre de la couvrir de terre"*.

Les médecins du XVIIIème siècle admettaient que, hormis la putréfaction du corps, aucun signe de la mort ne pouvait être tenu pour certain. Afin d'éviter les inhumations prématurées, de nombreuses épreuves de vérification étaient décrites et pratiquées sur les cadavres pour s'assurer que la mort était, selon l'expression encore en vigueur de nos jours sur les formulaires de décès, "réelle et constante": *"Au surplus le commun des hommes, ne doit pas se mocquer de l'habileté des Médecins qui feraient des expériences sur ceux que l'on croirait morts, ou qui le seraient véritablement, pour tâcher de découvrir si la vie subsiste encore, ou si elle est entièrement éteinte"* (Zacchias, 1651). Avant d'abandonner le corps, il fallait donc y chercher par tous les moyens une étincelle de vie susceptible d'en remettre le mécanisme en marche (Milanesi, 1991).

Parmi ces moyens de vérification de la mort existaient notamment les épreuves "chirurgicales", c'est-à-dire des blessures se faisant à l'aide d'instruments tranchants, piquants ou brûlants sur la face interne des mains, des bras, des omoplates, sous la plante des pieds ou les ongles des orteils (Zacchias, 1651 ; Lancisi, 1709 ; Winslow, 1740 ; Buffon, 1749), Winslow : *« C'est par cette raison que les piqûres dans les mains ou à la plante des pieds, les scarifications sur les épaules et les bras, etc. ont servi quelquefois à découvrir que les apparences de la mort étaient trompeuses : c'est aussi pour cette raison qu'une femme a été tirée d'une attaque d'apoplexie en lui faisant entrer profondément une longue aiguille sous l'ongle d'un des doigt de pied... ».*

Toutefois, une réaction négative du défunt à l'ensemble de ces pratiques n'était pas considérée comme une preuve absolue de la réalité du décès : *« Donc, les épreuves chirurgiques ne donnent pas de signes plus certains d'une mort douteuse que les autres épreuves »* (Winslow, 1740). L'ensemble du corps médical s'accordait à penser que la seule certitude d'une mort réelle ne pouvait être apportée que par les premiers signes de la putréfaction du corps : *« ... un commencement de putréfaction est le seul signe certain de la mort »* (Zacchias, 1651).

La découverte, sur ces deux inhumations voisines, d'une implantation d'épingle au niveau des phalanges du premier rayon est donc la première identification anthropologique d'un geste de vérification de la mort. Toutefois, sur l'un de ces deux squelettes (S 158), cette vérification a été associée à un autre geste dont la rationalité nous échappe et qui a consisté en la pose délicate d'un lourd bloc de béton antique sur les membres inférieurs de ce cadavre. Persistait-il encore un doute ou une crainte pour les corbeaux quant à la réalité du décès de cette femme ?

Pour finir, il est intéressant de noter que cette peur de l'inhumation précipitée en temps de peste a ressurgi lors des épidémies de choléra. Au XIXème siècle, une procédure assez longue n'autorisait pas la mise en terre du défunt avant un délai minimum de 24 heures. Un tel délai avait notamment pour but de compenser les lacunes médicales relatives aux signes d'une mort "réelle et constante". Mais comme l'écrit F. Delaporte (1990) : *"Le choléra compliquait tout. Les cholériques présentaient un phénomène de "cadavérisation" bien marqué par l'altération de la face : sécheresse de la peau, coloration bleuâtre, creusement des joues et enfoncement des joues. Étrange maladie qui empruntait à la mort ses signes et prenait littéralement son visage. Cette vie si singulière du pathologique échangeait ses traits avec ce qu'il y avait jusque-là dans la mort de plus fixe et de plus assuré. Ceci faisait dire que dans cette affection les vivants ressemblent aux morts, et les morts aux vivants".* Le Docteur Scoutetten qui soigna les cholériques victimes de l'épidémie qui sévit à Berlin en 1832 avoue qu'il lui est arrivé de noter comme mort un individu qui ne mourut réellement que plusieurs heures après. Toutefois, le choléra étant jugé par certains praticiens comme une maladie contagieuse, le fait de retarder les inhumations pouvait favoriser la diffusion de la maladie : *"Les inhumations trop longtemps retardées... pourraient devenir funestes pour les populations, au milieu d'une épidémie où l'expérience apprend que, dans des circonstances données, chaque malade peut devenir un véritable foyer d'émanations cholériques"* (Double, 1831). Le fait d'inhumer rapidement les cadavres de cholériques relança la polémique sur une confusion toujours possible entre un état de mort apparente avec celui d'une mort réelle. Ainsi, une rumeur se répandit lors de l'épidémie parisienne de 1832 : *"sur les charrettes lugubres et dans les cimetières, on avait entendu cris et sanglots"* (Gazette médicale de Paris, cité dans Delaporte, 1990). Cette crainte de l'enterré vif, encore très vivace chez les Français du XIXème siècle, fut utilisée par E. Zola (1897) dans l'une de ses nouvelles *"La mort d'Olivier Bécaille".*

4.2 – Mise en évidence d'une autopsie crânienne

Lors de la fouille du charnier des Jardins du Couvent de l'Observance nous avons pu mettre en évidence un geste anatomique d'ouverture de la boîte crânienne. La restauration du crâne en laboratoire a permis de reconstituer la technique anatomique qui fut employée pour réaliser cette autopsie. Elle s'avère identique à celles décrites dans les ouvrages de chirurgie et représentées dans les sources iconographiques des XVIème, XVIIème et XVIIIème siècles.

Le squelette S 55 faisait partie d'un ensemble de trois inhumations, placées côte à côte, dans la partie sud de la zone centrale de la fosse de l'Observance (*Figure 4.126*). Lors de la fouille, la calotte crânienne faisait défaut, une section horizontale pouvait être observée *a posteriori* au niveau pariéto-occipital, malgré la fragmentation de la partie inférieure de la boîte crânienne, liée au passage des engins de terrassement sur cette partie de la fouille. Certains fragments crâniens, du fait de la régularité de leurs bords, ont attiré l'attention lors de l'étude anthropologique préliminaire (Villemeur, 1994).

Afin de mieux définir la morphologie de la partie inférieure de la boîte crânienne, nous avons reconstitué celle-ci en laboratoire à partir du plan occlusal, avec une étape préliminaire à la plastiline suivie d'une consolidation à la technique de la cire chaude. L'âge du sujet a été déterminé par l'analyse du stade d'éruption dentaire et des dimensions diaphysaires des os longs conservés (Ubelaker, 1978; White et *al.,* 1991 ; Lalys, 2002). Le sexe, bien qu'il s'agisse d'un sujet immature, a pu être précisé en utilisant notamment les paramètres morphologiques réunis par Bruzek (1992 et 2002).

L'inhumation S 55 est le squelette d'un adolescent, âgé d'une quinzaine d'années environ et de sexe probablement masculin. La calotte crânienne est totalement absente, la partie inférieure de la boîte crânienne, seule restante, présente une section horizontale très nette (*Figure 4.127*).

Le trait de section circonférentiel s'étend de la région sus-orbitaire à la région lambdatique, en passant au niveau des pariétaux juste au dessus des écailles temporales *Figure 4.128*).

L'examen macroscopique en vue latérale gauche révèle la présence de deux plans de coupe :

- l'un antérieur incliné de haut en bas et d'avant en arrière, qui forme un angle d'environ 5 ° avec le plan de Francfort,
- l'autre postérieur qui est sensiblement parallèle à ce dernier plan.

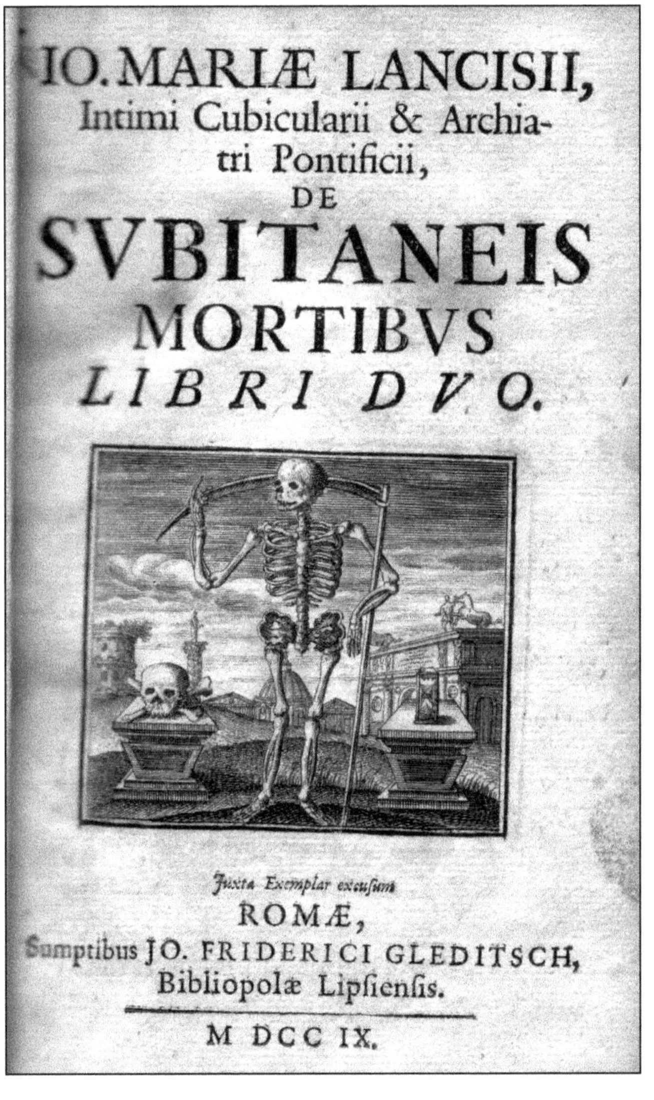

IO. MARIÆ LANCISII,
Intimi Cubicularii & Archiatri Pontificii,
DE
SVBITANEIS
MORTIBVS
LIBRI DVO.

Juxta Exemplar excusum
ROMÆ,
Sumptibus JO. FRIDERICI GLEDITSCH,
Bibliopolæ Lipsiensis.
M DCC IX.

Figure 4.125 : Frontispice le l'ouvrage de J. M. LANCISI (1709) – De subitaneis mortibus, Rome (Collection personnelle M. Signoli). Joseph Marie LANCISI (1654-1720) fut Professeur d'Anatomie à Rome, médecin des papes Innocent XII et Clément XI).

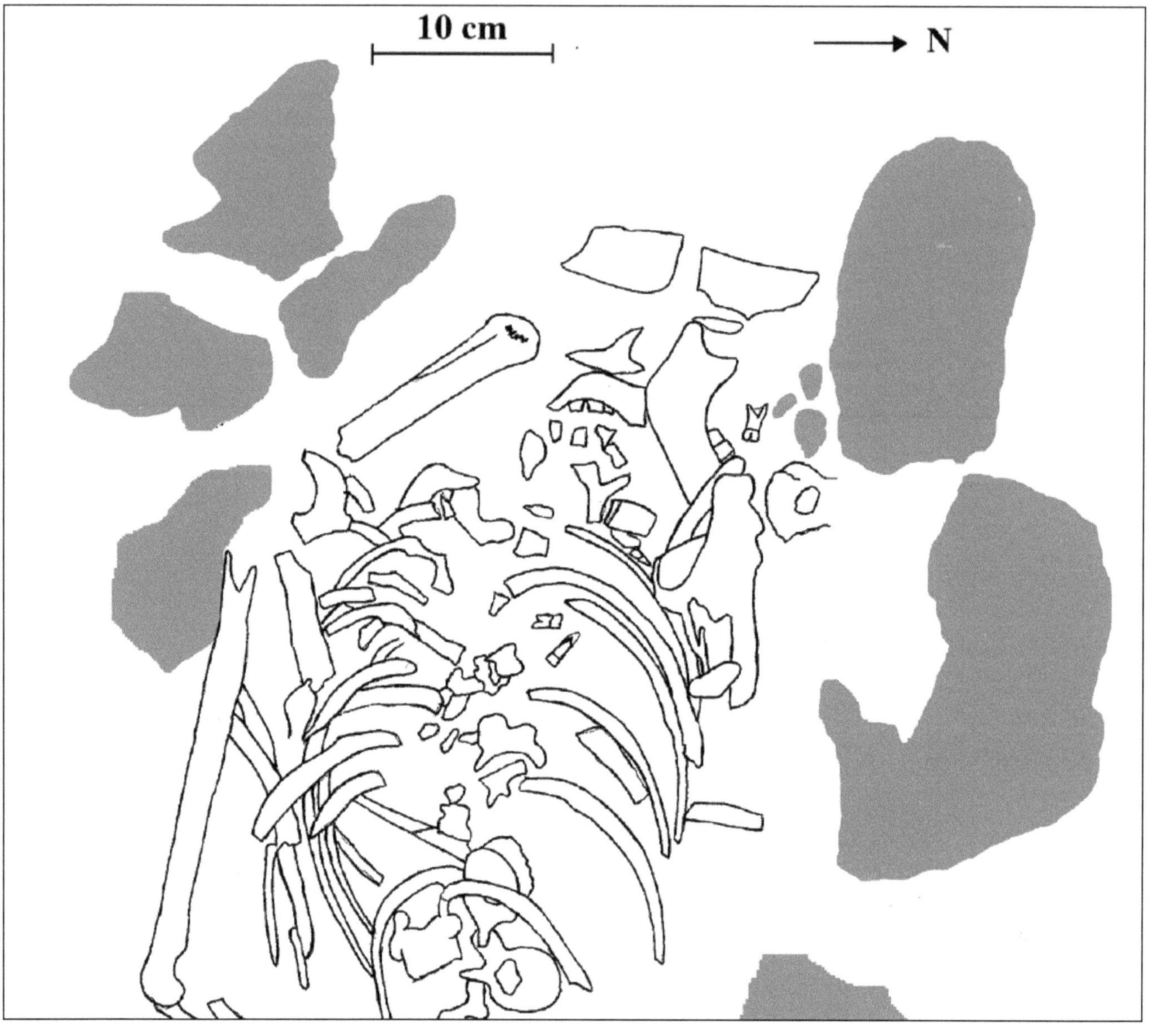

Figure 4.126 : Inhumation du S 55 en place (dessin M. Signoli).

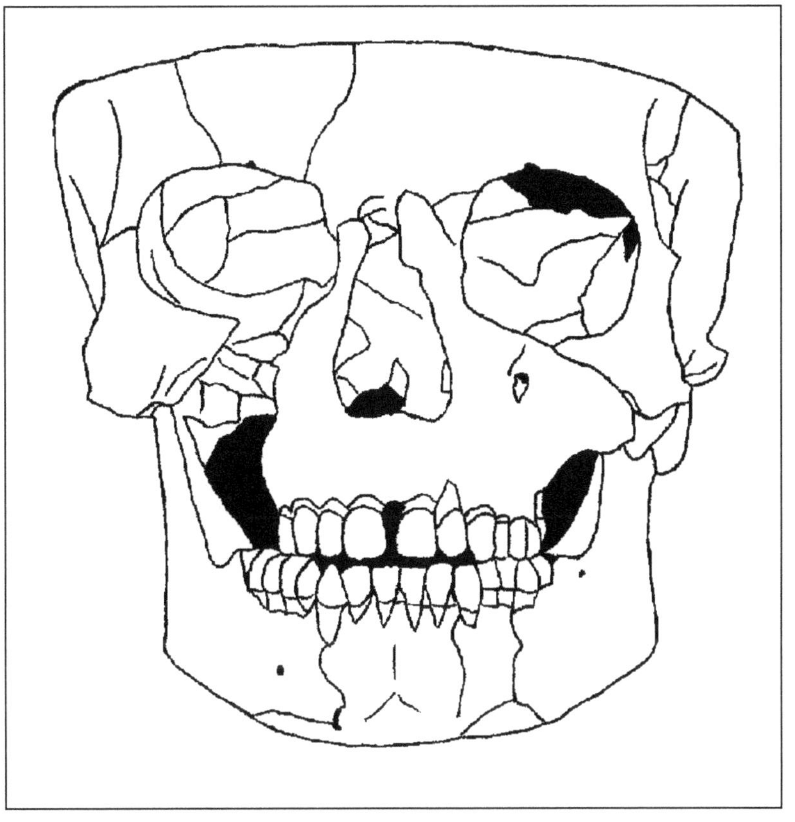

Figure 4.127 : Crâne et mandibule du S55, vue frontale (dessin M. Signoli)

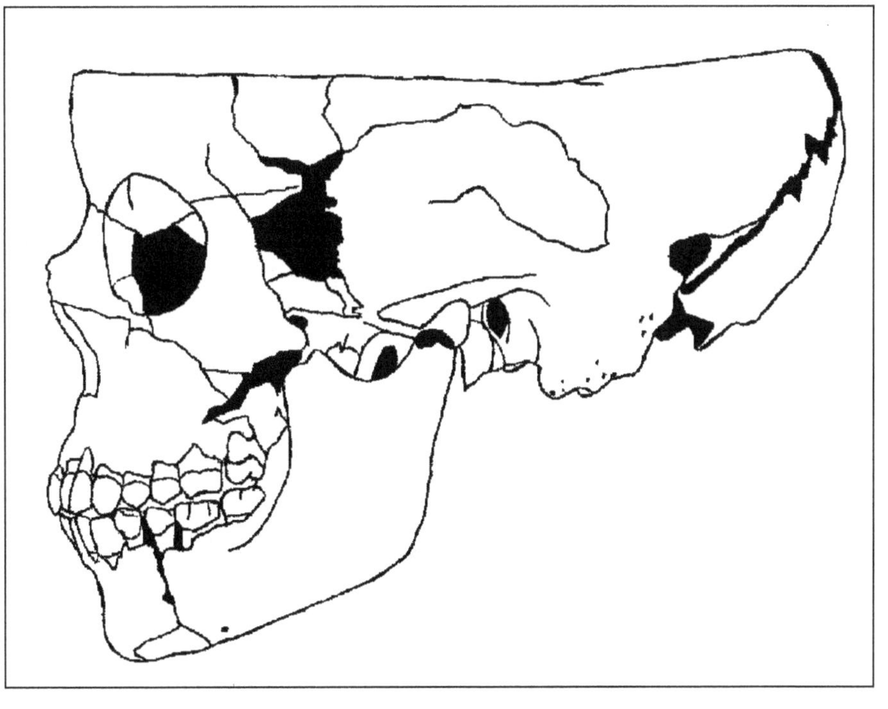

Figure 4.128 : Crâne et mandibule du S55, vue latérale gauche (dessin M. Signoli)

On note au niveau du sommet de l'angle formé par les deux plans de coupe, dans la région pariétale gauche, la présence d'un trait marquant la continuation du plan de coupe antérieur. Ces éléments indiquent que la découpe de la calotte crânienne a probablement été réalisée avec une scie de type chirurgical. On note par ailleurs l'existence de deux types de striassions :

- d'une part, des stries fines, situées au milieu du frontal et sur la partie postérieure du pariétal gauche qui sont attribuables à l'utilisation d'un scalpel lors de l'incision du cuir chevelu pour récliner le scalp,
- d'autre part, des stries plus larges visibles sur les parties latérales du frontal en regard de l'insertion antérieure des muscles temporaux correspondant à l'abord du crâne par les dents de la scie.

L'orientation des traces des dents de la scie sur la tranche de section crânienne permet de mettre en évidence deux orientations de coupe :

- l'une, antérieure, sectionnant successivement l'os frontal puis les deux os pariétaux au dessus de la partie postérieure des écailles temporales et qui se termine à gauche par un trait de scie visible,
- l'autre, postérieure, allant de l'arrière vers l'avant avec une parfaite jonction des deux traits de scie à droite et un petit décalage à gauche.

Cette orientation des stries et l'angulation du plan de coupe antérieur dans la partie gauche, ainsi que la prolongation du trait de section de ce même plan indiquent que la section a débuté dans la région frontale puis temporale et a été suivie d'une section de l'écaille occipitale. Les striassions les plus fines sont à mettre en relation avec l'incision du cuir chevelu et de l'aponévrose épicrânienne. Le reste de l'examen du squelette ne révèle aucune trace d'ouverture thoracique, d'après l'observation macroscopique des côtes, mais leur état de fragmentation ne permet pas d'écarter totalement l'hypothèse d'une thoracotomie.

Les traces laissées sur ce crâne sont à l'évidence celles d'une nécropsie, ce qui permet d'authentifier ce geste comme étant celui de l'ouverture de la boîte crânienne pour examen (et éventuellement prélèvement) de l'encéphale. On ne saurait envisager, ici, l'éventualité d'un traitement *post mortem* dans un but d'embaumement et de conservation du cadavre (Signoli et *al.*, 1997). La régularité du trait de découpe sur tout le pourtour indique une parfaite maîtrise technique du geste et une bonne expérience de ce type d'autopsie : l'avis des anatomistes consultés, ayant eu à réaliser ce même travail à la scie "à métaux" avant l'apparition des scies électriques, est unanime pour reconnaître la bonne réalisation technique de cette craniotomie. Cette autopsie crânienne est très semblable à de nombreuses pratiques du même ordre mises au jour dans des cimetières paroissiaux ou des caveaux d'églises, notamment celles issues de l'église Saint-Mort à Huy (Masy, 1995), de l'église Saint-Laurent du Puy-en-Velay (Depierre et *al.*, 1989), du couvent des Cordeliers à Sens (Depierre et *al.*, 1989 ; Valentin et *al.*, 1995). Il faut également noter les cas d'ouvertures crâniennes pratiquées sur des enfants : à Notre-Dame de Cherbourg sur un enfant âgé de 8 à 10 ans et dans l'église Saint Etienne de Chilly-Mazarin (Alduc-Lebagousse, 1986).

Cette observation est la première mise en évidence archéologique de ce type de pratique en contexte épidémique. Elle atteste de la présence de chirurgiens anatomistes expérimentés à Marseille pendant l'épidémie de peste. La réalisation, dans ce contexte d'épidémie, d'autopsies à des fins diagnostiques rejoint de nombreuses données historiques. En août 1720, sur ordre du Régent et de son médecin, le Professeur F. Chicoyneau, le Docteur J. Verny et le Chirurgien J. Soulier viennent de Montpellier pour établir un diagnostic sur la maladie qui ravage Marseille: ils examinent les malades et pratiquent des autopsies. La manipulation et l'ouverture de cadavres de pestiférés, hautement contagieux, ne semblent pas avoir été rédhibitoires pour les chirurgiens du XVIIIème siècle. Cela fut, sans doute l'un des corollaires du débat qui s'organisa, lors de l'épidémie marseillaise de 1720-1722, autour de la contagiosité de la peste.

Ainsi, au début du XVIIIème siècle, l'autopsie est un geste médical bien connu et de tradition ancienne. Sa pratique est mentionnée dès l'Antiquité : pendant l'épidémie de peste de Constantinople en 542, Procope (*Bellum Persicum*, II, 22) relate la mort subite de praticiens quelques heures après qu'ils eurent autopsié des victimes de l'épidémie. Les sources historiques attestent également de ces pratiques de nécropsie en temps d'épidémies durant la période médiévale, en 1348 des autopsies furent ordonnées par le pape Clément VI en Avignon (Biraben, 1975). Les dissections furent pratiquées selon les règles très précises durant les XVIème, XVIIème et XVIIIème siècles, comme en témoignent de très nombreux Traités d'anatomie (Dionis, 1708 ; Deidier, 1742). Selon ces protocoles, les trois cavités étaient presque systématiquement ouvertes : l'abdomen, la cage thoracique et la boîte crânienne (Sénac, 1744). L'ouverture des trois cavités du corps devait se faire selon un ordre bien défini :*"Le corps découvert, l'Opérateur commencera par la tête, continuera par la poitrine et finira par le ventre; cet ordre est moins embarrassant que de commencer par le ventre, car étant obligé de retourner le corps pour voir le cerveau, le ventre étant ouvert toutes les parties qu'il contient sortiraient et incommoderaient beaucoup; c'est supposé qu'on veuille examiner ces trois parties, car s'il y avait une playe au ventre ou à la poitrine qui fût le sujet de l'ouverture, il faudrait ouvrir cet endroit pour connaître la playe et en faire son rapport sans être obligé pour lors de travailler sur la tête"* (Dionis, 1708).

L'ouverture de la boîte crânienne nécessitait un outillage spécifique, notamment une scie de chirurgien. Celle-ci faisait parfois défaut :" *Je l'ouvris le matin* (le cadavre d'une femme morte de la peste, dans la nuit), *vers les huit heures, et je me contentai d'examiner la poitrine et le bas ventre, parce qu'alors, je manquais d'instruments pour scier le crâne, et que nous n'avions remarqué aucune lésion à la tête* " (Chicoyneau et *al.*, 1720).

L'ouverture du crâne s'effectuait selon un protocole très précis. A l'aide d'un scalpel, le chirurgien effectuait un incision longitudinale, de la glabelle à l'inion, puis une autre incision était pratiquée, transversale à la première, d'une oreille à l'autre. Les quatre parties du cuir chevelu étaient séparées du crâne et laissées pendantes comme le montre la *"coupe de la tête"* de A. Vésale et la *"Leçon d'anatomie du professeur Joan Dayman"* de Rembrandt (1656). Ce n'est qu'après cette préparation que le sciage du crâne pouvait débuter: *"Alors la scie C, qu'il posera sur l'os frontal assez près des sourcils, il commencera à le scier, en faisant tenir la tête par un serviteur pour l'empêcher de vaciller. L'os frontal étant scié, il conduira peu à peu la scie sur l'un des temporaux, et ensuite sur l'autre, lesquels étant sciés, on retourne le corps pour en faire autant à l'os occipital. Toute la circonference du crane étant sciée, on prend cet élevatoire D, dont on fourre un des bouts dans la voye de la scie pour faire éclater quelques éminences qui excèdent au dedans l'épaisseur du crane et que la scie n'aura point entierement coupées. Si on ne peut pas y réussir avec l'élevatoire, cet instrument E, fait en forme de foret en viendra à bout, parce qu'il y a plus de force ; aussi est-il fait à ce dessein ; car en mettant la partie qui est plate dans l'ouverture de la scie, et en donnant un tour de main à droite et à gauche, on fait éclater ce qui tenait, ce qu'on reconnaît bien-tôt au bruit qu'il fait qu'on entend lorsqu'il se casse. On glisse ensuite cet instrument F, fait en forme de grande spatule emmanchée, entre le crane et la dure-mere, pour en séparer tous les filamens qui l'attachent aux endroits des sutures"* (Dionis, 1708).

Les traces relevées sur le squelette de cet adolescent sont, en tous points, compatibles avec cette description technique.

Les différentes sources d'archives que nous avons pu consulter ne nous ont pas permis de connaître avec précision l'identité du praticien qui réalisa cette autopsie. Toutefois, nous savons qu'au printemps 1722, lors de la rechute épidémique que connut Marseille, au moins deux membres du corps médical furent détachés pour le soin des malades hospitalisés au couvent de l'Observance : *"Les médecins furent appellés à l'Hôtel-de-Ville, il s'y présentèrent au nombre de sept, avec le sieur Nelaton, chirurgien major... le sieur Nelaton se chargea de visiter les quarantenaires de l'Observance"* (Roux, 1754).

Par ailleurs, les archives municipales de Marseille nous ont livré une lettre1 qui atteste la présence du chirurgien Pastour, en fonction à l'Hôpital de la Charité et à l'entrepôt de l'Observance, en 1722. L'un de ces deux praticiens fut-il l'auteur de l'autopsie pratiquée sur le S 55 ?

L'étude pluridisciplinaire menée sur le S 55 décrit la première mise en évidence anthropologique d'une ouverture volontaire de la boîte crânienne à des fins d'autopsie, dans un contexte d'épidémie de peste. Les sources historiques et les documents d'archives attestent la pratique par les chirurgiens, sur ordre des médecins, de nombreuses ouvertures de cadavres durant cette épidémie marseillaise de 1720-1722. Cette autopsie s'intègre dans le cadre des recherches conduites par les médecins du XVIIIème siècle sur l'étiologie et les lésions anatomopathologiques de la peste ; celles-ci encouragées, malgré le contexte hautement infectieux, par les plus hautes autorités médicales de l'époque, qui ont développé une approche positiviste, non contagionniste, de la maladie. Cette étude, comme celle menée sur l'implantation d'épingles à des fins de vérification de la mort, souligne l'intérêt de la corrélation entre les archives biologiques et les archives historiques et apporte une nouvelle donnée anthropologique dans le débat concernant la nature contagieuse de la peste pour les médecins du XVIIIème siècle.

5. – DE NOUVEAUX OUTILS : LA PALEO-MICROBIOLOGIE ET LA PALEO-IMMUNOLOGIE

5.1. – La paléo-microbiologie

L'utilisation des techniques de biologie moléculaire dans le domaine de l'archéologie des maladies infectieuses s'est développée à partir du début des années 1990 (Spigelman et Lemma, 1993 ; Rafi et *al.*, 1994 ; Salo et *al.*, 1994). Une première conférence internationale sur ce thème *(Archaeology of Emerging Diseases)* a été organisée à Jérusalem en mai 1997 conjointement par des microbiologistes et des anthropologues.

Dès 1994, cette problématique avait été programmée dans le projet d'étude du charnier de l'Observance, où l'accent avait été mis sur la nécessité d'associer une recherche de biologie moléculaire à l'ensemble des études pluridisciplinaires qui seraient menées sur ce site (Dutour et *al.*, 1994).

Ce projet concernait la mise en application des techniques de réaction de polymérisation en chaîne (PCR) à la mise en évidence de séquences d'ADN ancien (aDNA) du bacille de la peste.

La détection et l'amplification d'une séquence de *Yersinia pestis* à partir du matériel ancien provenant des sites étudiés ont nécessité une longue mise au point dans le laboratoire de microbiologie du Professeur D. Raoult, sous la direction du Professeur M. Drancourt et par le Docteur G. Aboudharam.

Ces recherches ont d'abord été conduites sur des restes du charnier de l'Observance puis sur d'autres échantillons provenant du cimetière des Fédons. Elles ont finalement abouti dans les deux cas à l'identification de séquences de *Yersinia pestis* (Drancourt et *al.,* 1998). L'originalité de la démarche a consisté dans le choix du matériel, la pulpe dentaire, pour ses qualités taphonomiques et de préservation des contaminations exogènes, et dans celui de la cible moléculaire, le gène *pla* codant pour un facteur de virulence de la bactérie (Drancourt et *al.,* 1996).

Depuis 1998, d'autres sites ont également fait l'objet d'une approche de biologie moléculaire, sur la base de nouveaux protocoles. De fait, la peste ancienne constitue un modèle d'étude original en paléomicrobiologie (Drancourt, 2000). Des travaux récents ont notamment permis de mettre en évidence l'ADN ancien de *Yersinia pestis* sur des inhumations datant du XIVème siècle (Raoult et *al.,* 2000) et à partir d'une méthode dite de « PCR suicide ».

S'il est difficile d'identifier l'ADN ancien de *Yersinia pestis*, comme en témoigne certaines publications (Gilbert et *al.,* 2004), le laboratoire marseillais qui fut à l'origine de la mise au point de cette technique est aujourd'hui rejoint par d'autres équipes (Wiechmann et Grupe, 2005).

De façon plus récente encore, la biologie moléculaire a permit, outre l'identification de l'ADN ancien de *Yersinia pestis,* de typer la souche responsable (Drancourt et *al.,* 2004 ; Wiechmann et Grupe, 2005 ; Drancourt et *al.,* soumis) et du même coup de remettre en question le modèle mis en place par R. Devignat (Devignat, 1951). Modèle que de nombreux chercheurs envisageaient de reconsidérer depuis plusieurs années (Kupferschmidt, 1997 ; Signoli, sous presse). Ainsi, chacune des pandémies n'aurait pas une bio-types original et unique pour origine.

5.2. – La paléo- immunologie

Récemment, des techniques paléo-immunologiques ont également été développées afin d'identifier la signature de certains agents pathogènes sur du matériel archéologique (Child et Pollard, 1992 ; Fulcheri, 1995). Ainsi, concernant les épidémies de peste du passé une recherche originale a été conduite par une équipe de chercheurs italiens (Cerutti et *al.,* 1999). L'objectif de cette approche était d'identifier l'antigène F1 de *Y. pestis* (Pusch et *al.,* 2004) et de mettre en évidence une liaison antigène-anticorps à travers l'utilisation de deux techniques: le test ELISA et l'analyse immunohistochimique (Cerutti et *al.,* sous presse). Plusieurs échantillons ont été étudiés en ce sens. Ils provenaient soit de sites italiens (squelettes de pestiférés vénitiens du XIVème siècle, inhumations de peste génoises du XVIème siècle) soit d'un site français (cimetière de Lariey à Puy-Saint-Pierre, datant du XVIIème siècle).

Les résultats positifs, obtenus pour ces trois ensembles funéraires, semblent montrer que les molécules de l'antigène F1 de *Y. pestis* se caractérisent par une conservation suffisante pour une identification fiable au niveau de l'os spongieux.

Enfin, en 1998, un test de diagnostic rapide de la peste sur bandelette, extrêmement sensible et spécifique, a été mis au point et évalué par l'Institut Pasteur de Madagascar et l'Institut Pasteur de Paris pour détecter l'antigène F1 de *Yersinia pestis* dans des échantillons biologiques (Chanteau et *al.,* 2003).

Ce test, essentiel dans la surveillance et le contrôle de la peste dans les pays d'endémie, est désormais utilisé sur des ossements anciens de victimes de la peste (Bianucci et *al.,* 2004 ; Bianucci et al., sous presse).

CONCLUSION

Cette recherche anthropologique sur la peste, comme nous l'avons exposé, a reposé sur l'analyse et la confrontation de deux sources de données :

- les archives biologiques, constituées par des séries ostéologiques exhumées de sites d'inhumations de victimes de la peste, datant des XVIème et XVIIIème siècles, qui ont constitué le point de départ de cette étude,

- les archives historiques, notamment biodémographiques utilisés par les démographes et les historiens, qui nous ont permis de mieux comprendre les documents paléodémographiques.

La mise en parallèle des résultats issus de ces deux sources de données a apporté de nouvelles informations sur l'impact de la peste et les réactions des populations face à ce phénomène épidémique.

Nous avons pu ainsi mieux appréhender, sur le plan biodémographique et paléodémographique, les effets différentiels des principales phases constitutives d'une épidémie de peste. Une répartition des victimes par sexe, par âge et selon l'intensité de la phase épidémique, a pu être établie et comparée aux résultats d'études antérieures. Il est apparu que la répartition selon le sexe ne constitue pas un paramètre pertinent dans l'identification d'une population victime de la peste par rapport à un échantillon paléodémographique constitué hors épidémie. Notre étude, comme celles qui furent précédemment réalisées, montre la variabilité de la composition sexuelle des échantillons de pestiférés, laquelle est circonstancielle.

A l'inverse, la répartition des décès par classe d'âges, tant biodémographique que paléodémographique, montre une surmortalité relative des classes jeunes les plus faiblement représentées en cas de mortalité "naturelle". Inversement, elle met en évidence une moindre représentation des classes d'âge plus avancé, la décroissance des effectifs se faisant progressivement avec l'âge, constatation qui rejoint celles faites pour d'autres épidémies et dans d'autres localités. Nous avons relevé que cet aspect diffère des profils de mortalité naturelle et de ceux résultant d'autres épidémies ou d'autres crises démographiques. La répartition des âges au décès des victimes de peste, déterminée sur la base des données de démographie historique ou de paléodémographie, affecte donc un profil tout à fait particulier, comparable dans ces grandes lignes à une structure de population vivante. Cet aspect peut faire qualifier l'épidémie de peste de "non sélective", l'échantillon bio ou paléodémographique pouvant être tenu comme un reflet de la structure de la population vivante, cas de figure qui est observé dans de rares cas du "type Pompéi". Toutefois, nous avons constaté que cette distribution particulière des âges au décès doit être nuancée en cas de reprise ou de rechute épidémique. Dans ces circonstances, l'effectif des catégories les plus jeunes dans le groupe des immatures est anormalement faible. Notre interprétation est que ces classes, très touchées par l'épidémie, n'ont pas eu le temps de reconstituer leurs effectifs (quelques mois seulement séparant la première phase épidémique de la reprise ou de la rechute). La lecture d'un profil démographique dans ces cas précis, devrait être complétée, pour la paléodémographie, par des documents d'archives ou des études de biologie moléculaire pour ne pas écarter trop rapidement une origine épidémique à la constitution de l'échantillon.

L'analyse de la rapidité des décès est également un paramètre qui peut permettre d'attribuer la constitution d'un l'échantillon paléodémographique à une crise épidémique. Toutefois, sans une découverte de la totalité des victimes, ce paramètre ne permet pas de déterminer avec précision l'agent responsable de l'épidémie (peste, choléra, variole...).

Cette étude, nous a également permis de réaliser une première approche quant au rôle de l'impact "familial" dans la mortalité par peste. La comparaison de données recueillies lors de phases d'acmé ou de phases secondaires (reprise et rechute épidémiques) montre toute l'importance des relations personnelles et quotidiennes dans la diffusion de l'épidémie.

Nous avons souligné que les séries anthropologiques issues d'épidémies de peste constituent un support particulièrement adapté aux recherches paléoépidémiologiques concernant d'autres maladies, notamment infectieuses, telles les infections mycobactériennes (tuberculose). Ce support d'étude offre l'unique opportunité de représenter un "instantané" peu biaisé d'une population pour une période donnée et donc de fournir des repères d'estimation des prévalences de ces maladies.

Nous avons complété les connaissances historiques concernant les pratiques d'inhumation en temps d'épidémie de peste en Provence par des observations inédites pour le XVIIIème siècle, réalisées sur le terrain, relatives à des gestes de vérification de la mort et un geste d'autopsie, réalisés en contexte épidémique.

La mise en corrélation des résultats obtenus sur le cimetière des Fédons, la fosse de l'Observance et le charnier du Délos nous a permis d'objectiver les particularités de ces trois sites d'inhumations de pestiférés :

- différence dans le recrutement des trois échantillons paléo-démographiques avec sous représentation notable des enfants dans la fosse de l'Observance, liée à la rechute épidémique,

- différence de provenance des corps, qui ont été soit pris en charge après avoir transité par une structure hospitalière (tous les individus du cimetière des Fédons ou de la fosse de L'Observance et certains individus du Délos), soit visiblement récupérés après décès dans les maisons ou les rues de Martigues pour le Délos,

- différences dans la gestion de la mort épidémique : cimetière systématiquement constitué aux Fédons, fosses creusées de façon préventive à l'Observance, charnier formé de tranchées au Délos.

Ces différences sont, *pro parte,* à mettre en relation avec l'acuité du moment épidémique et permettent de situer le Délos dans un contexte d'acmé, l'Observance dans une situation de rechute et les Fédons dans un contexte d'urgence très relative et parfaitement maîtrisé.

Ces premiers résultats ont permis d'ouvrir de nouvelles voies de recherches. Celles-ci concernent bien sur l'étude de nouveaux sites, en relation avec les épidémies de la Seconde pandémie, découverts depuis, mais également la recherche plus systématique de lieux d'inhumations de pestiférés en relation avec la peste de Justinien.

Le dépouillement et l'analyse sous un angle nouveau d'archives historiques vont nous permettre de mieux appréhender certains aspects de ces épidémies du passé (diffusion spatiale, évolution de la gestion sanitaire...).

Depuis une dizaine d'années les recherches portant sur les épidémies de peste (qu'elles soient passées ou actuelles) profitent d'un contexte favorable, avec par exemple le séquençage du génome de *Yersinia pestis* (Parkhill et *al.,* 2001), mise au point de méthode de diagnostic rapide ou encore l'amélioration des techniques de biologie moléculaire permettant désormais une identification du biotype. A n'en pas douter, la décennie à venir va nous permettre d'aller encore plus loin dans le typage du patrimoine génétique des victimes. Ceci permettra sans doute d'objectiver l'hypothèse d'une sélection génétique des populations au fur et en mesure des hécatombes passées. Le meilleur matériel pour conduire une recherche sur cette problématique sera de toute évidence constitué par les sépultures de catastrophe contemporaines des débuts de la Seconde pandémie.

Pour autant, depuis quelques années, le contexte international est difficile et de nombreux auteurs s'accordent sur le risque que pourrait représenter une attaque biotéroriste utilisant *Yersinia pestis* (Harris, 1994 ; Wheelis, 1999 ; Inglesgy et *al.,* 2000 ; Polgreen et Helms, 2001 ; Ertner et *al.,* 2003). Il convient donc, sur la base des informations collectées sur les documents du passé, que nous tentions de mesurer ce que serait l'impact d'une épidémie de ce type : haute contagiosité, forte létalité, absence de traitement sélectif...(Séguy et *al.,* sous presse).

BIBLIOGRAPHIE

ABBATINO L. (1981) – Chronique municipale de la peste de 1720, *in Quatrième centenaire de l'union des trois quartiers de Martigues.* Martigues.

ABEL V. (1994) – Etude céramologique du chantier de la rue Leca (Période Moderne). Rapport A.F.A.N.

ACHTMAN M., ZURTH K., MORELLI C., TORREA G., GUIYOULE A., CARNIEL E. (1999) – *Yersinia pestis,* the cause of plague, is a recently emerged clone of *Yersinia pseudotuberculosis, Proceedings of the National Academy of Sciences of the United States of America.* 96 (24): 14043–14048.

ADALIAN P. (2001) – *Evaluation multiparamétrique de la croissance fœtale: applications à la détermination de l'âge et du sexe.* Thèse d'Université, option Anthropologie Biologique, Université de la Méditerranée, Faculté de Médecine de Marseille.

ADALIAN P., SIGNOLI M., LALYS L., ARDAGNA Y., PIERCECCHI–MARTI M. D., DUTOUR O., LÉONETTI G. (2002) – Intérêts de la présence d'une équipe spécialisée pour la levée de corps en anthropologie médico–légale. *Journal de Médecine Légale, Droit Médical,* 45 (7–8), 375–377.

ADAM F., BOURA F., DUDAY H. (1992) – Fouille archéologique d'une sépulture militaire de 1914: la sépulture collective de Saint–Rémy–la–Calonne (Meuse*). Les Nouvelles de l'Archéologie*, 48/49: 56–70.

ALDUC–LEBAGOUSSE A. (1983) – Les sépultures d'enfants en édifices religieux: l'exemple du cimetière de l'église Notre–Dame de Cherbourg (Manche), *Actes des IIème Journées anthropologiques de Valbonne.* Editions APDCA.

ALEZAIS (1907) – *Le blocus de Marseille pendant la peste de 1722,* Valence.

AMMAR G. (1986) – *Le collège des Agrégés en 1720 à Marseille.* Thèse de Médecine, Faculté de Médecine de Marseille.

ANDENMATTEN B., MOREROD J. D. (1987) – La Peste à Lausanne au XIVème siècle (1348/1349, 1360): étude du Chapitre cathédral et des testaments vaudois. *Etudes de Lettres*, 1987 (2–3): 19–49.

ANONYME (1731) – *Mémoire sur le Bureau de la santé de Marseille et sur les règles qu'on y observe,* Marseille, chez Jean–Pierre Brebion.

ARANTES PEREIRA (1899) – Peste Bubonica, *Medicina Moderna,* 69: 148.

ARIES P. (1977) – *L'Homme devant la mort,* Seuil, Paris.

ASTRUC J.–B. (1721) – *Dissertation sur l'origine des maladies épidémiques et principalement sur l'origine de la peste, où l'on explique les causes dela propagation et de la cessation de cette maladie,* Chez Martei, Montpellier.

ASTRUC J.–B. (1724) – *Dissertation sur la contagion de la peste où l'on prouve que cette maladie est véritablement contagieuse,* Toulouse.

AUBERT L. (1911) – De quelques mesures sanitaires édictées à l'occasion des épidémies de peste. *Annales d'Hygiène Publique et de Médecine Légale,* 7: 215–227.

AUDOIN–ROUZEAU F. (2003) – *Les chemins de la peste: le rat, la puce et l'homme.* Rennes, Presses Universitaires de Rennes.

AVERY H. (1966) – Plagues Churches, Monuments and Memorials, *Proceedings of the Royal Society of Medecine,* 59: 110–116.

BAEHREL R. (1961) – Une croissance: la Basse–Provence rurale, Paris, SEVPEN.

BALTAZARD M., KARIMI Y., EFTEKHARI M., CHAMSA M., MOLLARET H. H. (1963) – La conservation interépizootique de la peste en foyer invétéré. Hypothèses de travail. Discussion G. Girard. *Bulletin de la Société de Pathologie Exotique,* 56: 1230–1245.

BALTAZARD M., BAHMANYAR M., SEYDIAN B., POURNAKI R. (1963b) – Sur la résistance à la peste de certaines espèces de rongeurs sauvages. I. Limitation du processus épizootique. *Bulletin de la Société de Pathologie Exotique,* 56: 1102–1108.

BALTAZARD M., CHAMSA M., MOSTACHFI P., POURNAKI R. (1963c) – Sur la résistance à la peste de certaines espèces de rongeurs sauvages. II, Permanence de l'infection, *Bulletin de la Société de Pathologie Exotique,* 56: 1108–1119.

BALTAZARD M., CHAMSA M., KARIMI Y. (1963d)– Sur la résistance à la peste de certaines espèces de rongeurs sauvages. III. Essai d'étude suivie d'un miçrofoyer, *Bulletin de la Société de Pathologie Exotique*, 56: 1119–1128.

BARBIER (1857) – *Chronique de la Régence et du Règne de Louis XV (1718–1763) ou journal de Barbier,* Paris.

BARTHÉLEMY L. (1889) – *Histoire d'Aubagne,* Marseille.

BAUTIER R. H. (1995) – Nouvelles recherches sur les épidémies du XIVème siècle: l'exemple de Vic en Catalogne, aspects et conséquences des pestes de 1362, 1371 et 1384, *In Guyotjeannin (dir.), Population et démographie au Moyen Age, Actes du 118ème Congrès national des Sociétés Historiques et Scientifiques, 1993, Editions du CTHS,* 111–117.

BELLO S. (2001) – *Taphonomie des restes osseux humains. Effet des processus de conservation du squelette sur les paramètres anthropologiques.* Thèse d'Université, cotutelle entre l'Università degli Studi di Firenze et l'Université de la Méditerranée, Faculté de Médecine.

BELLO S., SIGNOLI M., RABINO–MASSA E., DUTOUR O. (2002a) – Les processus de conservation différentielle du squelette des individus immatures. Implications sur les reconstitutions paléodémographiques. *Bulletins et Mémoires de la*

Société d'Anthropologie de Paris, 14 (3–4): 245–262.

BELLO S., THOMANN A., SIGNOLI M., RABINO–MASSA E., DUTOUR O (2002b) – La conservation différentielle des os humains et le "Profil théorique de survie osseuse". *Archéologie et Préhistoire,* 113: 105–120.

BELLO S., THOMANN A., LALYS L., SIGNOLI M., RABINO–MASSA E., DUTOUR O. (2003) – Calcul du "Profil théorique de survie osseuse la plus probable" et son utilisation dans l'interprétation des processus taphonomiques pouvant déterminer la formation d'un échantillon ostéologique humain. *British Archaeological Reports,* S 1145: 21–30

BELLO S., SIGNOLI M., DUTOUR O. (2005) – Etat de conservation du matériel ostéologique, In *La saison d'une peste (avril–septembre 1590): le cimetière des Fédons à Lambesc,* sous la direction de B. Bizot, D. Castex, P. Reynaud, M. Signoli, CNRS Editions, Paris., pp. 44–46.

BELLO S., THOMANN A., SIGNOLI M., DUTOUR O., ANDREWS P. (2006) – Age and sex bias in the reconstruction of past population structures. *American Journal of Physical Anthropology,* 129: 24–38.

BENNASSAR B. (1969) – *Recherches sur les grandes épidémies dans le nord de l'Espagne à la fin du XVIe siècle,* Paris, Masson.

BEAUCOURNU J. C. (1995) – A propos du vecteur de la peste en Europe Occidental au cours de la Deuxième Pandémie. *Bulletin de la Société Française de parasitologie,* 13 (2): 233–252.

BERATO J., DUTOUR O., WILLIAMS J., ZAKARIAN H., ACQUAVIVA P. C. (1990) – Epidémiologie des affections rhumatismales dans une population antique. Etude de la nécropole du Haut Empire de Saint–Lambert (Fréjus, Var), *Revue du Rhumatisme,* 57 (5): 397–400.

BERCOVIER H., MOLLARET H. H., ALONSO J. M., BRAULT J., FANNING G. R., STEIGERWALT A. G., BRENNER J. (1980) – Intra– and interspecies relatedness of *Yersinia pestis* by DNA hybridization and its relationship to *Y. pseudotuberculosis. Curr. Microbiol.* 4: 225–229.

BERNARD L, DOUNET G, JAUJOU B. (1948) – L'épidémie de peste bubonique à Ajaccio (1945). *Recueil de travaux de l'Institut National d'Hygiène* 2: 355–375.

BERTRAND J.–B. (1721) – *Observations faites sur la peste qui règne à présent à Marseille et dans la Provence avec un avertissement,* Chez Laurens, Lyon.

BERTRAND J.–B. (1723) – *Relation historique de tout ce qui s'est passé à Marseille pendant la dernière peste,* Cologne, chez Marteau.

BERTRAND J.–B. (1779) – *Relation historique de la peste de Marseille en 1720,* Amsterdam, chez Mossy.

BERTRAND J.–B., MICHEL B. (1721) – *Observations faites sur la peste qui règne à présent à Marseille et dans la Provence,* Lyon, chez A. Laurens.

BERTRAND R. (1973) – Cimetières marseillais aux XVIIIe et XIX siècles, *Provence Historique,* t. XXIII, p. 217–246.

BERTRAND Régis (1980) – Marseille au XVIIe siècle, *catalogue d'exposition Marseille au XVIIe siècle,* Archives Communales de Marseille, février–mars 1980.

BIANUCCI R., CHANTEAU S., RAHALISON L., SAVOIA D., SIGNOLI M., RABINO MASSA E. (2004) – Une nouvelle méthode pour la détection de Yersinia pestis dans les restes humains anciens. *Convegno Antropologia del Medioevo: A Fame, Peste et Bello libera nos Domine. Università di Torino Dipartimento di Biologia Animale e dell'Homo, Torino, 29–30 ottobre 2004.*

BIANUCCI R., CHANTEAU S., RAHALISON L., SAVOIA D., SIGNOLI M., RABINO MASSA E. (sous presse) – Utilisation du *Rapid Diagnostic Test* pour la détection de *Yersinia pestis* dans des restes humains anciens: résultats préliminaires *In LA PESTE: entre épidémies et sociétés, actes du colloque de Marseille 23–26 juillet 2001, sous la direction de M. Signoli, D. Chevé, P. Adalian, G. Boëtsch, O. Dutour, Erga edizioni.*

BIMAR M.–C., SIGNOLI M. (Sous Presse) – La peste en France au XXème siècle: les épidémies marseillaises de 1919 et 1920. *In LA PESTE: entre épidémies et sociétés, sous la direction de M. Signoli, D. Chevé, P. Adalian, G. Boëtsch, O. Dutour,* Erga edizioni, Firenze.

BINDER P. (1985) – Epidemiile di ciumà din Transilvania în secodul al XVIII–lea (1709–1795), *In Retrospective Médicale: studii, note si documente, Bratescu G ; directeur, Editura medicala,* Bucuresti, 173–187.

BIRABEN J.–N. (1975) – *Les hommes et la peste en France et dans les pays européens et méditerranéens.* E.H.E.S.S., Centre de Recherches Historiques, Paris, Mouton.

BIRABEN J.–N., BLUM L. (1988) – Les crises démographiques: géographie et intensité des crises, *In Histoire de la population française, sous la direction de J. Dupâquier,* t. 2.

BIRABEN J.–N. (1991) – La peste du VIème siècle dans l'Empire byzantin, *In Hommes et richesses dans l'Empire byzantin IVème – VIIème siècles, Paris, Editions Lethielleux,* pp.121–125.

BIRABEN J. N. (1995) – La peste de 1720–1722 à Marseille, *In Histoire de la Médecine: leçons méthodologiques sous la direction de D. Gourevitch,* Collection Ellipses, Paris.

BIZOT B., REYNAUD P., RIGAUD P. (2005) – Une épidémie de peste à Lambesc en 1590: un faisceau d'argument archéologiques et historiques, *In Bizot B., Castex D., Reynaud P., Signoli M. (Dir.), La saison d'une peste (avril – septembre 1590): le cimetière des Fédons à Lambesc,* CNRS Editions, Paris, pp ; 11–36.

BLAIZOT F. (1988) – Une sépulture de catastrophe de l'Antiquité tardive à Reichstett–Mundolsheim (Bas–

Rhin), *Revue Archéologique de l'Est,* 49: 183–206.

BLANCHARD P., CASTEX D., SOUQUET–LEROY I., POULLE P. (2002) – Les sépultures multiples d'Issoudun (Indre, XVIIème siècle): stratégie d'intervention et objectifs de recherche. *Bulletins et Mémoires de la Société d'Anthropologie de Paris,* 14: 199–200

BLANCHARD P., GEORGES P., LUBERNE A. (2005) – Le cimetière médiéval des pauvres à Bourges (Cher, France): une zone spécifique pour les épisodes de surmortalité ? *Sociologie et Santé, 22: 210–217.*

BLANCHY S. (1995) – Contribution de l'histoire à la compréhension de l'épidémiologie de la peste à madagascar. *Histoire des Sciences Médicales,* XXIX (4): 355–363.

BLASCO A., BLASCO R. (1983) – *Berre et la peste de 1720,* Les Cahiers de Berre.

BOCQUET–APPEL J. P., MASSET C. (1977) – Estimatieurs en paléodémographie. *L'Homme* 17 (4): 65–90.

BŒUF O., ALBERTI P. (2003) – Paléopathologie: à propos de squelettes humains découverts à Poitiers (Vienne, France), Comptes Rendus de l'Académie des Sciences de Paris, Palévol (2): 169–180.

BOINET (1921) – La peste à Marseille. Marseille Médical 58 (11): 481–511.

BONNET M. (1965) – *La peste de 1720 à Saint–Rémy–de–Provence,* Saint–Rémy–de–Provence.

BONNICI W. (1998) – Inspector of Hospitals Ralph Green and the Plague in Malta of 1813, *J. R. Army Med. Corps,* 144 (1): 40–45.

BORNTRAGER C. (1969) – Les Servites de Marie en Provence au temps de la peste de Marseille (1720–1722), *Provence Historique*, XIX: 236–265.

BORODII N. K. (1978) – History of the plague epidemic in the Ukraine in 1770–1774. *Zh Mikrobiol. Epidemiol. Immunobiol.,* 9: 140–145.

BOSSY X. (1978) – *Le corps médical et l'assistance aux pestiférés en 1720 à Marseille et Aix en Provence.* Thèse de la faculté de Médecine. Marseille.

BOUCHE H. (1661) – *La chorographie ou description de la Provence et l'histoire chronologique de la Provence, depuis l'établissement de son conté jusqu'à aujourd'hui,* Aix.

BOUCHE C. F. (1785) – *Essai sur l'histoire de Provence, suivi d'une notice des provençaux célèbres,* Marseille, 2 vol.

BOUDIN A. (1852) – *Histoire de Marseille,* Marseille, Terris.

BOUILLIAT G. (1994) – Les maladies infectieuses et contagieuses dans la Bible. *In Conférence d'Histoire de la Médecine, Cycle 1994–1995, Université Claude Bernard – Lyon I, Collection Fondation Marcel Mérieux,* 60–76.

BOUSTANY S. (1954) – The press during the French Expedition in Egypt. *Cahiers d'Histoire Egyptienne,* 6 (1): 1–32.

BOUTRUCHE R. (1947) – *La crise d'une société: seigneurs et paysans du Bordelais pendant la guerre de Cent Ans*, Paris.

BOUTTEVIN C., CASTEX M., MOREAU N., REYNAUD P., RIGAUD P. (1996) – Lambesc: cimetière du hameau des Fédons. *Bilan scientifique 1996, Préfecture de la Région PACA, DRAC–SRA, Ministère de la Culture:* 91–93

BOUTTEVIN C. (1996) – Etude paléopathologique du cimetière des Fédons. In Reynaud P. (Dir.). *Les Fédons (Lambesc).* Rapport anthropologique, Fouille AFAN:64–79.

BOUTTEVIN C., SIGNOLI M., DUTOUR O. (2005) – Lésions paléopathologiques, In *La saison d'une peste (avril–septembre 1590): le cimetière des Fédons à Lambesc,* sous la direction de B. Bizot, D. Castex, P. Reynaud, M. Signoli, CNRS Editions, Paris: 57–62.

BOUVILLE C. (1980) – L'hypogée de Roaix: apport à l'étude de la démographie en Provence. *Bulletins et Mémoires de la Société d'Anthropologie de Paris,* 7 (XIII): 85–89.

BOUVILLE C. (1985) – Les témoins (sépultures, vestiges osseux humains) de catastrophes, massacres, épidémies…, *L'Anthropologie,* 99 (1): 120–124.

BOUYALA D'ARNAUD A., (1959) – *Evocation du Vieux Marseille,* Paris, Ed. de Minuit.

BOYER J. B. (1721 a) – *Dissertation abrégée sur la maladie de Marseille, avec la manière de la traiter et les préservatifs qui lui conviennent,* Vienne.

BOYER J. B. (1721 b) – *Réfutation des anciennes opinions touchant la peste,* Vienne.

BRACHET L. (1847) – *Mémoire sur la peste et les quarantaines*, chez Louis Perrin,

BRIDGES P. S. (1996) – Warfare and Mortality at Koger's Island, Alabama, *International Journal of Osteoarchaeology*, 6 (1): 66–75.

BRIKNER R. (1980) – *L'image radiologique typique du squelette.* Maloine, Paris.

BRISOU J. F. (1995) – La peste à Ferryville–Sidi Abdallah (Tunisie) en 1944–1945, *Publication de l'Association des Anciens Elèves de l'Institut Pasteur,* 37 (145): 15–19.

BROCA P. (1875) – *Instructions craniologiques et craniométriques*, Paris.

BROQUET C. (1911) – *La conférence de la peste à Moukden: avril 1911*, Coueslant, Cahors.

BROSSOLLET J. (1971) – La Vierge au manteau protecteur contre les flèches de pestilence, *Médecine de France,* 218: 15–20.

BROSSOLLET J. (1984) – Quelques aspects religieux de la Grande Peste du XIVème siècle, Revue d'Histoire et de Philosophie religieuse, 64 (1): 53–66.

BROSSOLET J. (1990) – Les jésuites contre la peste en Lituanie, *Notre Histoire*, 64: 44–46.

BROSSOLLET J. (1993) – Segalen et Chabanex en Chine pendant la peste de mandchourie. *Revue du Praticien,* 43 (6): 742–745.

BROSSOLLET J., MOLLARET H. (1994) – *Pourquoi la peste ? le rat, la puce et le bubon,* Découverte Gallimard, Paris.

BROUARDEL P. (1897) – La conférence internationale de Venise: convention du 19 mars 1897. *Annales d'Hygiène Publique et de Médecine légale,* 6: 1–23.

BRUHIER D'ABLAINCOURT J. J. (1749) – *Dissertation sur l'incertitude des signes de la mort et l'abus des enterrements et des embaumements précipités,* Paris, 2 vol.

BRUNAUX J.–L. (2001) – Un affrontement sanglant entre Gaulois, *La Recherche*, 340: 46–49.

BRUNAUX J.–L., AMANDRY M., BROUQUIER–REDDE V., DELESTREE L. P., DUDAY H., FERCOQ G., LEJARS T., MARCHAND C., MENIEL P., PETIT B , ROGERE B (1999) – Ribemont–sur–Ancre (Somme): bilan préliminaire et nouvelles hypothèses. *Gallia*, 56: 177–283.

BRUNI R. (1980) – *Le pays d'Apt malade de la peste,* Edisud, Aix–en–Provence.

BRUZEK J (1992) – Diagnose sexuelle à partir du squelette: possibilités et limites. *Archéo–Nil*: 43–51.

BRUZEK J., CASTEX D., MAJO T. (1996) – Evaluation des caractères morphologiques de la face sacro–pelvienne de l'os coxal. Proposition d'une nouvelle méthode de diagnose sexuelle. *Bulletins et Mémoires de la Société d'Anthropologie de Paris,* 8 (3–4): 491–501.

BRUZEK J. (2002) – A method for visual determination of sex. Using the human hip bone. *American Journal of Physical Anthropology, 117: 157–158.*

BUFFON G.L. (1749) – *Histoire naturelle de l'homme,* Paris, 2 vol, t 10–11 (réédition 1928, Paris: Eymery, Fruger et Cie).

BUIKSTRA J.E., UBELAKER D.H. (1989) – *Standards for data collection from human skeletal remains*, Fayetteville Arkansas, Arkansas Archeological Survey Reserch, series 44.

BUSQUET R. (1945) – *Histoire de Marseille,* Éd. Laffont, Paris.

BUTI G. (1996) – *La peste à La Valette (1720–1721),* Éd. Autres Temps, Marseille.

BUTI G. (1997) – La peste à La Valette en 1721, *Provence historique*, 47 (189): 513–534.

CABEZUELO U., CASTEX D. (1994) – Le cimetière Saint–Pierre à Dreux (Eure–et–Loire). Dolmens, sarcophages et pierres tombales. *In Les Pratiques Funéraires en Eure–et–Loire de la Préhistoire à nos jours. Maison de l'Archéologie, Chartres.*

CABOURDIN G. (1988) – Les crises démographiques: qu'est–ce qu'une crise ? *in Histoire de la population française, sous la direction de J. Dupâquier,* Fayard, Paris.

CADOUX J. L. (1986) – L'ossuaire gaulois (La Tène II – La Tène III) de Ribemont–sur–ancre (Somme), *In Anthropologie physique et Archéologie, sous la direction de Duday H. et Masset C.,* CNRS éditions, Paris: 351–357.

CANARD J. (s.l.d.) – Les pestes en Beaujolais, Forez, Jarez, Lyonnais du XIVème au XVIIIème siècles.

CARTANA CASTELLA P., COLLADO J. G. (1934) – *Estudio de las ratas y de sus ectoparasitos en ocasion del brote epidémico de peste en Barcelona en 1931,* Publicaciones oficiales de la CPIS, Madrid.

CASTEL, LAFONT (1909) – Cas de peste traités par le sérum antipesteux en injections intraveineuses massives, *Bulletin de la Société de Pathologie Exotique,* 2 (4): 195–199.

CATEN J. L., KARTMAN L. (1968) – Human Plague in the United States During 1966 Case Reports. *Issue of Southwestern Medicine, 49 (6): 7–14.*

CARNIEL E. (1995) – Situation mondiale à *Yersinia Pestis, Médecine maladie infectieuse,* 25: 675–679.

CARNIEL E. (2002) – La peste, *Comptes rendus de l'Académie des Sciences de Paris, Biologies 325: 851–853.*

CARPENTIER E. (1963) – *Une ville devant la peste: Orvieto et la peste noire de 1348,* Paris, SEVPEN.

CARRIERE C. (1964) – Y a–t–il eu un XVIIIe siècle à Martigues ? *Provence Historique*, 14 (55): 53–68.

CARRIERE C., COURDURIÉ M., REBUFFAT F. (1968) – *Marseille, ville morte: la peste de 1720.* Marseille: J.M. Garçon, réédition 1988.

CASTEX D. (1994) – *Mortalité, morbidité et gestion de l'espace funéraire au cours du haut Moyen Âge. Contribution spécifique de l'anthropologie biologique.* Thèse de l'Université de Bordeaux.

CASTEX D. (1995) – Sépultures multiples: sépultures de "catastrophes" *?. Dossiers d'Archéologie. Les Hommes du Moyen Age*, 208: 44–47.

CASTEX D. (1996) – Etude paléodémographique du cimetière des Fédons. In Reynaud P. (Dir.). *Les Fédons (Lambesc).* Rapport anthropologique, Fouille AFAN, p. 64–79.

CASTEX D. (2005) – Des particularités démographiques propres au site des Fédons, *In Bizot B., Castex D., Reynaud P., Signoli M. (Dir.), La saison d'une peste (avril – septembre 1590): le cimetière des Fédons à Lambesc,* CNRS Editions, Paris, 46–53.

CASTEX D., DRANCOURT M ; (2005) – D'un gisement funéraire à la détection d'une crise épidémique: identité biologique et patrimoine génétique, *Sociologie et Santé,* 22: 190–209.

CASTRUCCI C. (1994) – *Leca II: Rapport bibliographique et archivistique.* Manuscrit, 26 p. Rapport AFAN.

CERUTTI N, MARIN A, RABINO MASSA E, SAVOIA D. (1999) – Immunological Investigation on Malaria and New Perspectives in Paleopathological Studies. *Journal of Biological Research, 3–4, LXXV: 17–20.*

CERUTTI N., MARIN A., RABINO MASSA E. (sous presse) –La peste dans les restes anciens: une approche immunologique. *In LA PESTE: entre épidémies et sociétés, actes du colloque de Marseille 23–26 juillet 2001, sous la direction de M. Signoli, D. Chevé, P. Adalian, G. Boëtsch, O. Dutour, Erga edizioni.*

CHAND V. K. (1997) – Plague in India, *The Lancet,* 344: 1298.

CHANTEAU S, RATSITORAHINA M, RAHALISON L, RASOAMANANA B, CHAN F, BOISIER P, RABESON D, ROUX J. (2000) – Current epidemiology of human plague in Madagascar. *Microbes and Infections. 2:25–31.*

CHANTEAU S, RAHALISON L, RALAFIARISOA L, FOULON J, RATSITORAHINA M,

RATSIFASOAMANANA L, CARNIEL E, NATO F. (2003) – Development and testing of a rapid diagnostic pest for bubonic and pneumonic plague. *The Lancet,* 361 (18): 211–216.

CHASTEL C. (1991) – La peste d'Homère serait–elle une arbovirose ? *La Presse Médicale,* 20 (4): 180.

CHAUMOITRE C., SIGNOLI M., DUTOUR O., PANUEL M. (sous presse) Analyse des stries d'arrêt de croissance sur deux populations du XVIIIème siècle provenant de charniers de peste de Marseille et Martigues *In LA PESTE: entre épidémies et sociétés, sous la direction de M. Signoli, D. Chevé, P. Adalian, G. Boëtsch, O. Dutour, Erga edizioni, Firenze.*

CHAUNU P. (1966) – *La Civilisation de l'Europe classique,* Paris, Arthaud.

CHAUNU P. (1976) – *La mort à Paris ; XVIe, XVIIe et XVIIIe siècles,* Annales E.S.C., 1.

CHAUNU P., GASCON R. (1977) – *Histoire économique et sociale de la France, t. I: 1450 à 1660,* Paris, P.U.F.

CHAUNU P. (1978) – *La mort à Paris ; XVIe, XVIIe et XVIIIe siècles,* Paris, Fayard.

CHEVÉ D., SIGNOLI M., DUTOUR O., BOËTSCH G. (2001) – Motifs bibliques et représentations épidémiques dans l'iconographie du " corps " de la peste au corps pestiféré, *In Représentations des maladies et de la guérison dans la Bible et ses traditions, sous la direction de J.–M. Marconot, Recherche Biblique Interdisciplinaire, Université de Montpellier III, Université Paul Valéry,* 243–260.

CHEVE D. (2003) – *Les corps de la Contagion, étude anthropologique des représentations iconographiques de la peste (XVIème–XXème siècles en Europe).* Thèse d'Université, option Anthropologie Biologique, Université de la Méditerranée, Faculté de Médecine de Marseille.

CHICOYNEAU F., VERNY J., SOULLIER J. (1720) – *Relation succincte touchant les accidents de la peste de Marseille, son prognostic et sa curation,* Lyon, Bruyset.

CHICOYNEAU F. (1721) – *Lettre de Monsieur Chicoyneau, Conseiller du Roi, ..., écrite à Monsieur de la Monière, Doyen du Collège des médecins de Lyon, pour prouver ce qu'il a avancé dans ses observations et réflexions touchant la nature, les événements et le traitement de la peste de Marseille et d'Aix, du 10 décembre 1720,* Chez Bruyset, Paris.

CHICOYNEAU F., VERNY J., SOULLIER J. (1721a) – *Observations et réflexions propres à confirmer ce qui est avancé par Messieurs Chicoyneau, Verny et Soulier dans la relation du 10 décembre 1720 touchant la nature, les événements et le traitement de la peste de Marseille,* Chez Lecamus, Toulouse.

CHICOYNEAU F., VERNY J., SOULLIER J. (1721b) – *Relation de la peste de Marseille contenant ses symptômes, son prognostic, sa curation et celle des bubons et des charbons,* Marseille.

CHILD A. M., POLLARD M. (1992) – A review of the applications of immunochemistry to archéeological bone, *Journal of Archaeological Sciences, 19: 39–47.*

CHIRAC P. (1750) – *Traité des fièvres malignes, des fièvres pestilentielles et autres.* Paris, J. Vincent.

CHOKSY A. H. (1899) – Plague In Bombay, *The Lancet,* 153: 1580.

CHOLLET J. (1836) – Mémoire sur la peste qui a régné épidémiquement à Constantinople en 1854, et sur sa non–contagion ; suivi de quelques réflexions sur les quarantaines et les lazarets, *Gazette médicale,* 4 (57): 588.

CIPOLLA C. M. (1992) – *Contre un ennemi invisible. Epidémies et structures sanitaires en Italie de la Renaissance au XVIIème siècle.* Balland.

CLOT–BEY (1851) – *Coup d'œil sur la peste et les quarantaines à l'occasion du congrès sanitaire réuni à Paris au mois de juillet 1851,* Masson, Paris.

CLOT–BEY (1866) – Derniers mots sur la non–contagion de la peste. Masson, Paris.

CONCHE F., MELLINAND P. (199) – Marseille: rue Jean–François Leca, 9, *Bilan scientifique 1994,* Préfecture de la Région PACA, DRAC–SRA, Ministère de la Culture, 138–139.

CONCHE F. (1995) – Marseille: rue Jean–François Leca, 9, *Bilan scientifique 1995,* Préfecture de la Région PACA, DRAC–SRA, Ministère de la Culture, 159–161.

CODACCIONNI A. M. (1920) – *Epidémie de peste à Marseille en août, septembre, octobre 1919.* Thèse pour le Doctorat en Médecine. Montpellier.

COLONNA D'ISTRIA M. (1968) – *Etude épidémiologique de la peste de 1720 à Marseille.* Thèse de la Faculté de Médecine et de Pharmacie de Marseille.

CONSTANDSEE–WESTERMANN T. S., MEIHLEJOHN C. (1978) – The human skeletal material from Swifterbant, earlier Neolitic of the Northern Netherlands. I. Inventory ans demography, *Palaeohistoria,* 20: 39–89.

CONTESTIN M. (1989) – Beaucaire et la foire de la Madelaine vers 1730: l'éclosion de la prospérité, *Provence Historique,* 39: 391–406.

COSMACINI G. (1992) – *Soigner et réformer. Médecine et Santé en Italie de la Grande peste à la Première Guerre mondiale.* Paris, Payot.

COURTAUD P. (1995) – Les ensembles sépulcraux: fouille et interprétations des structures funéraires. Dossiers d'Archéologie n° 208, novembre 1995.

CRANCON S. (2002) – Issoudun: la grande épidémie du XVIIème siècle. *Archéologia,* 393: 4–5.

CRISAFULLI R. (1996) – *A Cholera Outbreak in Rural XIXth Century Sicily,* Thesis presented for completion of the Corso di Perfezionamento/European Masters in Anthropology of the Universita' degli studi di Firenze.

DAHY I. (2001) – *La Butte aux Herbes, Document Final de Synthèse.* CAV Draguignan.

DAR L., THAKUR R., DAR V. S. (1994) – India: is it plague ?, *The Lancet,* 344: 1359.

D'ARVE S. (1898) – *Le vœu de la peste à Noves 1720–*

1721: une procession historique documents, impressions et souvenirs. Aix–en–Provence.

D'ASTROS L., BONNIFAY J. (1897) – Le crâne hydrocéphale du Muséum de Longchamp, *Marseille Médical,* 34: 3–9.

D'ASTROS L., BONNIFAY J. (1924) – Le crâne hydrocéphale du Muséum de Longchamp, *Annales du Musée d'Histoire Naturelle de Marseille,* 19: 115–119.

D'ANTRECHAUX M. (1756) – *Relation de la peste de Toulon en 1721,* Paris.

DEIDIER A. (1722) – *Expériences sur la bile et les cadavres des pestiférés faite par Monsieur DEIDIER, accompagnées des lettres dudit DEIDIER, de M. MONTRESSE... et de J.–J. SCHEUZER.* Zurich.

DEIDIER A. (1726) – *Dissertation où l'on établit un sentiment particulier sur la contagion de la peste, le latin à côté.* Paris.

DEIDIER, A. (1742) – *Traité d'anatomie raisonnée du corps humain où l'on donne la manière de le disséquer,* Houry, Paris.

DE LANGERON (1722) – *Acte déclaratif de l'état présent de la santé de la ville de Marseille, & de la désinfection générale qui a été faite par ordre du Roy,* Chez Besongne, Rouen.

DELAPORTE F. (1990) – *Le savoir de la maladie: essai sur le choléra de 1832 à Paris,* P.U.F., Paris.

DE LAVIGNE R. L. (1971) – Le Peste Noire des la commune de Toulouse: le témoignage du livre des matricules des notaires. *Annales du Midi,* 83 (4): 413–417.

DELUMEAU J. (1978) – *La peur en Occident (XIVe–XIXe siècles). Une cité assiégée,* Paris, Points Seuil.

DE MERTEINS C. (1774) – *Traité de la peste contenant l'histoire de celle qui a régné à Moscou, en 1771,* Paris.

DE NOSTREDAME C. (1613) – *L'histoire et chronique de Provence,* Aix–en–Provence.

DEPIERRE G. FIZELLIER–SAUGET B. (1989) – Ouverture volontaire de la boîte crânienne à la fin du Moyen–âge et aux temps modernes, *Actes des 4e Journées Anthropologiques, Dossier de Documentation archéologique* n°13, p. 121–138, CNRS, Paris.

DEROBERT L. (1974) – *Médecine légale, CMC,* Paris: Flammarion Médecine Sciences.

DESPY G. (1976) – La Grande Peste Noire de 1348 a–t–elle touché le Roman pays de Brabant *?, In Centenaire du Séminaire d'Historie Médiévale, Université Libre de Bruxelles, Bruxelles:* 195–217.

DEVIGNAT R. (1951) – Variétés de l'espèce *Pasteurella pestis*: nouvelle hypothèse, *Bulletin de l'Organisation Mondiale de la Santé,* 1951, 4: 247–263.

DE VILLENEUVE (1826) – *Statistique du département des Bouches–du–Rhône avec atlas dédiée au Roi.* Chez Antoine Ricard, Marseille, volume 3.

DE VILLENEUVE (1829) – *Collection de discours administratifs et académiques, de notices historiques, mémoires, rapports et autres ouvres littéraires,* Marseille, chez Achard.

DEVILLIERS L. (1857) – La procession de Mons. *Annales du Cercle Archéologique de Mons,* 1: 113–158.

DEVRIENDT W., ARDAGNA Y., SIGNOLI M. (2001) – *Etude anthropologique des ossements humains découverts au lieu dit " la Butte aux Herbes "* (Draguignan, Var), UMR 6578 CNRS–Université de la Méditerranée – Service d'Anthropologie Biologique, Faculté de Médecine de Marseille, manuscrit.

DIONIS (1708) – *Cours d'opérations de chirurgie démontrés au jardin royal,* Bruxelles.

DOBSON A. (1994) – People and disease, *in The Cambridge Encyclopedia of Human Evolution,* Cambridge University Press.

DOUBLE F. J. (1831) – *Rapport sur le choléra morbus lu à l'Académie royale de Médecine le 13 novembre 1831,* Paris.

DRANCOURT M. (2000) – La peste ancienne, modèle d'étude en paléomicrobiologie, *Médecine Thérapeutique,* 6 (1): 41–45.

DRANCOURT M., ROUX V., VU DANG L., CASTEX D., CHENAL–FRANCISQUE V., OGATA H., FOURNIER P.–E., CRUBEZY E., RAOULT D. (2004) – Genotyping, Orientalis–like *Yersinia pestis,* and Plague Pandemics, *Emerging infectious Diseases,* 10 (9): 1585–1592.

DRANCOURT M., SIGNOLI M., VU DANG L., BIZOT B., ROUX V., TZORTZIS S., RAOULT D. (soumis) – *glp*D gene sequence–based detection of *Yersinia pestis* Orientalis in historical plague individuals, *Journal of Infectious Diseases.*

DUBLED H. (1969) – Les épidémies de peste à Carpentras et dans le Comtat Venaissin, *Provence Historique,* XIX: 17–48.

DUBLED H. (1981) – *Histoire du Contat Venaissin,* Carpentras.

DUBOIS M., GAFFAREL P., SAMAT J.–B. (1913) – *Histoire de Marseille,* Marseille, Ed. P. Ruat.

DUBOIS M., GAFFAREL P., SAMAT J.–B. (1928) – *Histoire de Marseille,* Marseille.

DUDAY H., COURTAUD P., CRUBÉZY É., SELLIER P., TILLIER A. M. (1990) – L'anthropologie "de terrain": reconnaissance et interprétation des gestes funéraires. *Bulletins et Mémoires de la Société d'Anthropologie de Paris,* 2 (3–4): 29–50.

DUDAY H., SELLIER P. (1990) – L'archéologie des gestes funéraires et la taphonomie. in C Masset et P. Sellier, *la Paléoanthropologie funéraire, Les Nouvelles de l'Archéologie* n° 40: 12–14.

DUDAY H. (1998) – Le charnier gaulois de Ribemont–sur–Ancre (Somme), *Etudes et Documents.* Namur, Direction de l'Archéologie: 113–119.

DUDAY H. (2005) – L'archéothanatologie ou l'archéologie de la mort, *In Objets et méthodes en paléoanthropologie sous la direction de O. Dutour, J.–J. Hublin, B. Vandermeersch,* Editions du CTHS, Paris: 153–216

DULIEU L. (1958) – Deux figures peu connues de la mission montpelliéraine à Marseille et à Aix lors de l'épidémie de peste de 1720: le médecin Jean Verny et le chirurgien Jean Soulier. *Languedoc médical,* n° 6.

DULIEU L. (1983) – *La médecine à Montpellier,* Avignon, Les Presses Universelles.

DUPÂQUIER J. (1979) – *La population rurale du Bassin parisien à l'époque de Louis XIV,* Paris, EHESS.

DUPRAT E. (1914) – Note sur la peste de 1580 à Marseille, *Annales de Provence*, pp. 67–74.

DUTOUR O. (1989) – *Hommes fossiles du Sahara: peuplements holocènes du Mali septentrional*, Paris, Edition du CNRS.

DUTOUR O., SIGNOLI M., GEORGEON E, DA SILVA J. (1994) – Le charnier de la Grande Peste de Marseille (1720–1722) de la rue Leca: données de la fouille de la partie centrale et premiers résultats anthropologiques. *Préhistoire et Anthropologie Méditerranéennes,* 3: 191–203.

DUTOUR O., SIGNOLI M., PALFI G. (1998) – How Can We Reconstruct the Epidemiology of Infectious Diseases in the Past ? In C. Greenblatt & I. Cohen, editors, *Archaeology of Emerging Diseases,* Balaban Publishers: Philadelphia, Rehovot: 241–263.

DUTOUR O., SIGNOLI M., BELLO S., PALFI G. (2000) – The palaeoepidemiology of infections diseases: new challenges, *In Proceedings of 3. Kongress der Gesellschaft für Anthropologie (GfA), Herausgegeben von M. SCHULTZ und al.,* Cuvillier Verlag Göttingen: 227–230.

DUTOUR O., ARDAGNA Y., MACZEL M., SIGNOLI M. (2003) – Epidemiology of infectious diseases in the past: Yersin, Koch and the skeletons

In C. Greenblatt & M. Spigelman editors, Emerging Pathogens: archaeology, ecology & evolution of infectious disease, Oxford University Press: 151–165.

DUTOUR O., SIGNOLI M., MACZEL M., ARDAGNA Y. (Sous Presse): Intérêt du modèle peste en paléoépidémiologie. *In LA PESTE: entre épidémies et sociétés, sous la direction de M. Signoli, D. Chevé, P. Adalian, G. Boëtsch, O. Dutour, Erga edizioni, Firenze.*

EL KORDI (1970) – *Bayeux au XVIIe et au XVIIIe siècle,* Paris: La Haye.

EMMANUELLI F. X. (1991) – Les fondements de l'Époque moderne entre Rhône et Riviera *in La Provence moderne: 1481–1800,* Rennes, Éd. Ouest-France.

ENSELME J. (1969) – Gloses sur le passage dans la ville d'Avignon de la grande mortalité de 1348. *Revue Lyonnaise de Médecine, XVIII (18): 697–710.*

ERTNER R. A., GATES S. I., WAAGNER D. C., KAYE A. D. (2003) – Smallpox and Plague as Agents of Bioterrorism. Seminars in Anesthesis, perioperative Medecine and Pain, 22 (4): 247–257.

EXPILLY (1768) – *Dictionnaire géographique, historique et politique des Gaules,* Paris.

FABRE A. (1829) – *Histoire de Marseille,* Marseille, Ed. Marius Olive.

FABRI DE PEIRESC N. C. (s. d.) – *Histoire abrégée de Provence et autres textes.* Édition commentée et annotée par J. Ferrier et M. Feuillas, 1982, Avignon, Éd. Aubanel.

FAZEKAS I. G., KOSA F. (1978) – *Forensis fetal osteology,* Budapest, Akadémiai Kiado.

Fazzini G. (2004) – Venezia–Isola del lazzaretto Nuove, *Archeo Venezia,* XIV, suppl 1–4.

FELDESMAN M. R. (1992) – Femur/Stature Ratio and Estimates of Stature in Children, *American Journal of Physical Anthropology* 87: 447–459.

FERBER D. M., BRUBAKER R. R. (1981) – Plasmids in *Yersinia pestis. Infect. Immun.* 31: 839–841.

FEREMBACH D., SCHWIDETZKY I., STLOUKAL M. (1979) – Recommandations pour déterminer l'âge et les sexe sur le squelette. *Bull. et Mém. de la Soc. d'Anthrop. de Paris,* 6, série XIII: 7–45.

FIGARELLA J. (1979) – *Jacques Daviel, Maître Chirurgien de Marseille, Oculiste du Roi (1693–1762),* Marseille.

FILIPPINI J.–P. (1989) – Informations et stratégie des magistrats de la santé de la Méditerranée face à la peste au XVIIIe siècle, *in Maladies et société (XIIe–XVIIIe siècles), actes du Colloque de Bielefeld, novembre 1986,* Paris, Éd. du CNRS.

FLEURY M., HENRY L. (1985) – *Nouveau manuel de dépouillement et d'exploitation de l'état civil ancien,* Paris, INED.

FRACASTOR (1546) – *De contagione et contagiosis morbis et eorum curatione,* Venise.

FULCHERI E. (1995) – Immunohistochemistry: a new outlook in histopaleopathology. *J. Biol. Res. Soc. Ital. Biol. Sper., 71: 105–110.*

GAFFAREL P. et DURANTY Mqs (1911) – *La peste de 1720, à Marseille et en France,* Paris.

GAGNIERE S. (1936) – Les souvenirs de la peste dans les environs d'Avignon. *Cahiers de Pratique Médico–Chirurgicale*, Avignon, 6: 231–242.

GALIMAND M., GUIYOULE A., GERBAUD G., RASOAMANANA B., CHANTEAU S., CARNIEL E., COURVALIN P. (1997) – Multidrug Resistance in *Yersinia pestis* Mediated by a Transferable Plasmid, *New England Journal of Medecine,* 337 (10): 667–680.

GAMBARO L., RIGEADE C., DE PIERO M., ARDAGNA Y., GOBBO V., BUCHET L., FOZZATI L., DRUSINI A., SIGNOLI M. (sous presse) – *La fouille de l'île du Lazzareto Vecchio de Venise: premières données In LA PESTE: entre épidémies et sociétés, sous la direction de M. Signoli, D. Chevé, P. Adalian, G. Boëtsch, O. Dutour, Erga edizioni, Firenze.*

GANAY M. (1933) – L'Observance et les observantins de Marseille, *Bull. conf. soc. stat.*, 1–2.: 286–287.

GAVET J. (1722) – *Traité de la peste ou conjectures physiques sur sa nature et ses causes,* Chez Bruyset, Lyon.

GARNOT B. (1988) – *La population française aux XVIe, XVIIe, XVIIIe siècles,* Éd. Ophrys.

GENSINI G. F., YACOUB M. H., CONTI A. A. (2004) – The concept of quarantine in history: from plague to SARS, *Journal of Infection*, 49: 257–261.

GENOVES S. (1959) – L'estimation des différences sexuelles dans l'os coxal: différences métriques et différences morphologiques, *Bull. Mém. de la Soc. d'Anthrop. de Paris*, 10: 3–95.

GEORGES P. (1997) – *L'ossuaire médiéval du clos des Cordeliers de Sens (Yonne),* DEA en Anthropologie, Université de Bordeaux I.

GILBERT M. T. P., CUCCUI J., WHITE W., LYNNERUP N., TITBALL R. W., COOPER A., PRENTICE M. B. (2004) – Absence of *Yersinia pestis*–specific DNA in human teeth from five European excavations of putative plague victims. *Microbiology, 150: 341–354.*

GIRARD G., ROBIC J. (1934) – Vaccination contre la peste au moyen d'une souche de bacilles de yersin, vivants, de virulence atténuée. *Bulletin de l'Académie de Médecine,* 61 (24): 1–6.

GIRARD G. (1959) – Documentation inédite sur les premières applications à l'homme du virus–vaccin antipesteux, *Bulletin de la Société de Pathologie Exotique*, 52 (6): 712–716.

GIRAUD (1721) – *Journal historique de la peste de 1720,* Paris.

GOIFFON J. B. (1721) – *Observations faites sur la peste qui règne à présent à Marseille et dans la Provence,* Lyon.

GOIFFON J. B. (1722) – *Relation et dissertation sur la peste du Gévaudan, dédiée à Mgr le Maréchal de Villeroy,* Lyon.

GOUBERT P., ROCHE D. (1984) – *Les Français et l'Ancien Régime*. A. Colin, Paris.

GOWLAND R., CHAMBERLAIN A. (2005) – Detecting plague: palaeodemographic characterisation of a catastrophic death assemblage, *Antiquity,* 79 (303): 146–157.

GRAINGER I., DUNCAN H., FALCINI P., MILLS P. (1988) – Excavations ao the Royal Mint site 1986–1988, *Lond A.* 5: 429–436.

GRAS P. (1939) – Le registre paroissial de Givry (1334–1357) et la Peste noire en Bourgogne. Bibliothèque de L'Ecole des Chartes, 50: 295–309.

GRAY G. D. (1911) – A report on the septicaemic and pneumonic plague outbreak in Manchuria and North China, *The Lancet*, 11: 1152–1162

GRIGORIEV E. (2001) – *Étude démographique de deux populations historiques (Aubagne et Cassis, Bouches–du–Rhône): impacts des crises démographiques,* Mémoire de D.E.A., option Anthropologie biologique, Université de la Méditerranée, Faculté de Médecine de Marseille.

GRMEK M. D. (1959) – Quarantaine à Dubrovnik, Symposium Ciba 7 (1): 30–33.

GRMEK M. D. (1994) – *Les maladies à l'aube de la civilisation occidentale,* Editions Payot et Rivages, Paris.

GUENIOT–LE MINOR G. (1981) – *La peste des chiffonniers à Paris en 1920.* Thèse pour le doctorat en Médecine, Paris VI.

GUIART J. (1911) – Les applications de la géographie médicale à l'étude de la peste pneumonique. *La Semaine Médicale*, 31–37.

GUIART J. (1937) – Le peste reviendra–t–elle ?. *Revue d'Hygiène et de Médecine Préventive,* 59 (4): 241–247.

GUIGNIER M. (1997) – Les *sépultures de « catastrophe » du IXème–XIème siècles à Sens (Yonne)* ; Approche historique, anthropologique et biologique, DEA en Anthropologie, Université de Bordeaux I.

GUILLAUME P., POUSSOU J.–P. (1970) – *Démographie historique,* Paris, éditions Armand Collin, collection U.

GUILLERE C. (1995) – Nouvelles recherches sur les épidémies à la fin du XIVème siècle: l'exemple de Vic (Catalogne) la mortalité de 1372 à 1407, , *In Guyotjeannin (dir.), Population et démographie au Moyen Age, Actes du 118ème Congrès national des Sociétés Historiques et Scientifiques, 1993, Editions du CTHS*: 111–117.

GUILLON M. (1997) – *Anthropologie de terrain et paléodémographie: études méthodologiques sur les grands ensembles funéraires. Applications au cimetière médiéval de Tournedos–Portejoie (Eure).* Thèse d'Anthropologie de l'Université de Bordeaux.

GUZZO P. G. (1995) – Les cites du Vésuve, récentes découvertes, *Archéologia,* 318: 38–47.

HAAS V. H. (1959) – When bubonic plague came to Chinatown, *American Journal of Tropical Medicine and Hygiene*, 8 (2): 141–147.

HADDAD C., VALERO A. (1948) – Streptomycine in bubonic plague. *British Medical Journal* 29: 1026–1027.

HANDSCHUMACHER P., DUPLANTIER J. M., CHANTEAU S. (2000) – La résurgence de la peste à Madagascar: une maladie centenaire à l'épreuve de l'histoire et de l'écologie, *Population et développement,*2: 195–208.

HARPES J. (1952) – *La peste au pays de Luxembourg: essai historique et médical,* Editions Linden, Luxembourg, 108 p.

HARRIS S. H. (1994) – *Factories of Death: Japanese Biological Warfare 1932–1945 and the American Cover–up.* New–York: Random House.

HAUSFATER P., BOSSI P. (2005) – Risques bactériologiques, *EMC–Médecine* 2: 107–125.

HAWKINS D. (1990) – The Black Death and the new London cemeteries of 1348. *Antiquity,* 60: 637–642.

HECQUET P. (1722) – *Traité de la peste*, chez Guillaume Cavelier, Paris.

HENDERSON J. (1986) – *Epidemics in Renaissance Florence: medical theory and government response,* Paris, Editions du CNRS.

HERSHKOVITZ I., LATIMER B., DUTOUR O., JELLEMA L.M., WISH–BARATZ S., ROTHSCHILD C., ROTHSCHILD B.M. (1997) – Why do fail in aging the skull from the Sagittal Suture ?, *American Journal of Physical*

Anthropology, 103: 393–399.

HIBBOTT Y. (1969) – "Bonaparte Visiting the Plague-stricken at Jaffa" by Antoine Gros (1771–1835). *British Medical Journal,* 1: 501–502.

HILDESHEIMER F (1978) – Prévention de la peste et attitudes mentales en France au XVIIIe siècle, *Revue historique,* CCLXV/1: 65–79.

HILDESHEIMER F (1980 a) – *Le bureau de santé de Marseille sous l'Ancien Régime, le renfermement de la contagion,* Marseille.

HILDESHEIMER F (1980 b) – La protection sanitaire des côtes françaises au XVIIIe siècle, *Revue d'Histoire moderne et contemporaine*: 443–467.

HILDESHEIMER F (1987) – Le poids de la peste, *in actes du colloque "Foi chétienne et milieux maritimes (XVe – XXe siècles),* 23–25 septembre 1987, Paris, Collège de France: 11–18.

HILDESHEIMER F (1993) – *Fléaux et société: de la Grande Peste au choléra, XIVe–XIXe siècles,* Paris, Hachette.

HILDESHEIMER F., GUT C. (1993) – *L'assistance hospitalière,* Éd. Publisud, Paris.

HINNEBUSCH J., SCHAN T. G. (1993) – New method for plague surveillance using polymerase chain reaction to detect *Yersinia pestis* in fleas. *J. Clin. Microbiol.* 31: 1511–1514.

HOLLINGSWORTH M.F., HOLLINGSWORTH T.H. (1971) – Plague mortality rate by age and sex in the parish of St Botolph's without Bishopsgate, London, 1603, *Population Studies*, XXV/1, mars 1971: 131–146.

HORNSTEIN F. (1992) – *Peste et choléra: notions actuelles et historiques ; aspect culturel à travers la dévotion à Saint–Roch,* Doctorat de médecine Lille 2, 92LIL2P007.

HOWARD–JONES N. (1975) – Kitasato, Yersin and the Plague Bacillus, *Clio Medica*, 10 (1): 23–27.

HOYME L.E.St. (1984) – Sex differenciation in the posterior pelvis, *Coll. Anthrop.*, 8: p. 139–153.

INGELMARK B. (1939) – *Armour from the Battle of Wisby 1361,* Stockholm, Kungl. Vitterhets Historie Och Antikvitets Akademien.

INGLESGY T. V., DENNIS D. T., HENDERSON D. A. (2000) – Plague as a biological weapon: medical and public health management. Working Group on Civilian Biodefense, *JAMA, 282: 2281–2290.*

ISCAN M.Y. (1989) – *Age markers in the human skeletons.* Springfield: C. Thomas.

JACOB JOHN T. (1994) – India: is it plague ?, *The Lancet*, 344: 1359–1360.

JEANCARD R. (1950) – La grande Peste de 1580 à Cannes, *Provence Historique*, t. I, pp. 190–201.

JIGA C. (1957) – La peste de 1709–1711 et de 1717–1720 à Brasov dans les chroniques et documents contemporains, *Istoria Medicinei, Studi si Cercetari,* Bucarest, 72–87.

JOHNSSON J. W. S. (1928) – *La peste de 1763 en Dalmatie,* Zara.

JOLTRAIN E. (1921) – La peste à Paris. Etude épidémiologique et clinique. *Le Journal Médical Français,* X (2): 67–71.

JOUET R. (1972) – Autour de la Peste Noire en Basse–Normandie au XIVème siècle: une méthode d'investigation, *Annales de Normandie*, 22 (4): 265–276.

JOYCE J. (1955) – La peste de Marseille de 1720–1721 vue par les Anglais, *Provence Historique*, V: 146–154.

JULLIEN L. G. (1893) – *Notions historiques sur l'ordre des anciens observantins à Marseille.* Manuscrit, Archives Communales. Marseille. Bulletin de la Bibliothèque du Vieux Marseille, n° 279.

JVINSKIS J. (1959) – La peste en Lituanie, *Encyclopédie Lituanienne*, Boston, 17: 272–276.

KAROLY L. (1999) – The 1739–1740 Plague Epidemic in County Tolna, *Orv. Hetil.*, 140 (34): 1895–1897.

KITASATO S. (1894) – The bacillus of bubonic plague, *Lancet*, 325.

KIRCHER A. (1659) – *Scrutinium Physico–Medicum Pestis,* Leipzig.

KRISHNA G., CHITKARA R. K. (2003) – Pneumonic plague. *Semin. Respir. Infect.*, 18: 159–167.

KUPFERSCHMIDT H. (1997) – History of the epidemiology of plague: changes in the understanding of plague epidemiology since the discovery of the plague pathogen in 1894, *Antimicrobics and Infectious Diseases Newsletter*, 16(7): 51–53

LAFORÊT (1863) – *La peste de 1720,* Avignon.

LAGRANGE L. (1868) – *Pierre Puget. Peintre, sculpteur, architecte, décorateur de vaisseaux*, Paris.

LALYS L. (2002) – *Biométrie radiologique de l'avant–bras et de la main, appliquée à l'estimation de l'âge des individus immatures.* Thèse d'Université, option Anthropologie Biologique, Université de la Méditerranée, Faculté de Médecine de Marseille.

LAMANDIN H. (1978) – Critère dentaire pour appréciation d'âge: étude de la translucidité et des canalicules, intérêt en odontostomatologie légale. *Revue d'Odonto–Stomatologie*, VII (2): 11–119.

LANCISI J. M. (1709) – *De subitaneis mortibus,* Rome.

LE BOT–HELLY A., HELLY B. (1990) – La fouille de la Place Camille–Jouffray ; *In BARATTE F., LE BOT–HELLY A., HELLY B., DEPASSIOT M. C., LANGLET V.: Le trésor de la Place Camille Jouffray à Vienne (Isère). 50e supplément à Gallia. Editions du CNR:. 10–24.*

LEBRUN F. (1997) – La puissance et la guerre ; 1661–1715, *in Nouvelle histoire de la France Moderne,* t. 4, Paris, Seuil, coll. Points.

LEDERMAN S. (1969) – Nouvelles tables–types de mortalité. Paris: INED, *Travaux et documents*, n° 53.

LEGER M., BAURY A. (1923) – Vaccination contre la peste par la voie buccale. *Bulletin de la Société de Pathologie Exotique,* 7: 469–475.

LE GLAUNEC A. (1972) – *A propos d'un cas de peste bubonique récemment importé à Paris*, Thèse de Médecine, Université René Descartes, Faculté de Médecine Necker, Paris.

LE HORS P. (1989) – *Etude de la population inhumée de*

*Notre–Dame–du–Bourg, XIV*ème *– XVII*ème *siècles (Dignes–les–Bains, Alpes de Haute–Provence: données anthropologiques et données documentaires,* DEA Université de Nice.

LEONETTI, G., SIGNOLI, M., PELISSIER A. L., CHAMPSAUR P., HERSHKOVITZ, I., BRUNET C., DUTOUR, O. (1997a). – Evidence of pins implantation as a means of verifying death during the Great plague of Marseilles (1722). *Journal of Forensic Sciences.* 42 (4): 742–746

LÉONETTI G., SIGNOLI M., HERSHKOVITZ I., LATIMER B., TERVÉ J. – P., JELLEMA L., CIANFARANI F., DUTOUR O. (1997b) – Variation de l'angle sphénoïdal du crâne humain en fonction du vieillissement, *Comptes Rendus de l'Académie des Sciences de Paris,* t. 320, série II a: 943–947.

LINK V. B. (1975) – *A history of Plague in the United States of America,* Public Health Monograph, 26.

LIPSON L. G. (1972) – Plague in San Fransisco in 1900, *Annals of Internal Medicine*, 77: 303–310.

LISTER J. (1867) – On the antiseptic principle in the practice of surgery, *The Lancet,* 90: 353–356.

LISTON M. A., BAKER B. J. (1996) – Reconstructing the massacre at Fort William Henry, New York, *International Journal of Osteoarchaeology,* 6 (1): 28–41.

LOWRY J. H. (1883) – True bubonic plague in south China, *The Lancet,* 122: 479.

LOWSON J. A. (1895) – Notes on the plague in China, *The Lancet,* 146: 199.

LUCENET M. (1985) – *Les grandes pestes en France,* Paris, Aubier.

LYNNERYP N. (1992) – *Anthropological Report on Human Remains from Vodroffsgaard, Copenhagen, AS 3/92.* On file at the Laboratory of Biological Anthropology, University of Copenhagen, Copenhagen, Denmark.

MACZEL M. (2003) – *« On the Traces of Tuberculosis »: Diagnostic Criteria of Tuberculous Affection of the Human Skeleton and Their Application in Hungarian and French Anthropological Series,* Doctorat de l'Université de la Méditerranée, Aix–Marseille II, spécialité Anthropologie biologique.

MAFART B., BRISOU P., BERTHERAT E. (2004) – Epidémiologie et prise en charge des épidémies de peste en Méditerranée au cours de la Seconde Guerre mondiale, *Bulletin de la Société de Pathologie Exotique,* 97 (4): 306–310.

MAGROU E. (1946) – Epidémie de peste bubonique à Ferryville (Tunisie) – Traitement par la sulfadiazine. *Revue de Médecine Navale,* 1 (2): 105–121.

MAGYAR L. A. (sous presse) – The Sources of István Weszprémi's Tentamen de inoculanda peste (1755), *In LA PESTE: entre épidémies et sociétés, sous la direction de M. Signoli, D. Chevé, P. Adalian, G. Boëtsch, O. Dutour, Erga edizioni, Firenze.*

MALLET E. (1835) – Notice sur les anciennes pestes de Genève, *Annales d'hygiène publique et de médecine légale,* XIV (2): 206

MARIEL C., ALEXANDRE M. (1997) – La peste d'Athènes: guerre et poux, *La Presse Médicale,* 26 (4): 169–171.

MARTIN M. (1911) – *Les bureaux de santé de la ville de tarascon pendant les épidémies de peste de 1628–1629, 1640, 1650 et 1720–1721.* Marseille.

MARTIN R., SALLER K. (1957) – *Lehrbuch der Anthropologie,* Stuttgart, Fisher Verlag, tome I.

MASSET C. (1982) – *Estimation de l'âge au décès par les sutures crâniennes.* Thèse de Sciences Université de Paris–VII.

MASSET C. (1985) – Influence du sexe et de l'âge sur la conservation des os humains, *In l'Homme, hier et aujourd'hui, recueil d'études en hommage à André Leroi–Gourhan, Paris, Cujas.*

MASSET C. (1990) – Où en est la paléodémographie ? *Bull. Mém. Soc. Anthrop. Paris,* 2 (3–4): 109–122.

MASSON–BESSIERE Christine (1991) – *L'expérimentation animale d'un professeur en médecine de l'université de Montpellier, Antoine Deidier, pendant la peste de Marseille en 1720,* Ecole vétérinaire, Paris.

MASY, P. (1995) – Quatre cas d'ouverture volontaire de la boîte crânienne dans des sépultures médiévales tardives ou postmédiévales. *Bulletin des Chercheurs de la Wallonie,* XXXV: 79–101.

MAZARAKY G. (1901) – *Le rôle des rats dans la propagation de la peste.* Thèse de Médecine, Faculté de Médecine de Paris.

MELLINAND P. (1994) – Marseille, 9 rue Jean–François Leca, *DFS de sauvetage urgent 16 Mars – 15 Juin 1994.* Rapport AFAN.

MERY L., GUINDON F. (1847) – *Histoire analytique et chronologique des actes et des délibérations du Corps et du Conseil de la municipalité de Marseille, depuis le Xe siècle jusqu'à nos jours,* Marseille.

METIN L. (1900) – *La peste de Porto,* Imprimerie Nationale, Paris.

MIGNACCO A.–M., GUENOT M., TZORTZIS S., SIGNOLI M (sous presse) – A propos d'une relation inédite sur l'épidémie de peste de 1720, à Martigues. *In LA PESTE: entre épidémies et sociétés, actes du colloque de Marseille 23–26 juillet 2001, sous la direction de M. Signoli, D. Chevé, P. Adalian, G. Boëtsch, O. Dutour, Erga edizioni, Firenze.*

MILANESI C. (1991) – *Mort apparente, mort imparfaite. Médecine et mentalités au XVIIIe siècle,* Bibliothèque scientifique Payot, Paris, 268 pages.

MILES A.E.W. (1963) – The dentition in the assestment of individual age in skeleton material. *Dental Anthropologie, Pergamon Press*: 191–209.

MILKE M. (2004) – Plague in Sydney and its solid waste lessons, *Waste Management,* 24: 321–323.

MILLS P. (1985) – The Royal Mint: First Results, *Lond A.* 5: 69–77.

MOLLARET H. H., KARIMI Y., EFTEKHARI M., BALTAZARD M. (1963) – La peste de fouissement. Bulletin de la Société de Pathologie Exotique, 56: 1186–1193.

MOLLARET H. H., BROSSOLLET J. (1968) – *A propos*

des " pestiférés de Jaffa" de A. Gros. Jaarboeck Koninklijk Museum voor Schone Kunsten Antwerpen, Anvers:263–308.

MOLLARET H. H. (1969) – L'Arche d'Alliance et la maladie des Philistins, *La Presse Médicale,* 77 (55): 2111–2114.

MOLLARET H. H., BROSSOLLET J. (1985) – *Alexandre Yersin ou le vainqueur de la peste,* Paris, Fayard.

MOLLARET H. H. (1997) – Les grands fléaux, *in Histoire de la pensée médicale en Occident: de la Renaissance aux Lumières sous la direction de M. D. Grmek,* Paris, Éd. Seuil, 2: 253–278.

MOLLAT M. (1963) – Note sur la mortalité à paris au temps de la Peste Noire d'après les comptes de l'œuvre de Saint–Germain–l'Auxerrois, *Le Moyen Age, livre jubilaire,* 505–527.

MONGES J., ROUSLACROIX J. (1921) – Aperçu clinique des épidémies de peste de 1919 et 1920. *Marseille Médical 58,* 13: 577–586

MONOT E. (1895) *Les bourgeois de Lons–le–Saunier et la peste de 1720: comment on se protégea à Lons–le–Saunier contre la peste de Marseille,* Declume, Lons–le–Saunier.

MOREAU N. (1996) – Données de l'archéologie funéraire, In Reynaud P. (Dir.). *Les Fédons (Lambesc).* Rapport anthropologique, Fouille AFAN, 48–58.

MOREAU N., DUDAY H., CASTEX D., REYNAUD P. (2005) – Les gestes funéraires, *In Bizot B., Castex D., Reynaud P., Signoli M. (Dir.), La saison d'une peste (avril – septembre 1590): le cimetière des Fédons à Lambesc,* CNRS Editions, Paris, 37–44..

MOURRE C, (1963) – La peste de 1720 à Marseille et les Intendants du Bureau de Santé, *Provence historique,* XIV: 135–159.

MULLETT C. F. (1956) – *The Bubonic Plague and England: an Essay in the History of Preventive Medecine,* University of Kentucky Press, Lexington.

NAGY L. (1981) – The Plague Epidemic of Pecs in 1713, *Orv. Hetil.,* 122 (40): 2488–2490.

NECKER S. (1790) – *Des inhumations précipitée,* Paris, Imprimerie Royale.

NEMESKERI J. (1963) – Die spätmittelalterliche Bevôlkerung von Fonyod, *Anthropologia Hungarica,* 6.

NOORRIS J. (1977) – East or West ? The geographic origin of the Black Dead, *Bull. Hist. Med.,* 51: 1–24.

OLIVIER G. (1960) – *Pratique anthropologique*, Paris, Vigot.

OLIVIER G. (1965) – *Anatomie anthropologique*, Paris, Vigot.

OLIVIER G., TISSIER H. (1975) – Détermination de la stature et de la capacité crânienne, *Bulletins et Mémoires de la Société d'Anthropologie de Paris,* t. 2, série XIII: 1–11.

OLIVIER G., DEMOULIN F. (1976) – *Pratique anthropologique à l'usage des étudiants,* Université de Paris VII.

OLIVIER G. AARON C. FULLY G. TISSIER G.. (1978) – New Estimation of Stature and Cranial Capacity in Modern Man, *Journal of Human Evolution,* 7: 513–518.

ORGANISATION MONDIALE DE LA SANTÉ (1974) – La peste en 1973, *Relevé Épidémiologique Hebdomadaire,* Genève, 30: 253–254.

ORGANISATION MONDIALE DE LA SANTÉ (1976) – La peste humaine en 1975, OMS, *Relevé Épidémiologique Hebdomadaire,* Genève, 30: 237–239.

ORGANISATION MONDIALE DE LA SANTÉ (1980) – La peste humaine en 1979, OMS, *Relevé Épidémiologique Hebdomadaire,* Genève, 32: 241–244.

ORGANISATION MONDIALE DE LA SANTÉ (1994) – La peste humaine en 1992, OMS, *Relevé Épidémiologique Hebdomadaire,* Genève, 2: 8–10.

ORGANISATION MONDIALE DE LA SANTÉ (1997) – La peste humaine en 1995, OMS, *Relevé Épidémiologique Hebdomadaire,* Genève, 72: 341–348.

ORGANISATION MONDIALE DE LA SANTÉ (2005a) – La peste humaine en 2002 et 2003, OMS, *Relevé Épidémiologique Hebdomadaire,* Genève, 79: 301–308.

ORGANISATION MONDIALE DE LA SANTÉ (2005b) – *La peste,* OMS, *Relevé Épidémiologique Hebdomadaire,* Genève *80: 138–139.*

OTTOSSON P. G. (1989) – Fear of the plague and the burial of plague victims in Sweden 1710–1711, Maladie et Société (XIIème–XVIIIème siècles), *Actes du Colloque de Bielefeld*, Editions du CNRS, Paris: 375–392.

PAABO S. (1993) – Ancient DNA. *Scientific American*, 269 (5): 86–92.

PANZAC D. (1986) – *Quarantaines et lazarets, l'Europe et la peste d'Orient,* Aix–en–Provence, Edisud.

PAOLI J.–M. (1971) – *Martigues au XVIIIe siècle: un déclin,* Mémoire de Maîtrise, Université de Provence, Aix–en–Provence.

PAPON (1786) – *Histoire générale de Provence dédiée aux États,* Paris, tome IV.

PAPON (1800) – *De la peste ou les époques mémorables de ce fléau, et les moyens de s'en préserver,* Paris.

PARADIN G. (s. d.) – *Journal publié par M. d'Aigueperse,* chez Léon Boitel, Lyon.

PARKHILL J., WREN B., THOMSON N.,. TITBALL R, HOLDEN M., PRENTICE M., SEBAIHIA M., JAMES K., CHURCHER C., MUNGALL K., BAKER S.,. BASHAM D, BENTLEY S., BROOKS K., CERDEÑO–TÁRRAGA A., T. CHILLINGWORTH, A. CRONIN, R. DAVIES, P. DAVIS, G. DOUGAN, T. FELTWELL, N. HAMLIN, S. HOLROYD, K. JAGELS, A. KARLYSHEV, S. LEATHER, S. MOULE, P. OYSTON, M. QUAIL, K. RUTHERFORD, M. SIMMONDS, J. SKELTON, K. STEVENS, S. WHITEHEAD, B. BARRELL (2001) – Genome sequence of *Yersinia pestis*, the causative agent of plague, *Nature* 413, 523–527.

PARRENNE B. (1983) – *La troisième pandémie de peste (de 1894 à nos jours): historique et incidence humaine pays par pays.* Thèse de médecine, Université R. Descartes, Faculté de médecine de Cochin–Port–Royal, paris

PATTISON J. E. (2003) – Effect of the Bubonic Plague Epidemic on Inbreeding in 14th Century Britain, *American journal of Human Biology, 15: 101–111.*

PERRY R D, FETHERSTON J D. (1997) – *Yersinia pestis,* etiologic agent of plague. *Clinical and Microbiological Review,* 10: 35–66.

PEPYS S. (1987) – *Journal,* Paris, Éd. Mercure de France (édition de 1987).

PESTALOZZI J. J. (1721) – *Avis de précaution contre la maladie contagieuse de Marseille, qui contient une idée complète de la peste, avec des moyens préservatifs et curatifs...* Chez Bruyset, Lyon.

PETTENATI–SOUBAYROUX I., SIGNOLI M., DUTOUR O. (2002) – Sexual Dimorphism in teeth: Discriminatory effectiveness of permanent lower canine size observed on XVIIIth osteological series, *Forensic Science International,* 126 (3): 227–232.

PETTENATI–SOUBAYROUX I., SIGNOLI M., DUTOUR O. (sous presse) – Exemple d'anomalies de structure de l'organe dentaire: Charnier de l'Observance, Grande Peste de Marseille (1720–1722). *In LA PESTE: entre épidémies et sociétés, sous la direction de M. Signoli, D. Chevé, P. Adalian, G. Boëtsch, O. Dutour, Erga edizioni, Firenze.*

PEYSONNEL J. (1722) – *Dissertation sur le opinions anciennes et nouvelles touchant la peste,* Marseille.

PICHATTY DE CROISSAINTE (1721) – *Journal abrégé de ce qui s'est passé en la Ville de Marseille, depuis qu'elle est affligée de la contagion.* Paris.

PITTON J. S. (1666) – *Histoire de la ville d'Aix capitale de la Provence contenant tout ce qui s'y est passé de plus mémorable dans son état politique, depuis sa fondation jusque en l'année 1665,* Aix.

PLINE L'ANCIEN, *Histoire Naturelle, livre VII,* texte établi, traduit et commenté par Robert Schilling, Paris, les Belles Lettres, 1977.

POLGREEN P. M., HELMS C. (2001) – Vaccines, biological warfare and bioterrorism. *Immunizations, 28: 807–821.*

POPLIN F. (1976) – A propos du nombre de restes et du nombre d'individus dans les échantillons d'ossements, *Cahier du Centre de Recherches Préhistoriques,* 5: 61–74.

POUSSOU J.–P. (1978) – Les hommes *in Histoire économique et sociale du monde sous la direction de P. Léon ; t. II: les hésitations de la croissance 1580–1740,* Paris, Éd. Colin.

PUSCH C. M., RAHALISON L., BLIN N., NICHOLSON G. J., CZARNETZKI A. (2004) – Yersinia F1 antigen and the cause of Black death, *The Lancet, Infectious Diseases,* 4: 484–485.

RAFI A., SPIGELMAN M., STANFORD J., LEMMA E., DONOGHUE H., ZIAS J. (1994) – Mycobacterium leprae DNA from ancient bone detected by PCR. *Lancet* 343, 1360–1361.

RAOULT D, ABOUDHARAM G, CRUBEZY E, LARROUY G, LUDES B, DRANCOURT M; (2000) – Molecular identification by « suicide PCR » of *Yersinia pestis* as the agent of medieval black death, *Proc Natl Acad Sci U S A, 97:12800–12803.*

RAOULT D., DUTOUR O., HOUHAMDI L., JANKAUSKAS R., FOURNIER P.–E., ARDAGNA Y., DRANCOURT M., SIGNOLI M., DANG LA V., MACIA Y., ABOUDHARAM G. (2006) – Evidence for Louse–Transmitted Diseases in Soldiers of Napoleon's Grand Army in Vilnius. *Journal of Infectious Diseases, 193: 112–120.*

RASOAMANANA B., COULANGES P., MICHEL P., RASOLOFONIRINA N. (1989) – Sensibilité de *Yersinia pestis* aux antibiotiques, *Archives de l'Institut Pasteur de Madagascar,* 56: 37–53.

RASOAMANANA B, DROMIGNY JA, DUPLANTIER JM, RATSIMBA M, CHANTEAU S. (1998) – Surveillance bactériologique et sérologique de la peste murine dans la ville d'Antananarivo. *Archives Institut Pasteur de Madagascar* 64: 21–24.

RAUFAST C., REYNAUD G. (1981) – Le dénombrement général de 1702: quelques enseignements sur les personnes, les ménages, les rues de Martigues, *in Quatrième centenaire de l'union des trois quartiers de Martigues,* Villes de Martigues et Fédération Historique de Provence éditeurs.

RENOUARD Y. (1948) – Conséquences et intérêt démographique de la peste noire de 1348, *Population,* 3: 459–466.

REIMANN D., DÜWEL K., BARTEL A. (2000) – Vereint in den Tod–Doppelgrab 166/167 aus Aschheim. *In Bayerisches Landesamt für Denkmalpflege und Gesellschaft für Archäologie in Bayern, editors, Hrsg. Das archäologische Jahr in Bayern 1999. Stuttgart: Konrad Theiss verlag: 83–85.*

REYNAUD F. (1987) – Du Comté au Royaume (1423–1596), *dans Histoire de Marseille, sous la directions d'É Baratier,* Éd. Privat.

REYNAUD P. (1996 a) – Présentation du site des Fédons, *in D.F.S. de l'opération archéologique effectuée sur Lambesc dans le cadre des fouille A.F.A.N. sur le tracé T.G.V. ligne 5 – Secteur I: Avignon–Marseille:* 4–7.

REYNAUD P., MOREAU N., MAURIN M., DUCOUT G., MORETTI J.–P., THIEBAUX R. (1996b) – *Lot 32: Lambesc/Les Fédons, (Bouches–du–Rhône). TGV Ligne 5 – secteur I: Avignon – Marseille. Rapport d'évaluation.* Aix–en–Provence: AFAN.

RICARD A. (1883) – Ce qu'on disait à Paris pendant la peste de Marseille, *Annales de Provence,* 2 (9): 188–194.

RIGAUD P. (1996) – La saison d'une peste: printemps–été 1590, *in D.F.S. de l'opération archéologique effectuée sur Lambesc dans le cadre des fouille A.F.A.N. sur le tracé T.G.V. ligne 5 – Secteur I: Avignon–Marseille:* 8–31.

RIGAUD P. (2005) – L'infirmeri du quartier de Farrio / les Fédons dans les sources écrites, *In Bizot B., Castex D., Reynaud P., Signoli M. (Dir.), La saison d'une peste (avril – septembre 1590): le cimetière des Fédons à Lambesc,* CNRS Editions, Paris: 19–36.

RIGEADE C., TZORTZIS S., BIZOT B., SIGNOLI M. (2005) – Les ensembles funéraires en relation avec les épidémies de peste, *In 15 ans d'Archéologie en Provence–Alpes–Côte d'Azur sous la direction de X. Delestre, Ministère de la culture et de la Communication, Edisud, Aix–en–Provence, 200–207.*

RIGEADE C., SIGNOLI M. (2005) – Les sépultures de catastrophe: une gestion originale des cadavres en temps de crises démographiques, *Sociologie et Santé,* 22: 116–131.

RINGBOEL BITSCH B. (1991) – *Archaeological excavation Report "Vodroffsgaard", KBM 836.* On file at Copenhagen City Museum, Copenhagen, Denmark.

RIQUET R. (1953) – La population des grottes de Baye, *Bulletins de la Société d'Anthropologie de Paris, 10 (4): 45–67.*

ROUX P–H (1754) – *Relation succinte de ce qui s'est passé à Marseille pendant la peste de 1720–1722,* Marseille.

RUFFI A. (1642) – *Histoire de la Ville de Marseille contenant tout ce qui s'est passée de plus mémorable depuis sa foncation, durant le temps qu'elle a esté République et sous la domination des Romains, Bourguignons Wisigoths Ostrogoths, Roys de Bourgongne, Vicomtes de Marseillen Comtes de Provence, et de nos Roys Très–Chrestiens,* Marseille.

SAINT–OLIVE P. (1913) – *La "Grande Mortalité" en Bresse et en Bugey (1348–1350),* Grenoble et Lyon.

SALO W. K., AUFTERHEIDE A. C., BUIKSTRA J., HOLCOMB T. A. (1994) – Indentification of Mycobacterium tuberculosis DNA in a pré–Columbian Peruvian mummy. *Proc. Natl. Acad. Sci. USA* 91, 2091–2094.

SALOMON A. (1913) – Le charnier gaulois de Moeuvres (Nord). *Bulletin de la Société de Préhistoire Française,* 319–322.

SAMOÏLOWITZ D. (1783) – *Mémoire sur la peste qui en 1771 ravagea l'Empire de Russie, surtout Moscou, la capitale.* Paris, Le Clerc.

SANGUY C. (1945) – Rapport sur l'épidémie de peste survenue à Casablanca en 1944, *Archives de l'Institut Pasteur du Maroc* 3 (5): 355–381.

SANKALE M. (1945) – *La peste au Sénégal (1914–1938): données épidémiologiques et cliniques,* Thèse de Médecine, Montpellier.

SAUTEL J., GAGNIERE S. (1940) – Les épidémies de peste et leurs souvenirs dans la région vauclusienne, *Cahiers de Pratique Médico–Chirurgicale,* 14 (1): 3–94.

SCHRAG S. J., WIENER P. (1995) – Emerging infectious diseases: what are the relative roles of ecology and evolution ? *Trands Evol. Ecol.,* 10: 319–324.

SCHULZ K.H. (1950) La lutte contre la peste à Tarente (Italie) en 1945–1946. *Bulletin de l'Organisation Mondiale de la Santé* 2: 719–730.

SCMITZ–EICHHOFF M. T. (1977) – *St. Rochus, ikonographische und medizin–historische Studien.* Doctorat de la Faculté de Philosophie de l'Université de Köln.

SCOUTETTEN H. (1832) – *Relation historique et médicale de l'épidémie de choléra qui a régné à Berlin en 1831,* Paris.

SEGUY I., TZORTZIS S., SIGNOLI M. (2004) Mortalité par peste: impact sur la population vivante et corollaires. *Bulletins et Mémoires de la Société d'Anthropologie de Paris, 16 (3–4): 241.*

SEGUY I., SIGNOLI M. (sous presse) – Caractérisation des crises démographiques en Basse–Provence (1650–1730). *In LA PESTE: entre épidémies et sociétés, actes du colloque de Marseille 23–26 juillet 2001, sous la direction de M. Signoli, D. Chevé, P. Adalian, G. Boëtsch, O. Dutour, Erga edizioni, Firenze.*

SÉGUY I., BERNIGAUD N., TZORTZIS S., BIRABEN J.–N., BRINGE A., DAVTIAN G., SIGNOLI M. (sous presse) – La diffusion spatio–temporelle d'une épidémie de peste en Basse–Provence au XVIIIe siècle. *In: J.–F. Berger, F. Bertoncello, F. Braemer, G. Davtian, M. Gazenbeek (dir): Temps et Espaces de l'Homme en société, analyses et modèles spatiaux en archéologie" (actes des rencontres Internationales d'Antibes, 21–23 octobre 2004). Antibes, Editions APDCA.*

SEHDEV P. S. (2002) – The origin of quarantine. *Clin. Infect. Dis.,* 35: 1071–1072.

SELLIER P., CASTEX D., HOUËT F. (1995) – Principes de distribution des classes d'âge non–adultes afin de mettre en évidence des anomalies démographiques dans les populations archéologiques. Biodémographie et évolution humaine. Colloque IUAES. Florence, 19–26 Avril 1995. Pré–actes du colloque.

SELLIER P. (1996) – La mise en évidence d'anomalies démographiques et leur interprétation: population, recrutement et pratiques funéraires du Tumulus de Courtesoult. In: Pinigre J.F. (dir), *Nécropoles et Société au premier âge du Fer. Le Tumulus de Courtesoult (Haute Saône)*: 188–202, Paris: Editions de la Maison des Sciences de l'Homme (DAF, 54).

SENAC J.–B. (1744) – *Traité des causes, des accidens, et de la cure de la peste avec un recueil d'observations, et un détail circonstancié des précautions qu'on a prises pour subvenir aux besoins des peuples affligés de cette maladie, ou pour la prévenir dans les lieux qui en sont menacés.* Paris.

SHIVAJI S., VIJAYA BHANU N., AGGARWAL R. K. (2000) – Identification of Yersinia pestis as the causative organism of plague in India as determined by 16S sequencing and RAPD–based genomic fingerprinting, *FEMS Microbiology Letters,* 189:

247–252.

SIFFRE (1906) – Notes sur des pièces squelettiques maxillo–dentaires néolithiques, *Bulletins de la Société d'Anthropologie de Paris, 7 (7): 346–350.*

SIGNOLI M., CHAUSSERIE–LAPREE J., DUTOUR O. (1995) – Etude anthropologique d'un charnier de la peste de 1720–1721 à Martigues, *Préhistoire et Anthropologie Méditerranéennes,* 4: 173–189.

SIGNOLI M., DA SILVA J., GEORGEON E., LEONETTI G., DUTOUR O. (1996) – Vérification de la mort durant la Grande Peste de Marseille: données anthropologiques issues de la fouille du charnier de l'Observance (Marseille), *Comptes Rendus de l'Académie des Sciences de Paris,* 322, série II a: 333 à 339.

SIGNOLI M., DUTOUR O. (1996) – Etude anthropologique d'un charnier de la Grande Peste de Marseille (1720–1722): premiers résultats. *Anthropologie et Préhistoire,* 107: 1–12.

SIGNOLI M., LEONETTI G., DUTOUR O. (1997) – The Great Plague of Marseilles (1720–1722): new anthropological data, *Acta Biologica*, 42: 123–133.

SIGNOLI M., DUTOUR O. (1997) – Corps médical et conditions d'hospitalisation durant l'épidémie de peste de 1720–1722 à Marseille. *Prévenir*, 32: 225–239.

SIGNOLI M., LEONETTI G., CHAMPSAUR P., BRUNET C., DUTOUR O., (1997) – Mise en évidence d'une autopsie crânienne réalisée pendant la Grande Peste de Marseille (1720–1722), *Comptes Rendus de l'Académie des Sciences de Paris,* t. 320, série II a: 575–580.

SIGNOLI M., DUTOUR O. (1998) – Le charnier du couvent de l'Observance: 1722.*Provence Historique,* fascicule 189: 469 – 488.

SIGNOLI M., GENOT A., ARDAGNA Y. (2000) – *Étude anthropologique des squelettes découverts près de la Chapelle Notre–Dame de Caderot (Berre–L'Étang, Bouches–du–Rhône),* UMR 6578 CNRS–Université de la Méditerranée – Service d'Anthropologie Biologique – Faculté de Médecine de Marseille.

SIGNOLI M., SEGUY I., BIRABEN J.–N., DUTOUR O. (2002) – *Paléodémographie et démographie historique en contexte épidémique: la peste en Provence au XVIIIème siècle*. Population 57 (6):821–848.

SIGNOLI M. (2003a) – *Caractérisation des crises démographiques: des archives historiques aux archives biologiques.* Bilan du Programme de recherche APN n° 00N70/0833, UMR 6578 CNRS–Université de la Méditerranée.

SIGNOLI M. (2003b) – *Les sépultures de catastrophes: anthropologie funéraire et démographie historique,* Habilitation à Diriger des Recherches de l'Université de la Méditerranée, spécialité Anthropologie biologique.

SIGNOLI M, ADALIAN P., ARDAGNA Y., DEVRIENDT W., LALYS L., RIGEADE C., VETTE T., KUNCEVICIUS A., POSKIENE J., BARKUS A., PALUBECKAITE Z., GARMUS A., PUGACIAUSKAS V., JANKAUSKAS R., DUTOUR O. (2004) –Discovery of a mass grave of Napoleonic period in Lithuania (1812, Vilnius). *Comptes–Rendus de l'Académie des Sciences de Paris, C. R. Palevol* 3: 219–227

SIGNOLI M. (2005) – Comparaisons avec d'autres crises démographiques et d'autres sites d'inhumations de pestiférés, In *La saison d'une peste (avril–septembre 1590): le cimetière des Fédons à Lambesc,* sous la direction de B. Bizot, D. Castex, P. Reynaud, M. Signoli, CNRS Editions, Paris: 72–80.

SIGNOLI M., SEGUY I., BUCHET L. (2005a) – Les populations historiques: le recrutement funéraire des adultes à travers trois échantillons paléodémographiques, In *Origine et évolution des populations humaines* sous la direction de O. Dutour, J.–J. Hublin, B. Vandermeersch, Editions du Comité des Travaux Historiques et Scientifiques, Paris: 241–257.

SIGNOLI M., ARDAGNA Y., BIZOT B., RIGEADE C., TZORTZIS S. (2005b) – *Le cimetière de peste de Lariey (Puy–Saint–Pierre, Hautes–Alpes), Document Final de Synthèse,* UMR 6578 CNRS–Université de la Méditerranée – Service d'Anthropologie Biologique – Faculté de Médecine de Marseille, Service d'Anthropologie Biologique, SRA–PACA.

SIGNOLI M., TZORTZIS S., BIZOT B., ARDAGNA Y., RIGEADE C., SEGUY I. (Sous presse) – Discovery of a 17th Century Plague Cemetery (Puy–Saint–Pierre, Hautes–Alpes, France), *In LA PESTE: entre épidémies et sociétés, actes du colloque de Marseille 23–26 juillet 2001, sous la direction de M. Signoli, D. Chevé, P. Adalian, G. Boëtsch, O. Dutour, Erga edizioni, Firenze.*

SIGNOLI M. (sous presse) – L'impact de la peste: données historiques et actuelles, in *VIIIème Journées Anthropologiques de Valbonne, sous la direction de C. Dauphin, L. Buchet, I. Séguy, CEPAM.*

SIMOND P. L. (1898) – La propagation de la peste, *Annales de l'Institut Pasteur, XII (10):* 625–687.

SIMOND P. L. (1905) – *La question du véhicule de peste,* Rio de Janeiro.

SIMOND P. L. (1911) – L'épidémie de Mandchourie en 1910–1911 et l'état de nos connaissance touchant à la transmission de la peste pneumonique. *Revue d'Hygiène et de Police sanitaire,* 7: 646–664.

SIMOND P. L. (1936) – *Comment fut mis en évidence le rôle de la puce dans la transmission de la peste.* Revue d'Hygiène, 58: 5–17.

SIMONET M., BERCHE P. (1995) – La peste. *Médecine thérapeutique,* 1 (5): 495–503.

SMITH R. S. (1936) – Barcelona bills of mortality and population 1457–1590. *Journal of Political Economy,* 44: 84–93.

SINGER C., SINGER D (1914) – The development of the Doctrine of *Contagium Vivum* 1500–1750, *17th International Medical Congress, Londres,* 187–209.

SOURNIA J. C., RUFFIE J. (1984) – *Les épidémies dans l'histoire de l'homme,* Flammarion, Paris.

SPEZIALE S. (1997) – Oltre la peste: sanità, populazione e società in Tunisia e nel Maghreb (XVIII–XX secolo), Cosenza ; Pellegrini Editore.

SPIGELMAN M., LEMMA E. (1993) – The use of the polymerase chain reaction (PCR) to detect Mycobacterium tuberculosis in ancient skeletons. *Int J. Osteoarchaeol.* 3, 137–143.

SPITÉRY E. (1983) – *La paléontologie des maladies osseuses constitutionnelles,* Paris, Éd. du CNRS.

STRALEY S. C., CIBULL M. L. (1989) – Differential clearance and host–pathogen interactions of YopE– and YopK–YopL– *Yersinia pestis* in BALB/c mice. *Infectiology Immun* ology 57: 1200–1210.

STEWART T.D. (1957) – The rate of development of vertebral hypertrophic arthritis and its utility in age estimation, *Am. J. Phys. Anthropol..*, 15: 433.

STEWART T.D. (1979) – *Essential of forensic anthropology*, C. Thomas Publ., Springfield.

STLOUKAL M., HANAKOVA H. (1978) – Die länge der Lângsknochen altslawischer Bevölkerungen unter besonderer Berücksichtigung von Wachstumsfragen, *Homo* 29, 53–69.

STUARD S. M. (1992) – *A state of deference: Ragusa / Dubrovnik in the medieval centuries.* Philadelphia: University of Pensylvania Press.

SUNDICK R. I. (1978) – Human seletal growth and age determination. *Homo,* 29: 228–249.

SZABO DE EDELENYI F. (2000) – *Épidémiologie de la peste en Provence (1720–1722): nouvelle analyse biodémographique,* Doctorat de Médecine, Faculté de Médecine de Marseille.

TELEGUT M. (1968) – Vestiges de la peste de 1738–1740 à Timisoara. *Travaux Médico–Historiques Roumains sur les thèmes du XXIème Congrès International d'Histoire de la Médecine (Sienne 22–28 septembre 1968), Bucarest:* 17–22

TERRISSE M. (1973) – La rattrapage de nuptialité après la peste de Marseille (1720–1721), *In hommage à Marcel Reinhard – sur la population française au XVIIIème et au XIXème siècles,* Société de Démographie Historique: 565–579.

TERRISSE M. (1991) – Les habitants de la généralité d'Aix et des terres voisines, *In La Provence moderne: 1481–1800,* Rennes, Éd. Ouest–France.

TIRARD V. (1995) – Peste. Mesures préventives et situation d'alerte. *Méd. Mal. Infect.,* 25: 680–683.

TITBALL R. W., WILLIAMSON E. D. (2001) – Vaccination against bubonic and pneumonic plague. *Vaccine,* 19: 4175–4184.

THEODORIDES J. (1991) – *Des miasmes aux virus: histoire des maladies infectieuses.* Editions Louis Parienté, Paris.

TROTTER M., GLESER G. C. (1958) – A re–evaluation of estimation of stature based on measurements of stature taken during life and of long bones after death, *American Journal of Physical Anthropology,* 16: 79–123.

TZORTZIS S. (2005) – *Les tranchées des capucins de Ferrières: un charnier de la Grande Peste de 1720–1722 en Provence (Impasse des Rayettes, Martigues, Bouches–du–Rhône),* Document Final de Synthèse, Ville de Martigues, UMR 6578 CNRS–Université de la Méditerranée, SRA–PACA.

TZORTZIS S., RIGEADE C., ARDAGNA Y., ADALIAN P., SEGUY I., SIGNOLI M. (sous presse) – Un charnier de la grande peste de 1720–1722 en Provence: les tranchées des Capucins de Ferrières à Martigues (Bouches–du–Rhône, France) – Premières données, *In LA PESTE: entre épidémies et sociétés, actes du colloque de Marseille 23–26 juillet 2001, sous la direction de M. Signoli, D. Chevé, P. Adalian, G. Boëtsch, O. Dutour, Erga edizioni, Firenze.*

UBELAKER, D. H. (1978) – *Human skeletal remains: excavation, analysis, interpretation.* Aldine, Chicago.

UBELAKER D.H. (1987) – *Human skeletal Remains,* 2nd ed. Taraxacum press – Washington D.C.

UNE T., NAKAJIMA R., BRUBAKER R. R. (1987) – Roles ef V antigen in promoting virulence in yersiniae, *Contribution Microbiology Immunology* 9: 179–185.

VALENTIN, F., D'ERRICO, F. (1995) – Skeletal Evidence of Operations on Cadavers From Sens (Yonne, France) at the End of the XVth Century. *American Journal of Physical Anthropology,* 98: 375–390.

VAN ERMEN GEM M. (1900) – Notes sur la peste à Glasgow en 1900, *Bulletin de l'Académie Royale de Médecine de Belgique*, 1900: 1–40.

VAN VALEN L. (1973) – A new evolutionary law. *Evolution Theory, 1: 1–30.*

VAN ZWANENBERG D. (1970) – The Last Epidemic of Plague in England ? Suffolk 1906–1918, *Med. Hist., 14 (1): 63–74.*

VARRON (1843) – *L'économie rurale.* Traduction nouvelle par M. X. Rousselot. Bibliothèque Latine–Française de Panckoucke, Paris.

VECCHI P. (1990) – *Salute morte e compensazione nel Setteceto francese,* Pisa.

VESALE, A. (1543) – *De humani corporis fabrica.* Bâle.

VILLEMEUR I. (1994) – *Rapport anthropologique. Fouille AFAN 9, rue Jean François Leca, 13002 Marseille.* Rapport AFAN.

VINCENT J. (1905) – *Les hôpitaux à Aubagne,* Aix–en–Provence.

VOVELLE M. (1973) – *Piété baroque et déchristianisation en Provence au XVIIIe siècle, les attitudes devant la mort d'après les clauses des testaments,* Paris, Plon.

VOVELLE Michel (1974) – *Mourir autrefois: attitudes collectives devant la mort aux XVIIe et XVIIIe siècles,* Paris, Gallimard,

VOVELLE M., CROOK M. (1980) – Du temps de la peste à l'ère des Lumières, *dans Histoire de Toulon,* Toulouse, Éd. Privat.

WALDRON H. A. (2001) – Are plague pits of particular use to palaeoepidemiologists ?, *International Journal of Epidemiology, 30: 104–108.*

WALDRON T. (1992) – Osteoarthritis in a Black death

Cemetery in London, International Journal of osteoarchaeology, 2: 235–240.

WALDRON T. (1994) – *Counting the dead. The epidemiology of skeletal populations,* Chichester: Wiley et Sons.

WENGER A. (2003) – Regulations in the Struggle against the Plague. Geneva facing the Great Plague of Marseille (1720–1723), *Gesnerus,* 60 (1–2): 62–82.

WESZPREMI S. (1787) – *Succinta Medicorum Hungariae et Transylvaniae Biographia, t. IV,* Vienne.

WHEELIS M. (1999) – Biological Warfare before 1914. *In Geissler E., Moon J. C. editors, Biological and toxin weapons: research, development and use from the Middle Age to 1945. London: Oxford University Press, 8–34.*

WHEELIS M. (2002) – Biological Warfare at the 1346 Siege of Caffa, *Emerging Infectious Diseases,* 8 (9): 971–975.

WHITE, D. T., FOLKENS P. A. (1991) – *Human Osteology,* Academic Press, London.

WIECHMANN I., GRUPE G. (2005) – Detection of *Yersinia pestis* DNA in Two Early medieval Skeletal Finds From Aschheim (Upper Babaria, 6th Century A. D.). *American Journal of Physical Anthropology,* 126: 48–55.

WIET G. (1962) – *La Grande Peste Noire en Syrie et en Egypte.* Paris, Editions du CNRS.

WILLIMSON R. (1952) – The plague of Marseilles and the experiments of Professor Anton Deidier on its transmission, *Medical History,* 2: 237–252.

WILSON F. P. (1987) – *La peste à Londres au temps de Shakespeare,* Paris.

WINSLOW J.B. (1740) – *Quaestio medico–chirurgica... An mortis incertae signa minus incerta a chirurgicis, quam ab aliis experimentis ?, Paris, dans Disputationis in Academia Medicinae Parisiensi discussae quae collepsit, selegit, ordinarit.* Chez Chaussier, Paris.

WINSLOW J.B. (1752) – *Terrible supplice et cruel désespoir des personnes enterrées vivantes et qui sont présumées mortes,* Paris, Bullot.

YERSIN A. (1894a) – La peste bubonique à Hong Kong. *Annales de l'Institut Pasteur,* 8, 662–667.

YERSIN A. (1894b) – La peste bubonique à Hong–Kong. *Archives de Médecine navales,* 62: 256–261.

YERSIN A. (1897) – Historique du premier cas de peste traité et guéri par l'emploi du sérum antipesteux. *Bulletin de l'Académie de Médecine,* 36, 195–199.

ZACCHIAS P. (1651) – *Quaestiones medico–legales,* Amsterdam.

ZIETZ B. P., DUNKELBERG H. (2004) – The history to fthe plague and the research on the causative agent *Yersinia pestis, Int. J. Hyg. Environ. Health,* 207: 165–178.

ZINK A., SIGNOLI M., ARDAGNA Y., MACZEL M., DUTOUR O., NERLICH A. (sous presse) – Molecular Evidence for Tuberculosis in Vertebral Bone Tissue of Burials of a Plague Cemetery *In LA PESTE: entre épidémies et sociétés, sous la direction de M. Signoli, D. Chevé, P. Adalian, G. Boëtsch, O. Dutour, Erga edizioni, Firenze.*

ZOLA É. (1897) – La mort d'Olivier Bécaille, *dans Oeuvres complètes édités par H. Mitterrand.* Paris, Cercle du Livre Précieux, 1966–1970.

www.ingramcontent.com/pod-product-compliance
Lightning Source LLC
LaVergne TN
LVHW072256300926
849160LV00018B/1681
9781841719481